新生儿婴儿护理百科全书

五周年纪念版

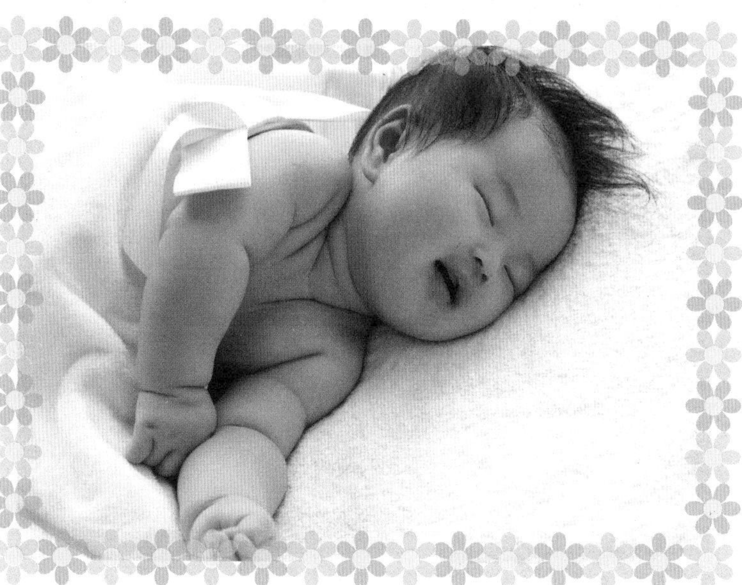

陈宝英孕产育儿研究中心 编著

四川科学技术出版社

前言 FOREWORD

新生命的诞生，带给每个家庭的是无尽的欢乐，但与此同时，各种问题也会接踵而来：孩子哭了，是哪里出了问题？孩子饿了，吃母乳还是吃奶粉？孩子便便了，怎么擦怎么洗？孩子发烧了，吃退烧药还是物理降温？又要上班，又要照顾孩子，晚上睡眠严重不足，还要处理老一辈和自己在育儿观念及方式上出现的矛盾……一大堆的育儿难题让年轻的父母们在最初的几个月甚至更长的时间里手忙脚乱、无所适从。有时候难免灰心丧气，真后悔把孩子生出来，给自己带来这么大的压力、这么多的责任。可是，每当看到孩子那稚嫩天真的笑脸，或者颤颤巍巍地学习着爬的本领，又或者咿咿呀呀地跟自己说着话，甚至能叫“爸爸”“妈妈”的可爱模样时，一切烦恼瞬时烟消云散。孩子能够健康、快乐地成长，再苦再累也值得。

本书是站在专家和过来人的角度，在如何养育宝宝方面给那些初为父母的年轻朋友们手把手地指导。所列内容是从孩子出生到3岁之间最基本的育儿常识与方法，包括婴儿的生长发育、疾病的治疗和护理、营养需求与喂养方法、日常保健护理、意外的预防与急救、能力训练与早教开发等方面的内容，是新手父母们所不了解的、迫切想要知道的知识，以及最容易犯的错误和最容易忽略的问题。在基础知识之外，还给了年轻父母们一些诚心的建议和忠告，这些都是无数人的经验之谈，是从其他方面无法学到的。

希望，也相信新手父母们能够在本书的指导下找到属于自己的一套最实用的育儿方法，为孩子的健康发育、平安成长保驾护航！

目录 CONTENTS

第一章 新生儿期

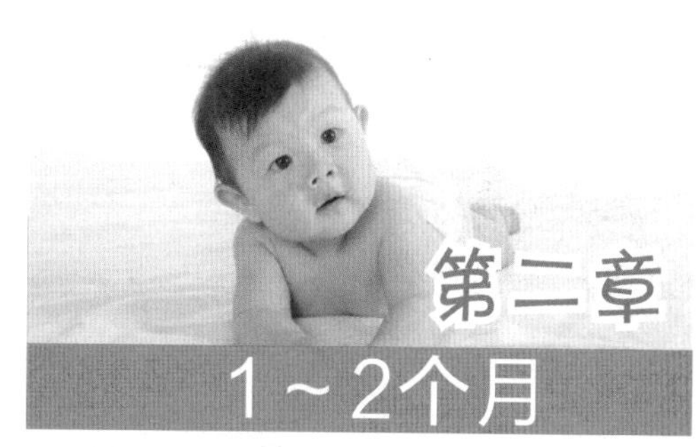

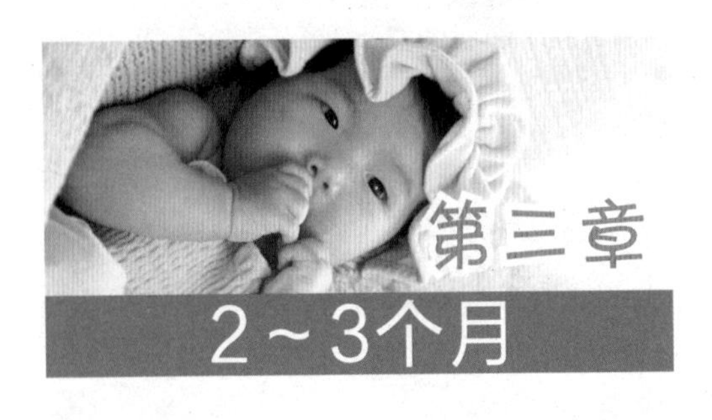
第三章
2～3个月

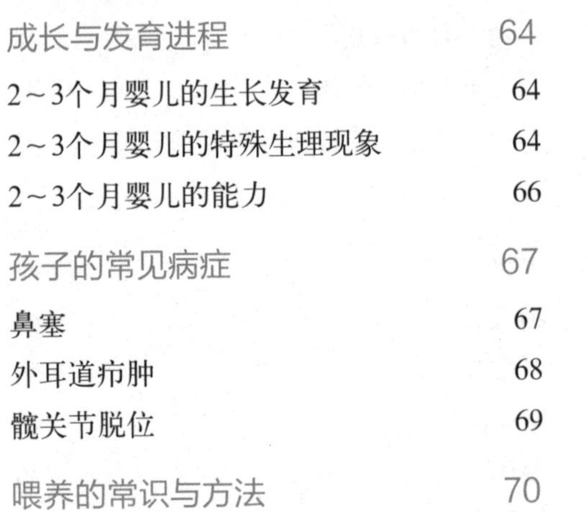

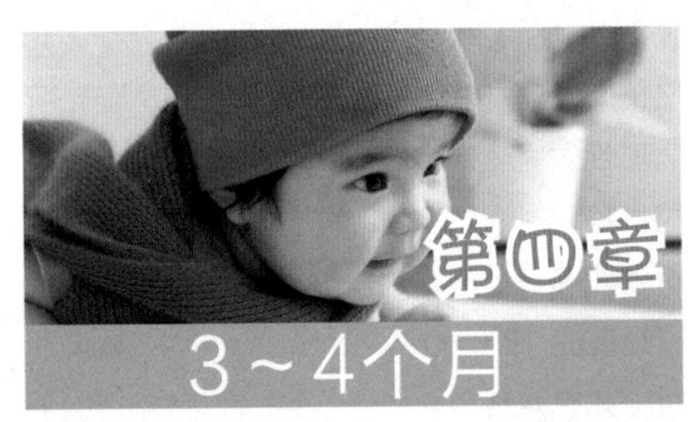
第四章
3～4个月

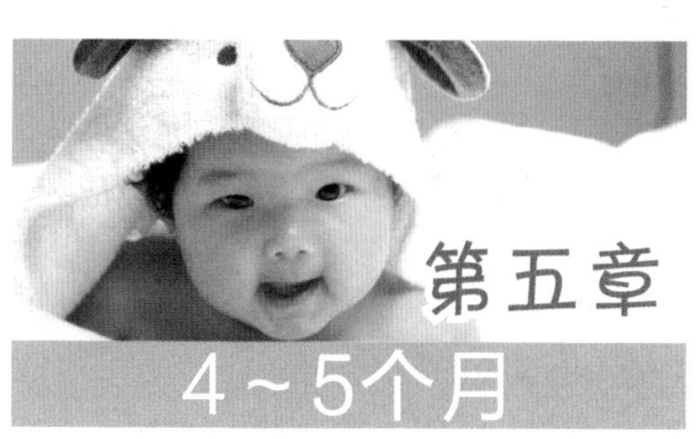

第六章 5~6个月

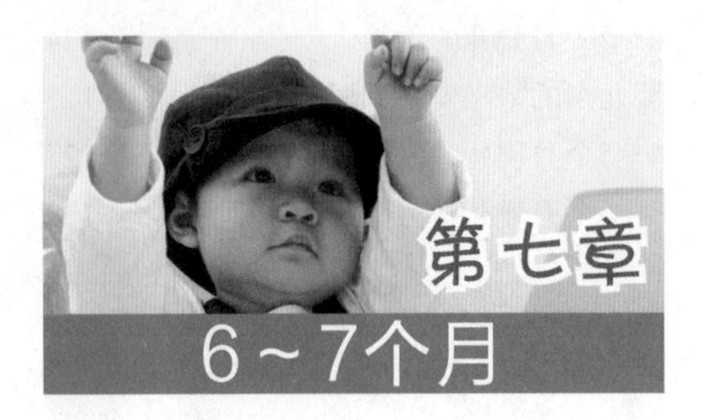

第八章
7~8个月

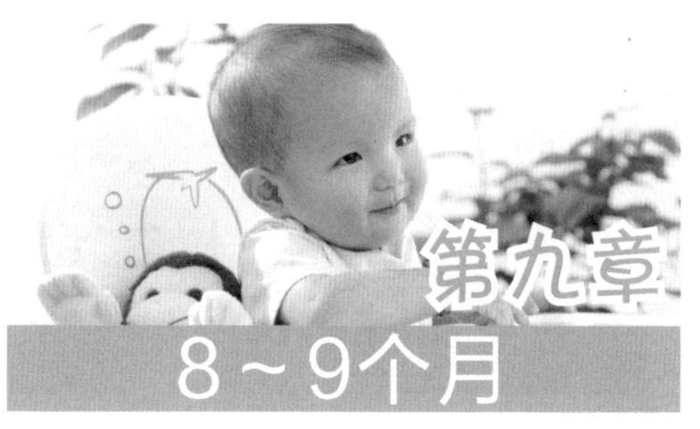
第九章
8～9个月

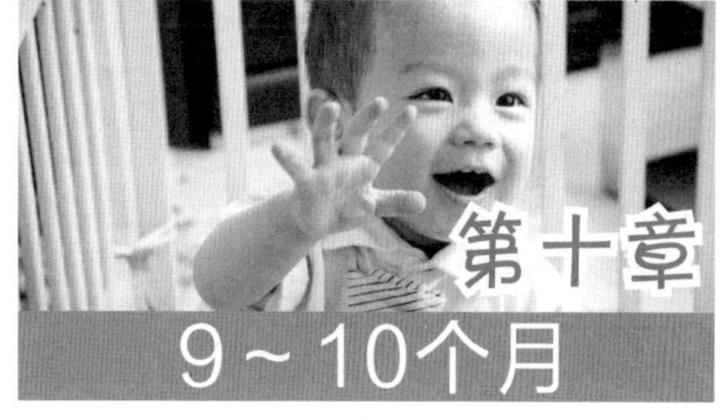
第十章
9～10个月

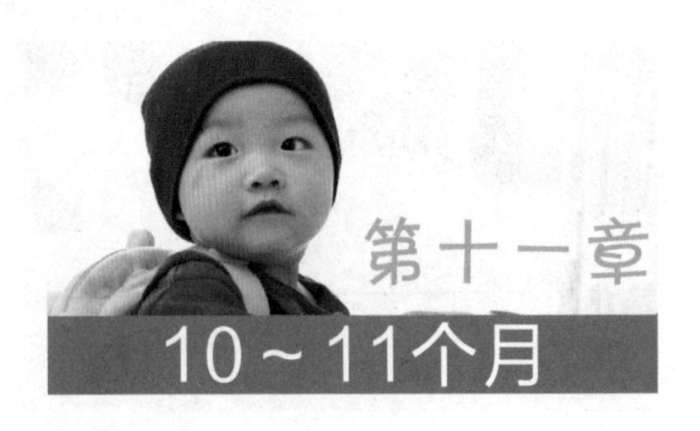

第十一章 10～11个月

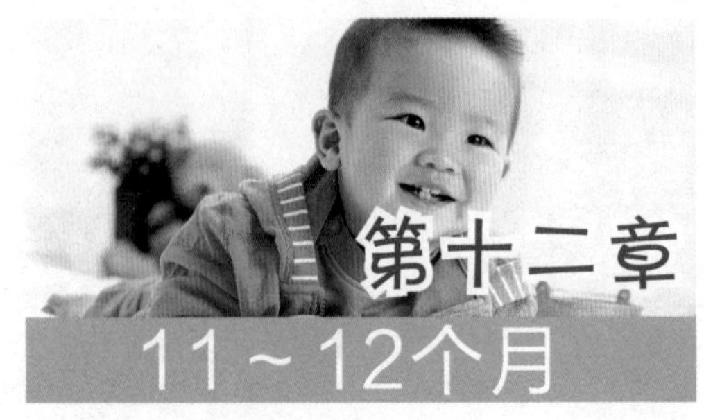

第十二章 11～12个月

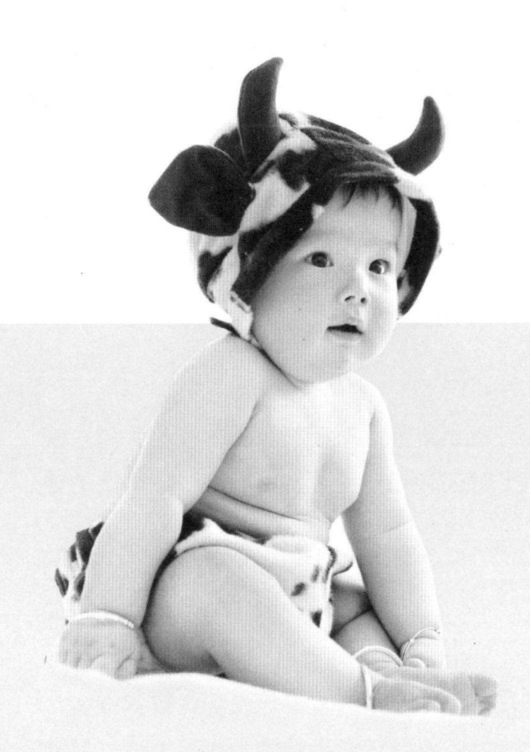

第一章

新生儿期

刚出生的婴儿长相一般比较“丑”，但并不妨碍他以后长成粉妆玉琢的可爱宝宝。

四肢蜷曲、体重下降、生理性黄疸、脱皮、“马牙”、“螳螂嘴”、斜视都是新生儿期的正常生理现象，父母不必过分担心。

初乳对孩子和母亲的健康都有重大意义，一定要让孩子吃到初乳。

母乳是孩子最好的食物，如果有条件，最好坚持至少6个月的母乳喂养。

新生儿皮肤娇嫩，身体各部分尚未发育完全，十分容易受伤，护理时一定要加倍小心。

即使请了月嫂，母亲也应当承担起照顾孩子的责任，不能当“甩手掌柜”，把孩子向月嫂一推了之。

成长与发育进程

刚出生的婴儿

每一对父母都希望自己的孩子长得好看，可看到新生儿第一眼时却往往会失望：绝大多数婴儿刚出生时相貌都比较“丑陋”，和平时在影视或图片中看到的粉妆玉琢的婴儿模样大相径庭。

头部

由于分娩时受产道的挤压，初生婴儿的头部可能会变形，有的还有局部水肿形成的产瘤。有的婴儿头发很茂密，有的却头发十分稀疏，湿漉漉地贴在头皮上。由于头骨尚未完全封闭，父母可以在新生儿的头部明显看出脉搏跳动的前后囟门。

脸部

由于受产道挤压的缘故，新生儿的脸部、眼睛看上去都会有些肿，两颊可能不对称，鼻梁也比较扁，在鼻尖还会出现黄白色的粟粒疹。初生婴儿的眼睛运动并不协调，常有生理性斜视，一般在2～4周时才会消失。

皮肤

初生婴儿的皮肤非常薄，颜色发红，皱褶很多，有的婴儿皮肤上还沾着灰白色的胎脂或覆盖着一层软软的绒毛。有的婴儿腰腹部还会出现青紫色的“蒙古斑”。

体态

由于子宫内的空间限制，绝大多数婴儿都是以头向胸俯屈、双手紧抱在胸前，双腿蜷曲、双手紧握的姿势出生的。出生后，头、颈、躯干虽然会逐渐伸展开，四肢仍会在一段时间内保持蜷曲，小手也会保持一段时间的握拳姿势。

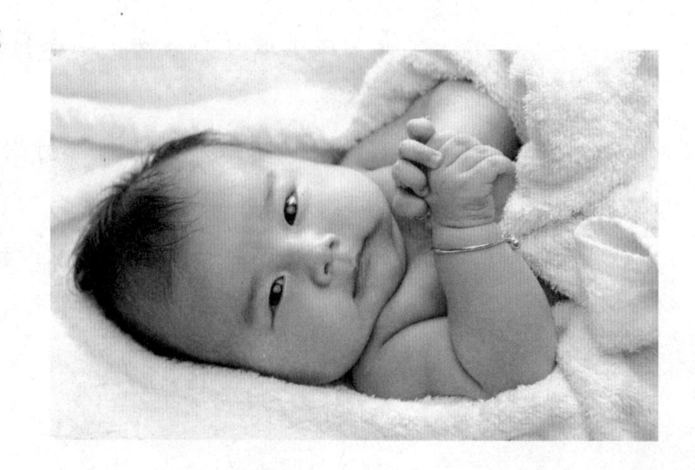

出生后的第1周

出生后第1周，新生儿会出现脐带脱落、排胎便、体重减轻等特殊生理现象，然后才会进入平稳发展期，开始正常的生长发育进程。

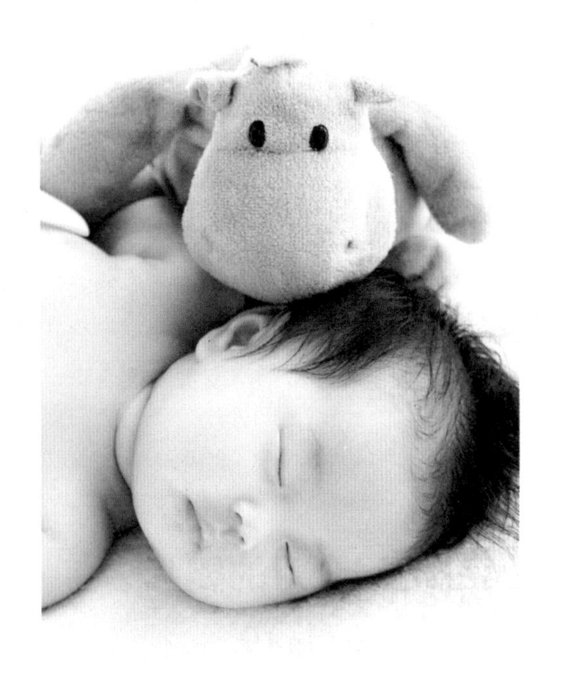

出生第1周的特殊生理现象

生理性黄疸：新生儿一般在出生后第3天开始出现黄疸，这是由于新生儿肝脏酶系统发育尚未成熟，间接胆红素产生过多，不能及时排出体外而引起的。正常的黄疸一般在7～10天后自行消退，父母不必过分忧虑。如果孩子在出生后24小时内就出现黄疸，或黄疸发展过快，持续时间过长，甚至有贫血、体温不正常、不好好吃奶、呕吐、大小便颜色异常等症状，就属于病理性的黄疸，应及时带孩子去医院诊治。

脐带脱落：出生4～7天，新生儿的脐带会自动脱落。

排胎便：出生2天内，新生儿排出的大便呈暗绿或者黑褐色，这就是通常说的“胎便”。3～4天后，孩子的大便会慢慢变成黄色，说明胎便已经排尽，孩子的肠道已经畅通了。

体重减轻：出生后2～5天，由于母亲的泌乳能力和孩子的吸吮能力都不高，孩子不能吸收足够的水分和营养，会出现体重减轻的现象。1周以后，孩子能正常进食了，体重就不再减轻了。

呼吸不规则：初生婴儿的呼吸运动比较浅表，呼吸频率快，每分钟40次左右，而且呼吸一般都不稳定，经常会出现一阵快速的呼吸，继而又变得缓慢，有时还有短暂的呼吸暂停，父母对此不必过分担心。如果过了1周，孩子的呼吸频率每分钟超过60次，可能是呼吸增快，建议及时到医院就诊。

乳房肿大：受母亲体内激素的影响，新生儿（不分男女）出生1周内通常会出现乳房肿大现象，有时还会泌乳，这也是一种正常的生理现象，不需治疗，更不要挤压和按揉孩子的乳房。

“假月经”：由于受母亲体内雌性激素的影响，新生女婴会在出生后3～7天内出现阴道出血或排出类似白带的白色分泌物的现象，这被称为“假月经”，是新生儿期的一种正常生理现象。这种现象一般3～4天自然消失，无须特殊处理，只需在大小便后清洗干净女婴的外阴和臀部即可。

出生第1周的各项能力

视力：可以看到15厘米以内、45度角范围内的物体。

听觉：听到声音后头会转向发出声音的方向，眼睛也会去寻找声源。

触觉：触觉很灵敏，对不适应的感觉会做出反应；有多种反射。

味、嗅觉：能精细辨别食物的滋味，可以识别不同气味。

第2周至1个月的婴儿

出生第2周的发育

经过几天的体重下降，从第2周起，新生儿的体重开始回升，到第2周末即可恢复到出生时的体重。

出生2周左右，孩子会出现有生以来的第一次微笑，能够用哭声来寻求帮助，被人抱着或看到人脸时会安静下来。父母用两手托着孩子的腋下，使其胸部前倾地站起来。脚底接触床面时，孩子会出现自发的踏步运动。

出生第2周的新生儿能够看清眼前20～25厘米范围内的东西，也开始懂得注视人脸，甚至模仿人的表情。即使在不喂奶时，新生儿也开始寻找母亲的乳房。

出生第3周的发育

第3周的婴儿已经可以和大人对视，但持续的时间还不长。大部分孩子在此时会伸出手臂、双腿玩耍，有的孩子还会在俯卧时短暂地抬头。

这时的婴儿已经表现出不同的性格特征：有的爱哭好动，不易照料；有的则文静乖巧，哭闹较少，特别省心省事。这是由孩子不同的气质类型决定的，父母不可能轻易地改变，只能努力去适应孩子。

出生第4周的发育

现在婴儿已经初步形成自己的睡眠、吃奶和排便习惯，有的孩子夜里已能睡4～6个小时的长觉。

在感觉和心智发展方面，第4周的婴儿已经可以辨别母亲的声音和气味，还能记住几秒钟内重复出现的东西。到第4周末的时候，孩子可以听到50厘米以内的声音，看清近距离的人或物，目光也会随着眼前的物体进行水平移动。

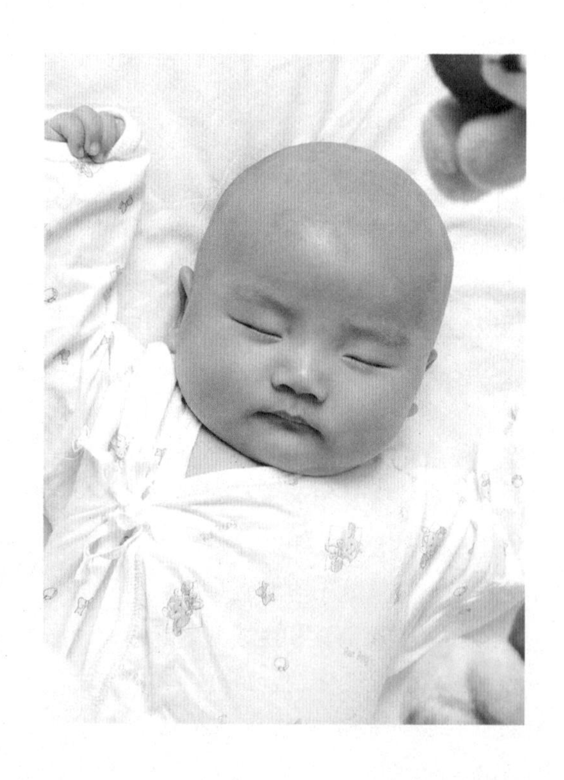

新生儿的特殊生理现象

四肢屈曲

从出生到满月，新生儿的四肢总是呈现屈曲蜷缩的状态，上肢呈“W”状，下肢呈“M”状，这是健康新生儿肌张力正常的表现。随着月龄的增加，孩子蜷曲的四肢会逐渐伸展，父母不要强行捆绑、拉直孩子的四肢，否则会影响其骨骼的生长。

脱皮

几乎所有新生儿都会出现脱皮现象，这是由新生儿皮肤的角质层发育不完全、皮肤基底膜不发达、表皮层和真皮层的连接不够紧密造成的。脱皮是一种正常的生理现象，随着孩子的发育会逐渐好转，无须特别保护。

“马牙”和“螳螂嘴”

新生儿的牙床上通常会长出米粒或绿豆大小、白色的凸起物，看起来像刚刚萌出的小牙，这就是俗称的“马牙”。如果新生儿口腔内两颊部帮助吮吸的脂肪层（医学上称为颊脂体）过于发达，就会出现两颊向口腔部突出的现象，俗称“螳螂嘴”。“马牙”和“螳螂嘴”都是正常的生理现象，不需要特别处理。

斜视

一般情况下，由于新生儿的眼球尚未固定，眼部肌肉调节不良，大部分孩子会出现暂时性的斜视，有的还会出现“斗鸡眼”。这种斜视是正常的生理现象，父母不必过分惊慌。如果3个月后孩子仍然斜视，则要及时就诊。

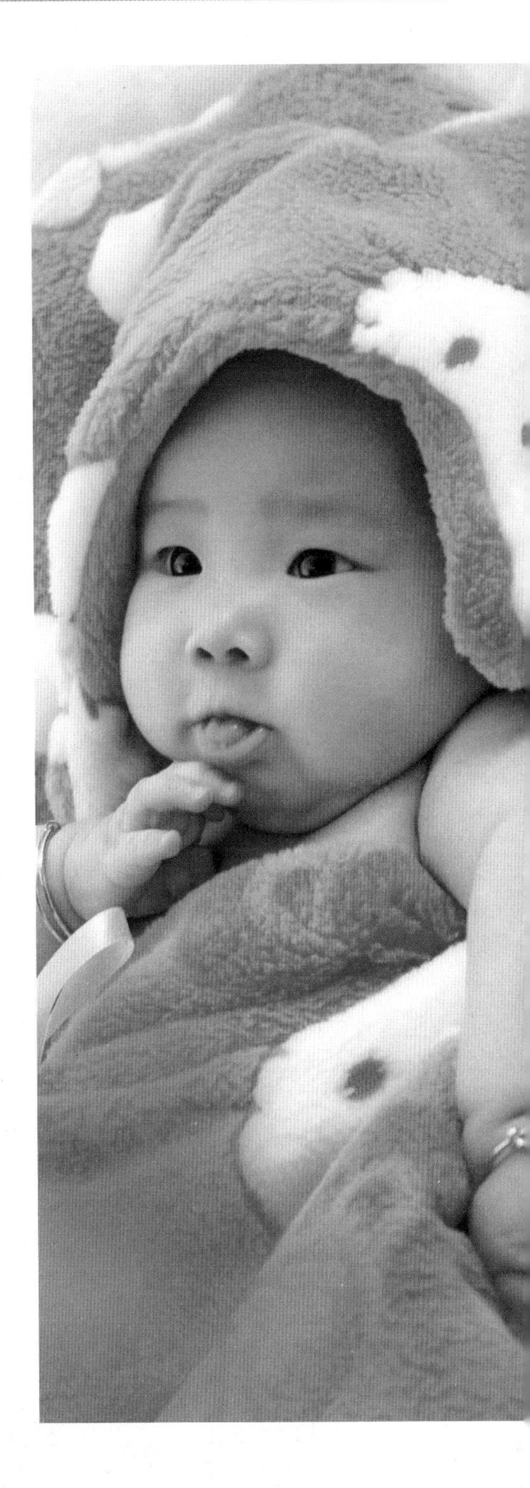

↑“马牙”和“螳螂嘴”都是正常生理现象，无须特别处理。

新生儿常见疾病与不适

腹泻

腹泻是新生儿常见的肠胃道疾病，主要是由新生儿的免疫功能差，不能抵御细菌、病毒的感染而引起的。积食、过敏、感冒也会引起腹泻，父母在喂养过程中一定要当心。

腹泻的判断方法

腹泻时，孩子的大便稀薄、水分多，呈蛋花样或为绿色稀便，严重者水分甚多而粪质很少。母乳喂养的孩子如果精神好、吃奶正常、体重增长正常，每天大便11～12次都不属于腹泻；人工喂养的孩子每天大便5次以上，大便中出现鼻涕状黏液或含大量水分，就可以判断为腹泻。

腹泻孩子的护理

喂养不当所致的腹泻应在1～2天内减少奶量，或把奶液稀释为原来的1/2～2/3，一般可以奏效。也可喂服妈咪爱和思密达，以调整肠道正常菌群，保护肠黏膜，并借以止泻。

腹泻时，父母应注意保护孩子的腹部，不要让孩子着凉；还可给孩子口服ORS补液。每次大便后，父母应清洗干净孩子的肛门，还要注意勤换尿布，以防出现“红屁股”。

哪些腹泻应该特别重视

如果孩子的大便有脓血，并伴有食量减少、呕吐、尿少等症状；或大便呈稀水样，每天达10～20次，伴有高烧、嗜睡，甚至出现手足凉、皮肤发花、呼吸深长、口唇呈樱红色、口鼻周围发绀、唇干、眼窝凹陷等情况，父母应立即带孩子到医院诊治抢救。

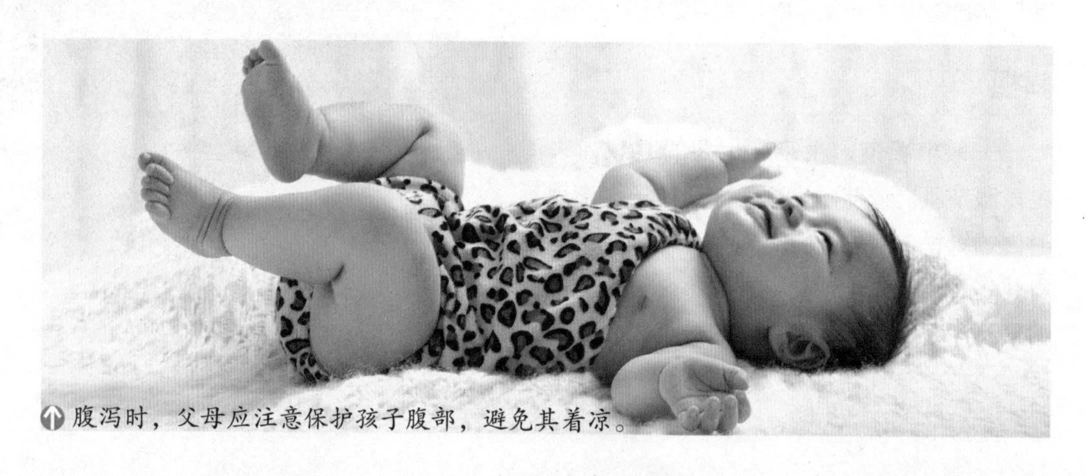

腹泻时，父母应注意保护孩子腹部，避免其着凉。

便秘

正常新生儿起初每天大便3～6次，几周后减少到每天1～2次；如果孩子2天才有一次大便，或大便干结、偏硬，颜色发暗，可能就已经便秘了。

引起便秘的原因

孩子饮食不当：由于配方奶中蛋白质的含量比较高，容易导致婴儿上火，造成大便干燥。所以，人工喂养的孩子比较容易发生便秘。

母亲饮食不当：母亲吃太多辛辣、燥热的食物，也会引起孩子便秘。

乳量不足：新生儿的消化道肌层发育尚不完全，如果吃奶太少，或呕吐较多，就会引起暂时性的无大便。

疾病影响：肛门狭窄、先天性肌无力、肠管功能不正常、先天性巨结肠等疾病也会造成新生儿便秘。这种情况引起的便秘应该立即就医，及早诊治。

精神因素：受到突然的精神刺激（如惊吓、生活环境突然改变等），孩子也会出现暂时性的便秘现象。

如何预防

改善饮食：最好实行母乳喂养。如果实在没有条件，就要给人工喂养的孩子适量喝一些温开水，以增加孩子胃肠蠕动，促使孩子排便通畅。

按摩通便：咨询医生后，可在医生指导下为孩子做按摩以促进胃肠蠕动。让孩子仰卧，手掌向下平放在孩子的脐部，以肚脐为中心由左向右旋转摩擦，按摩10次休息5分钟，再按摩10次。每天按摩3次。

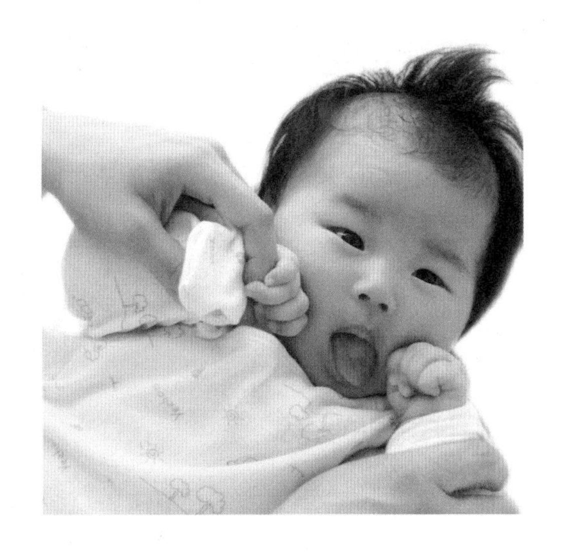

增加活动量：父母应该多抱孩子，多帮孩子揉腹部，保证孩子每天达到一定的活动量，不要长时间让孩子独自待在婴儿床上。应坚持做被动体操，以增加孩子腹肌的力量，有利于排便。

发现孩子便秘怎么办

适当地刺激肛门帮助孩子排便：根据孩子的进食规律弄清楚孩子的排便时间，可用温水刺激一下肛门，这能引起生理反射，促进宝宝排便。

药物治疗：适合婴幼儿的口服药物有妈咪爱、金双歧片、四磨汤口服液等，具体用法及用量应遵医嘱。

外用药物通便：如果便秘十分严重，父母可在医生指导下使用开塞露、甘油栓为孩子通便，但动作一定要轻，以免弄疼或弄伤孩子。

病理性黄疸

大部分新生儿出生3～7天后会出现黄疸，大约持续1周后消失。如果孩子在出生后24小时内出现黄疸，并且黄疸的程度重、发展快、消退晚，或消退后又重复出现，可能是病理性黄疸，需要及时到医院治疗。

病理性黄疸的原因

新生儿溶血症、新生儿感染、胆道畸形、新生儿肝炎等疾病是病理性黄疸最常见的原因。不管是哪种原因引起的，病理性黄疸严重时很可能发展为可以对新生儿神经系统产生损害甚至可以致死的“核黄疸”，一定要加强预防和治疗。

哪些措施可以预防

- 如果是母乳喂养，母亲要忌用含有氧化剂的药物，忌食蚕豆，忌与樟脑丸、厕所清洁剂等含萘的物品接触。
- 尽早开奶，促进孩子胎便的排出。
- 注意保持孩子皮肤、脐部及臀部清洁，防止破损感染。
- 孩子用的衣服物品坚决不能接触樟脑丸或其他含有萘的化学物质。
- 出生时给孩子接种乙肝疫苗。
- 绝不给孩子使用容易诱发溶血性贫血的氧化剂类药物。

照顾黄疸孩子应注意些什么

注意给新生儿补充水分；婴儿房的光线不要太暗，以便观察孩子皮肤颜色的变化，并注意观察孩子的精神状态，如果除黄疸外还伴有少哭、少动、少吃或体温不稳定等现象，就要及时带孩子到医院诊治。

鹅口疮

鹅口疮又称“雪口病”，是新生儿口腔黏膜受白色念珠菌感染引起的疾病，主要症状为新生儿口腔两侧、上腭或舌头上长出类似奶块、稀粥残渣的乳白色的斑膜，开始时为小点或小片状，逐渐融合成大片，严重时蔓延到孩子的咽喉后壁、食管、肠道、喉头、气管、肺等部位。“鹅口疮”初期不会疼痛，也不影响孩子进食，但不能任其发展，否则会造成孩子吞咽困难、呛奶、呕吐、声音嘶哑、呼吸困难，甚至引起败血症、脑膜炎等严重并发症。

疾病原因

鹅口疮的致病因素主要有两个：一是母亲的阴道中有白色念珠菌，分娩时胎儿被产道内的白色念珠菌感染；二是母亲没有做好清洁卫生工作，喂奶时白色念珠菌通过不洁的乳头、奶瓶、奶嘴或手指传染给孩子，使孩子受到感染。

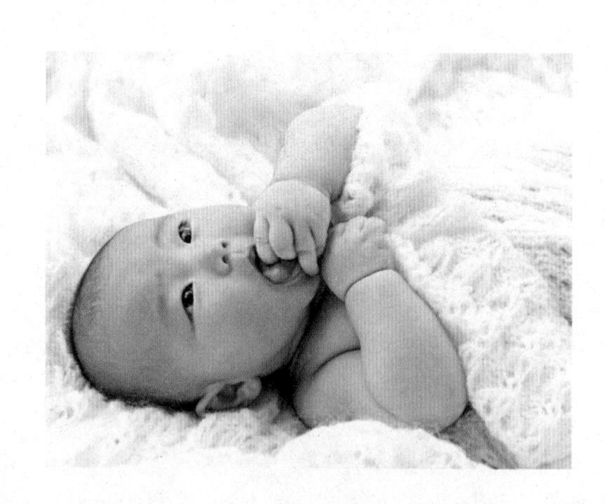

示例 误把鹅口疮当奶块，险些擦出败血症

宁宁出生半个月时，妈妈发现他的嘴里有许多小白点，以为是吃完奶后的奶块，就用手帕去擦。开始妈妈的动作很轻，可是擦不掉，就稍微用了用力，结果把宁宁的嘴擦破了。三天后，宁宁开始频繁哭闹、发烧，还不肯吃奶。妈妈感到很惊慌，急忙带孩子到医院检查。医生说，宁宁属于鹅口疮感染，幸亏检查得早，要是再晚几天，就可能转成败血症了。

专家点评：

把鹅口疮当奶块、随便给孩子擦口腔是新手父母很容易犯的错误，一定要引以为戒。孩子的口腔非常娇嫩，很容易被擦破，而一旦擦破就很容易感染，治疗稍不及时就会发展成败血症，危及孩子的生命。所以，父母最好不要给孩子擦拭口腔黏膜，以免引起危险。

如何预防

除了分娩时由产道内感染霉菌，新生儿鹅口疮是可以预防和避免的。

- 喂奶前、接触宝宝前充分洗净双手，杜绝致病菌的传播。
- 保持乳房及乳头的清洁。
- 每次结束哺乳后，母亲可挤出少量乳汁涂在乳晕处，利用乳汁的抑菌作用隔离病菌。
- 喂奶后给孩子喂几口温开水，冲去留在口腔内的奶汁，防止病菌滋生、繁殖。
- 人工喂养婴儿的奶瓶、奶嘴应充分清洗，并定期煮沸消毒。
- 婴儿用的毛巾等物品要与成人分开，并及时煮沸或曝晒消毒。

如何发现鹅口疮

患鹅口疮的新生儿一般没有什么症状，所以平时不太容易发现。妈妈可以在孩子张开嘴笑或者啼哭时查看孩子的口腔，如果发现舌面或口腔黏膜上附着有乳白色的、像棉絮或奶块样的东西，并且不易擦掉，那么孩子就很有可能患了鹅口疮。

如何护理患了鹅口疮的孩子

孩子患了鹅口疮，爸爸妈妈不用太着急，因为鹅口疮是比较容易治疗的。治疗鹅口疮不要急着用抗生素，可先用棉签蘸些制霉菌素溶液（每10毫升冷开水中含20万单位制霉菌素）涂患处，或用2%～3%碳酸氢钠（也就是小苏打）溶液为孩子清洗口腔，还可以涂些冰硼散或硼砂甘油，每天涂3～4次，连续涂3～7天，一般即可治愈。涂药的同时要注意补充复合维生素B和维生素C。

需要注意的是：鹅口疮容易复发，治疗见效后（一般1～3天即可见效），应再坚持用药3～4天，以巩固疗效。

新生儿肺炎

新生儿肺炎是新生儿时期最常见的呼吸道感染病，很容易引起呼吸衰竭、心力衰竭、败血症乃至死亡，一定不能掉以轻心。

新生儿肺炎的症状

新生儿肺炎的早期症状主要为：口周发紫、口吐泡沫、呼吸快、鼻翼扇动、食欲不振、容易呛奶、精神萎靡、烦躁不安、咳嗽、腹泻等。重度肺炎的主要症状为：呼吸急促(每分钟可达80次以上)、鼻翼扇动、有三凹征（吸气时孩子的胸骨上窝、肋间隙和锁骨上窝出现凹陷），呼气时呻吟，脸及四肢末端明显发紫，面色苍白或青灰，呼吸不规则甚至暂停呼吸，两肺有密集的细湿啰音。

判断新生儿肺炎的简易方法

1.数呼吸：在孩子安静状态下数孩子呼吸次数，一呼一吸才算1次，每次数1分钟。如果孩子每分钟的呼吸次数大于或等于60次，就说明可能得了肺炎。

2.观察胸凹陷：小于2个月的肺炎患儿吸气时可以看到胸壁下端明显向内凹陷，医学上称之为胸凹陷。这是孩子需要比平时更用力吸气才能完成气体交换所致。如果孩子既出现呼吸增快又有明显的胸凹陷现象，就说明已经患了重度肺炎，必须住院治疗。

怎样预防新生儿肺炎

- 父母及其他亲属在护理新生儿时应先洗净双手。
- 新生儿的房间应当保持洁净，还应定时通风，保持室内空气的流通、新鲜。
- 新生儿的衣被、尿布应柔软、干净，哺乳用具应勤消毒。
- 家中如果有人患感冒，要尽量避免接触新生儿。母亲如果患感冒，照顾孩子和喂奶时应戴口罩。

怎样护理患肺炎的新生儿

- 密切观察孩子的体温变化、精神状态、呼吸情况，出现发展变重的迹象及时求医。
- 保持室内空气流通，四季均当通风换气，但不要使孩子处在有对流风的地方。
- 保持一定的温度和湿度。室温宜保持在18℃～20℃，湿度宜保持在50%～60%。
- 患新生儿肺炎的孩子衣被要轻柔，衣服要宽松，以免影响呼吸。
- 及时清除鼻痂及鼻腔分泌物，保持孩子呼吸道通畅。
- 经常给孩子翻身、改变睡眠姿势或轻拍其背部（合并心力衰竭者除外），以利于排痰。
- 注意补充水分和热量。除注意喂奶、喂水外，还可注射葡萄糖溶液。
- 不要用奶瓶喂奶，应改用小勺喂。

“红屁股”

“红屁股”在医学上称为尿布疹或尿布皮疹，是新生儿尿布接触部分的皮肤出现成片分布的鲜红色红斑，甚至发生丘疹、水疱、脓疱、糜烂的皮肤疾病。造成孩子“红屁股”的原因主要是氨刺激。如果孩子大小便后不能及时更换尿布，或尿布洗不干净，或长期使用不透气材料的尿布包裹孩子的臀部，尿液中的氮就会在大便中细菌的分解作用下产生具有刺激性的氨，长期刺激孩子的皮肤，就会使孩子出现“红屁股”。

孩子出现“红屁股”后的护理

- 用细软、吸水性强的纯棉布作尿布，最好选白色或浅色的布料，不要用黑、蓝等深色调的粗布、化纤织物作尿布。
- 尿布要勤换，每次尿湿后应立即更换。
- 不要用塑料布包尿布。
- 每次大便后用温水冲洗孩子的臀部及外阴部，轻轻擦干后涂上护臀膏、凡士林或消毒过的植物油。
- 不要用热水和肥皂洗孩子的臀部。可用喝剩的茶水为孩子洗臀部，不但有利于清除油腻，还有消毒、灭菌的功效。
- 经常让孩子的臀部晒太阳。
- 如果出现破皮现象，可用带有红外线功能的40瓦台灯在距孩子臀部30～40厘米处照射孩子臀部的皮肤，每次照射20～30分钟。照射时需有专人守护孩子，避免烫伤。

慎用爽身粉

粉剂吸水后容易结成颗粒，不但无法帮孩子保持干燥，还对孩子的皮肤有刺激作用。有些爽身粉中含有铅、氧化镁、硫酸镁等物质，容易对孩子造成伤害。爽身粉中的粉末还容易通过女婴的外阴进入阴道、宫颈，诱发卵巢癌，所以父母应少给孩子扑爽身粉。

新生儿脱水热

新生儿脱水热是由于天气干燥炎热、室温过高或保暖过度导致脱水引起的发热，多在出生后2～4天时发生。发热时，孩子体温突然升高（有时可达39℃～40℃），有的孩子会变得烦躁甚至爱哭，前囟凹陷，口唇黏膜干燥，皮肤弹性较差，尿量减少，补充足量水分后体温则会迅速下降。新生儿脱水热极易引起一系列并发症，尤其是体温升高过快时可能引起呼吸暂停、呼吸衰竭，继而导致脑损伤或死亡。

如何预防

- 将室温保持在22℃～28℃。
- 不要给孩子穿得太多、太厚。
- 如果母乳不多，两次喂奶之间最好加喂20～30毫升温开水或浓度为5%的葡萄糖水。

如何护理患新生儿脱水热的孩子

- 补充水分：每2小时喂一次浓度为5%的白糖水或葡萄糖水，每次喂15～30毫升。如果喂水有困难，可考虑静脉滴注补液。
- 尽量实施母乳喂养。
- 不要滥用退烧药。
- 发热或退热后48小时内不要给孩子洗澡。
- 高热不退(腋温≥40.5℃)或出现抽搐时，应立即送医院救治。

喂养的常识与方法

哺喂初乳的意义及方法

初乳是母亲分娩生产后2～3天内分泌的乳汁。初乳颜色发黄，外观浓稠，看起来似乎有些“脏”。其实，初乳对孩子的健康和母亲的恢复都有重要意义，是珍贵的“黄金营养”。

初乳对孩子的重要意义

- 初乳中所含的蛋白质、碳水化合物、矿物质和微量元素都非常丰富，并且比例合理，容易被孩子消化吸收，营养价值极高。
- 初乳中IgA、IgM等免疫球蛋白，乳铁蛋白、生长因子、巨噬细胞、中性粒细胞和淋巴细胞等免疫因子的含量也特别高，可以帮助孩子抵御各种感染，增强免疫力。
- 初乳还具有促进孩子及早排出胎便及预防过敏的作用。

有关研究表明，出生后半小时内吃不到初乳的孩子免疫系统往往发育不完善，容易患各种疾病；而吃到初乳的孩子发病率则低得多。

孩子吃初乳对母亲的意义

- 喂哺初乳可使母亲的乳头尽早受到孩子吮吸的刺激，促进乳汁分泌，预防乳腺炎。
- 孩子的吮吸可促进母亲子宫的收缩，有利于母亲早日恢复，还可以预防产后出血。
- 尽早哺乳还有利于建立母婴间的紧密接触，增进母婴感情，增强亲子关系。

怎样给孩子喂哺初乳

分娩后稍事休息即让孩子与母亲进行身体接触，并在产后20～30分钟内让孩子吮吸母亲的乳头。

对待孩子应该有耐心，不要因为孩子动作不熟练、吮吸不顺利而轻易放弃。

让孩子含住乳头和乳晕吃奶

很多妈妈喜欢用手夹着乳头往孩子嘴里放，这是不对的。用手夹住乳头会把乳头的乳腺管堵死了，这样会影响孩子吸吮。正确的方法是：将乳房用手“C”字形托起，让孩子含住乳晕。只有让孩子含住乳晕，才不容易使乳头破裂。

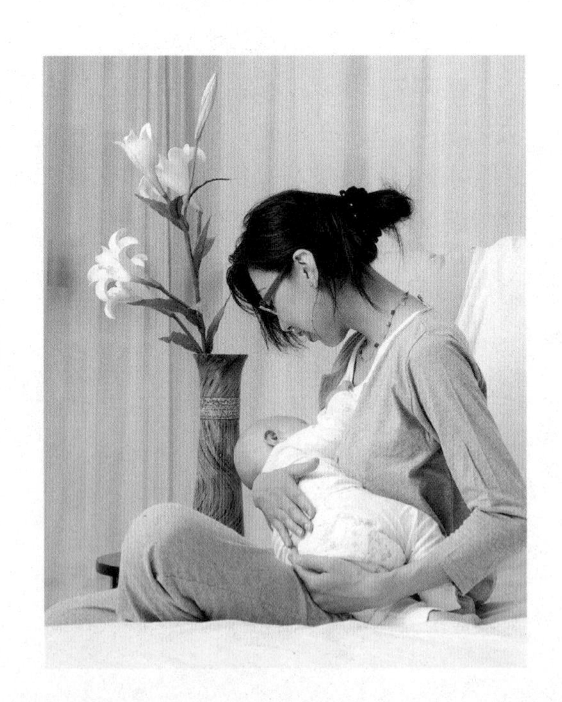

尽可能进行母乳喂养

妈妈在不同阶段分泌的乳汁，具有不同的特点，而且每个阶段的乳汁都符合宝宝当时的体质，可以提供最合适的营养。

母乳优于牛奶

与牛奶相比，母乳中的营养素种类更丰富，而且更容易被宝宝吸收。

- 母乳中蛋白质是优质蛋白质，其中大部分是乳清蛋白。乳清蛋白在宝宝的胃里会形成絮状凝乳，更容易吸收。牛奶中的蛋白质大部分是酪蛋白，容易结成较大块的凝乳，不容易吸收。
- 母乳中的不饱和脂肪酸含量比牛奶中的高很多，尤其亚油酸的含量更高，这些都是宝宝中枢神经发育所需要的。
- 母乳中牛磺酸含量也高于牛奶，牛磺酸是对宝宝的大脑发育影响非常重要的营养素。
- 母乳中的维生素A、维生素B、维生素C都比牛乳高。
- 母乳中的铁和锌比牛奶中的铁和锌利用率高。
- 牛奶中的矿物质比母乳中的含量高。矿物质如果太多，会加大宝宝肾脏的负担，容易造成宝宝体内出现钠潴留及水潴留。

母乳优于配方奶粉

配方奶粉是以牛奶为基础，然后按照比例加入其他营养成分调配加工而成的。很多配方奶粉都会宣称自己的奶粉是最接近母乳的，但无论如何接近母乳，都无法与母乳的营养价值相提并论。就营养素的种类来讲，奶粉就无法与母乳相比，母乳中含有400多种营养素，配方奶粉是很难实现的。

另外，有的宝宝食用某些奶粉会过敏，但吃母乳的宝宝从未出现过敏的情况，这也可以证明母乳是最适合宝宝的食物。因此，建议妈妈最好坚持给自己的宝宝喂母乳。

母乳喂养有利于宝宝的身心发展

锻炼肺部、颈部：吃母乳时，宝宝在吮吸的过程中，肺部、颈部不断活动，从而得到锻炼，长期坚持下去，肺活量就会得到提升，脖子也会比人工喂养的宝宝更有力。人工喂养所使用的奶瓶奶嘴出奶孔比较大，宝宝不需怎么用力就可以吃饱，因而这样的锻炼很有限。

避免牙齿排列拥挤：宝宝在吮吸时，上下腭会不断开合，并互相摩擦，这样可以避免将来的牙齿排列拥挤。

建立依赖与信任：在母乳喂养的过程中，宝宝和妈妈会有亲密接触和亲切互动，宝宝对妈妈的依赖和信任就会逐步确立，母乳喂养的宝宝和妈妈的亲密关系更容易建立。宝宝在哺乳过程中感受到妈妈的关爱，会觉得安全和放松，这有利于宝宝以后的感情发展和个性完善。

不必强求母乳喂养

有些迫不得已的情况，不允许妈妈进行母乳喂养。如果不能母乳喂养，也不必强求或自责，可以用配方奶粉喂养宝宝。

母乳喂养的方法

母乳喂养的正确姿势

母乳喂养主要有躺着喂和坐着喂两种方式。躺着喂适合刚分娩后的几天，有助于母亲恢复体力。坐着喂是最常见的喂奶方式，好处是奶水流出比较快，并且不容易通过咽鼓管流到孩子中耳，使孩子患中耳炎；缺点是比较耗费体力，不适合在妈妈刚刚生产完毕，体力还没有恢复时实行。

躺着喂奶

母亲和孩子面对面侧卧在床上，使孩子的鼻头正对着母亲的乳头，一只手搂紧孩子的臀部（不要搂孩子的头部，否则一旦母亲在喂奶过程中睡着，孩子的鼻子很容易被乳房堵住，从而造成呼吸困难或窒息），另一只手呈“C”字形托起乳房送进孩子嘴中，让孩子含住乳晕吸吮。

坐着喂奶

坐在有靠背的沙发或床上，将孩子横抱在腹部，使孩子的肚皮和母亲的肚皮贴紧（头和身子成一条直线），孩子的鼻头正对母亲的乳头，一只手托住孩子的臀部，一只手托起乳房（具体方法见“躺着喂奶”）送进孩子嘴中，让孩子吸吮。

中断吸吮的方法

母亲由于某些特殊的原因不得不中断孩子吸吮时，可用食指轻轻地按压婴儿下颌，温和地中断吸吮。

宝宝含乳的正确姿势

宝宝吃奶时，如果只含住乳头，是吸不到乳汁的，而是要把乳晕及乳头全部含入口中，因此妈妈哺乳时，尽量让宝宝的口和下颌紧贴妈妈的乳房，这样宝宝就会主动把整个乳晕都含在口中。宝宝正确的含乳方式可以刺激妈妈的乳腺泌乳，也可以避免乳头发生皲裂。

另外，妈妈在哺乳时，不要让乳房压住宝宝的鼻子，如果压住了，妈妈可以轻轻地把乳房向里按得凹陷一点，给宝宝留出呼吸空间。

哺乳过后，竖抱宝宝

宝宝吃饱以后，妈妈不要立即把他放在床上，这样宝宝容易溢乳，最好把宝宝竖着抱起来，让宝宝的头趴在妈妈的肩膀上，然后轻轻拍打宝宝的背部，帮助宝宝打嗝。这样宝宝就会把吃奶时吃进肚子里的空气排出来，再躺下就不容易打嗝了。

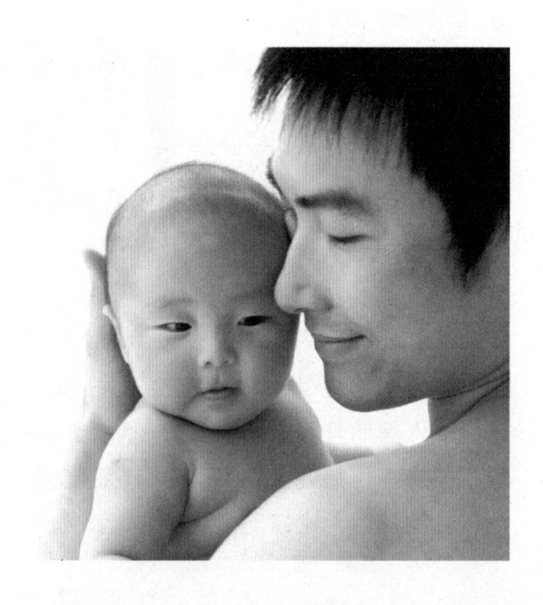

母乳喂养的次数与量

每个宝宝都有各自的需求，妈妈每天给宝宝喂奶的次数和数量需要根据宝宝的需求进行调整。喂养宝宝可以按需，也可以按时，妈妈可以根据自身的实际情况决定。

3～4小时喂一次奶

新生儿的胃大概每3小时就会排空一次，因此一般每隔3～4小时喂一次奶即可。但有的宝宝胃容量较小，或者消化较快，每隔约2小时胃就会排空，这时妈妈最好满足宝宝的需求，不必一定要等到3小时才喂。有的宝宝胃容量较大，或消化速度较慢，两次喂奶间隔时间较长，但不宜超过4小时。如果宝宝超过4小时还在睡觉，妈妈要叫醒宝宝并给他哺乳。

每次喂40～50毫升

妈妈对宝宝的吃奶量不要强求，因为不同的宝宝的需要量也是不同的，有的新生儿刚开始时每次吃20～30毫升，到满月时达到50毫升左右，而有的宝宝在刚出生时，每顿需要50～60毫升的乳汁，满月时则达到80毫升左右。大多数的宝宝一般都维持在每顿40～50毫升。妈妈只需要多观察宝宝的反应，只要睡眠正常，大便正常，体重增加稳定，就说明没有问题。

不要边看电视边哺乳

妈妈在哺乳时，最好不要看电视。一方面，电视的声音和光线会影响宝宝的听觉和视觉发育；另一方面，妈妈在哺乳时看电视，就会减少与宝宝的交流。

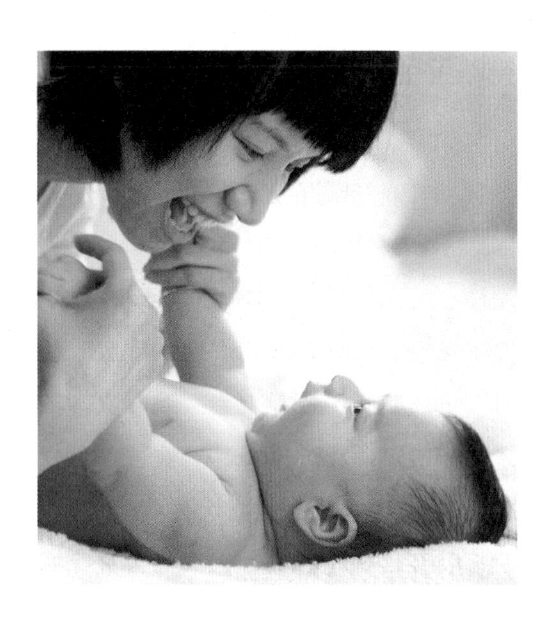

吃奶的时间由宝宝做决定

在一般情况下，母亲不应该中止婴儿吸吮，因为孩子吃奶不仅仅是为了充饥，而且还有着情感和心理的需要，这就是安慰性吸吮。因此，吃奶时间的长短该由孩子决定，作为母亲不应拒绝孩子的吸吮。

孩子在吃奶时，开始吸吮力很强，乳汁的流速也很快，最初4～5分钟即可吸出80％的乳量，10分钟左右即可吸出100％，而后仍有少量乳汁流出，且流速很慢，这就为孩子进行安慰性吸吮提供了条件。孩子不会因吸吮时间长而获得过量的乳汁，当孩子的饥饿感和安慰都得到满足时，会自然放开乳头，安静入睡或玩耍。大家常见到人工喂养的孩子吸吮手指、手帕、被角等，这就是安慰性吸吮得不到满足而养成的坏习惯。人工喂养的奶瓶、奶嘴无法控制流速，孩子不是吸进过多的奶，就是吸进过多的空气，对孩子是不利的。

判断宝宝有没有吃饱

宝宝如果吃不饱，睡眠、健康都会受影响，体重和身高的增长往往不尽如人意，因此妈妈要尽量每次都让宝宝吃饱，宝宝有没有吃饱可以从以下三方面观察出来。

观察宝宝吃奶时的表现：宝宝吃奶时，一般吮吸2～3口就会吞咽一次，如果吞咽的时间超过10分钟，一般都可以吃饱。有的妈妈用宝宝吃奶时间长短来判断，其实这是不准确的，有的宝宝吃奶慢，虽然吃奶时间较长，但是吞咽时间不足，还是吃不饱。

观察宝宝的精神状态：宝宝如果吃饱了，会表现出满足、愉悦的神情，有时候还会不自觉地微笑，每次的睡眠时间也比较长。如果宝宝每次睡眠时间较短，睡得不踏实，而且经常哭闹，很有可能是没吃饱。

观察宝宝的生理状态：宝宝如果吃饱了，每天会排大便3～4次，颜色呈金黄色（奶粉喂养的宝宝大便呈淡黄色），有的宝宝大便次数较少，但只要颜色正常即可。宝宝如果吃不饱，大便就会呈绿色（这里不是指胎便的情况），而且小便量和次数都较少（正常情况下每天的小便次数在10～15次）。

如何判断宝宝饿了

宝宝所有的需求都通过啼哭表达，因此有时候哭不代表饿，妈妈需要判断宝宝哭是饿了还是有其他需求。当无法判断宝宝是否饥饿时，可以用手指抚触宝宝嘴角，如果宝宝有反应，并追寻手指，就说明宝宝饿了。

判断妈妈奶水是否充足

宝宝吃妈妈奶水时，妈妈对奶量是不是充足，宝宝吃饱没有总觉得心中没数。这里介绍一下对母乳量大致估计的方法。

如何判断母亲奶水能否满足婴儿的需要，可从母婴两方面大致进行估计。

母亲方面

产后乳房较孕期更丰满、充盈，局部皮肤表面的静脉清晰可见；喂奶前母亲有明显奶胀感，或奶水自然流出；喂奶时有下奶感，随着婴儿吸吮可听到连续吞咽声，甚至奶水从宝宝口角外溢。

婴儿方面

喂奶开始时，母亲感到宝宝慢而有力地吸吮，当宝宝吸奶的力量变小，就表示宝宝已吃大半饱了，大约20分钟，宝宝会主动松开乳头或含着奶头入睡。两次喂奶间宝宝有满足感，能安静睡眠，有的醒后还能玩耍片刻；同时还要注意观察婴儿的小便次数，如果只给婴儿母乳，不添加任何辅食和饮料，婴儿每天有6次以上的小便，即说明每天吃进了足够的奶量。家长要注意的是，如果已喂了水或饮料，这种方法就不适宜了。

婴儿体重是客观指标

给婴儿称体重也是估计母奶量的客观指标，婴儿出生7～10天后，每周体重增加125～150克，或1个月增加700～800克，就表示婴儿体重增加良好，母乳量足够满足婴儿的营养需要，母亲尽可放心。

不适宜给宝宝喂奶的时机

妈妈的乳汁会随着身体状态的改变而改变，即使同一天的乳汁前后也会有一定差别，有些时候的乳汁不适合喂给宝宝。如：

生气时不宜给宝宝喂奶：妈妈生气时，最好不要给宝宝喂奶，因为生气会使体内产生毒素，这些毒素通过乳汁传递给宝宝，容易使宝宝长疮或生病。有些妈妈一边吵架一边给宝宝哺乳的做法是不可取的，妈妈如果生气了，最好等到情绪平和下来再给宝宝哺乳。

运动后不宜给宝宝喂奶：妈妈在健身、疾步快走、性生活等剧烈运动后，身体内也会有热毒，最好不要立即给宝宝哺乳。这时候的乳汁就是中医说的“热奶”，宝宝吃了这样的“热奶”后，容易精神紧张、烦躁不安，严重时还会引发消化功能紊乱。妈妈在运动过后，最好安静休息一会儿，等全身多余的热气散去，再给宝宝哺乳。

洗澡后不宜给宝宝喂奶：刚洗完澡的妈妈，身体也处于热气较盛的状态，这时的乳汁同样属于“热奶”，最好不要立即哺乳，等身体温度恢复常态，再给宝宝哺乳。

新生儿也需要适量喝点水

一般情况下，妈妈的乳汁含有大量水分，是可以满足宝宝需要的，但视情况适当给宝宝喂一些水是有利无害的。

什么情况下宝宝需要喝水

首先，人工喂养的宝宝需要在两顿喂配方奶之间喂一次水。一般情况下，每次给宝宝饮水不应超过100毫升。

其次，宝宝如果缺水，大便就会变得干燥，小便次数也会减少。如果宝宝便秘或每天小便次数在5次以下，妈妈一定要给宝宝多喝水。

再次，在气候干燥炎热时，或宝宝嘴唇显得干燥且经常会用舌头舔嘴唇时，妈妈也要给宝宝适当补水。

最后，在宝宝感冒、发烧的情况下，失水状况会比较严重，妈妈也需要注意给宝宝多补水。如果宝宝失水得不到及时补充，很容易导致脱水。

给宝宝喝水注意事项

给宝宝补水，可以用温的白开水，白开水不仅可以补充宝宝流失的水分，还有散热、调节水和电解质平衡的功效。妈妈给宝宝补水时，可以在两顿母乳之间，每次喂20～30毫升即可。

不要喂宝宝果汁或糖水

不要喂宝宝喝果汁或糖水，果汁或糖水会抑制宝宝的消化和吸收，并引起宝宝胃部不适。

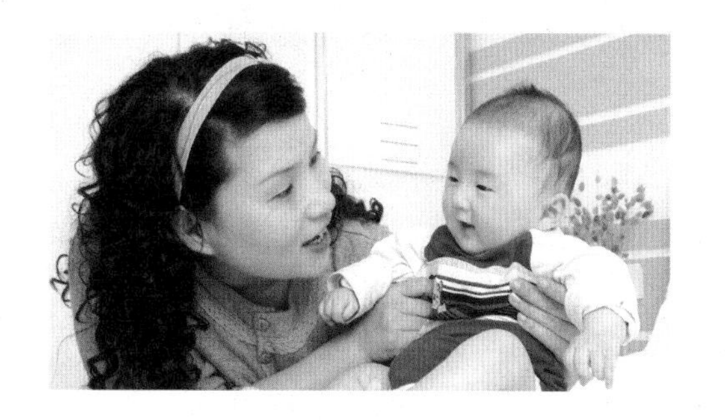

新生儿的人工喂养

母亲由于患病等原因不能进行母乳喂养，就只好采用配方奶或其他代乳品喂养孩子，这就是人工喂养。人工喂养虽然略显复杂，但只要细心，同样可以达到较好的喂养效果。

怎样为新生儿选择奶粉

新生儿由于身体各系统还没有发育完善，消化功能比较差，最好选择母乳化奶粉（配方奶）。奶粉中的成分与母乳越接近，孩子越容易消化吸收，喂养效果越好。

为孩子挑选奶粉的四点注意

1.选择适合孩子年龄段的奶粉。

2.注意观察奶粉的生产日期和保质期，选择最近生产的奶粉。

3.选择正规厂家出产的奶粉。

4.不要频繁更换奶粉的品牌。

怎样给孩子冲奶粉

给孩子冲奶粉首先要注意温度。一般情况下，冲奶粉的水温应保持在40℃左右，切忌用开水冲奶粉。奶粉冲好后，父母可在手臂内侧滴一滴奶，感到稍微有点热时，说明温度正合适。

奶粉的冲调步骤

1.洗净双手，拿出消过毒的奶瓶待用。

2.加入适量温开水。

3.根据奶粉包装上的说明，用奶粉勺舀取适当数量的奶粉倒入奶瓶中。

4.套上奶嘴，旋紧盖，轻轻摇匀即可。

配方奶粉是婴儿常用的食品，父母一定要精心选用。

喂奶时间、次数、量

新生儿期的孩子吃奶不必有限制，按需供给就行了。由于此时孩子的胃容量比较小，第一次喂奶可以先冲30毫升左右。如果能吃完，第二次再多冲20～30毫升。喂奶时间及次数都不必固定，只要孩子发出饥饿性啼哭就可以喂给孩子，不过，基本上孩子会隔2小时左右吃1次。

奶具选择、清洗和消毒

对人工喂养来说，选择合适的奶瓶和奶嘴是一件十分重要的事。奶嘴开口大小、材质软硬，都能影响孩子对奶粉的接受程度。奶瓶的选择则与孩子是否溢乳有密切关系。

奶嘴的选择

尽量选用和母亲乳头相似的奶嘴，异戊二烯胶、硅胶做成的奶嘴没有橡胶味，孩子一般容易接受。奶嘴的开口方式有小洞洞和十字叉两种，对新生儿来说，十字叉式开口既可以抵挡细菌侵入，又可以根据孩子的吮吸情况自动调节流量，是比较恰当的选择。奶嘴孔的大小则以奶瓶倒立时奶以滴状连续流出为宜。

奶瓶的选择

从材料上讲，玻璃奶瓶内壁光滑，容易清洗和消毒，吃奶时容易观察液面，避免奶嘴部未充满乳汁使孩子吸入过多的空气引起溢乳，是比较适合新生儿的选择。

从设计上讲，带帽的奶瓶可以避免消毒后的再次污染，是比较适宜的选择。

奶瓶的清洗

每次喂完奶后都要立即清洗奶瓶，以免奶汁发酵、变质、滋生细菌，使孩子感染。清洗时可先把残余的奶液倒掉，用清水冲洗干净或用奶瓶刷刷干净。除了奶瓶内部，瓶颈和螺旋处也要仔细清洗，不要遗漏。

奶嘴的清洗

清洗奶嘴时要先把奶嘴翻过来，用奶嘴刷仔细刷干净。如果奶嘴上有凝固的奶渍，则可以先用热水泡一会儿，待奶渍变软后再用奶嘴刷刷掉。靠近奶嘴孔的地方比较薄，清洗时动作要轻，注意不要让其裂开。

怎样给奶瓶和奶嘴消毒

1.煮沸消毒：准备一个专门的消毒煮锅，放入奶瓶(此时放入的是玻璃奶瓶，塑胶奶瓶应在水开5～10钟后放入锅中)，装入适量清水（以完全淹没所有奶具为度），大火烧开，5～10分钟后放入奶嘴、瓶盖等塑胶制品，盖上盖再煮3～5分钟后关火。等水稍凉后，用消过毒的奶瓶夹取出奶嘴、瓶盖，晾干后套回奶瓶上备用。

2.蒸汽消毒：将彻底清洗干净的奶瓶、奶嘴口朝下放入蒸汽锅中蒸5分钟左右，取出晾凉，套上奶嘴、瓶盖即可。

3.微波炉消毒：适用于某些可以直接在微波炉里消毒的奶瓶。消毒时奶瓶不能盖盖，可将奶瓶中加入七分满的水，奶嘴则放入装有水的容器中（为防止浮起，可用小盆子等压住），用高火加热1分钟左右即可。

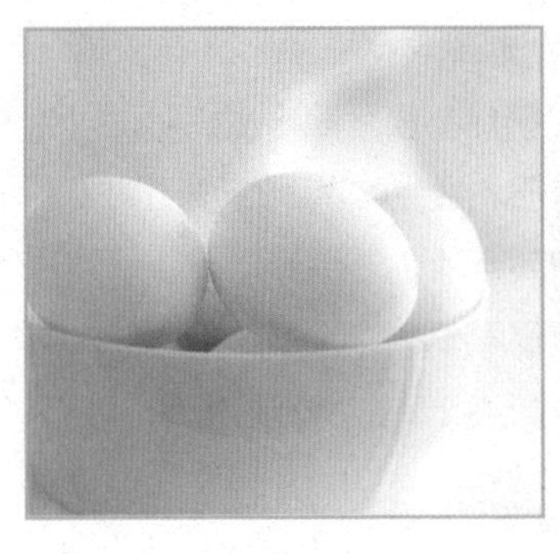

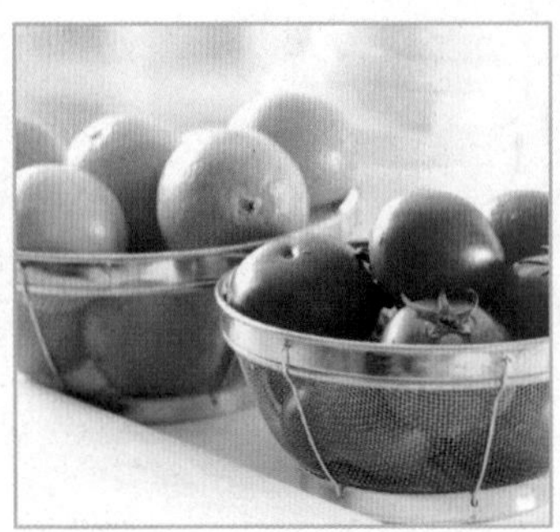

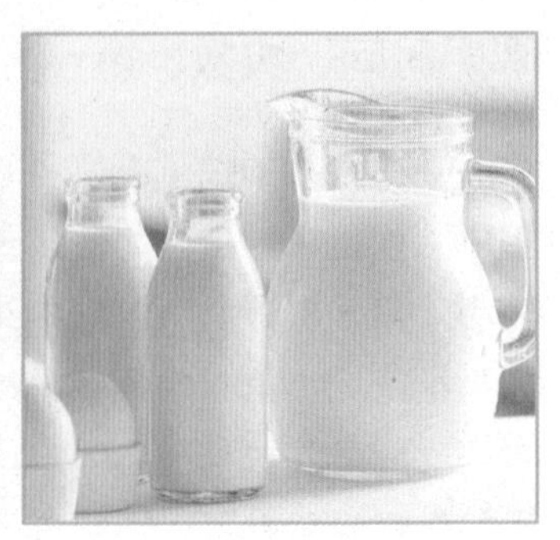

新生儿的混合喂养

需要混合喂养的情况

一般情况下，妈妈都想全母乳喂养，但有些妈妈由于一些客观原因不能每顿都给宝宝喂母乳，这时候妈妈可以购买合适的奶粉进行混合喂养。

妈妈的情况

有的妈妈在产假结束后，需要重新回到工作岗位，不能够继续给宝宝全母乳喂养，这时候需要混合喂养。

宝宝的情况

如果宝宝出现以下状况时，说明母乳已经不能供给宝宝足够的营养了，需要给宝宝适当添加奶粉，进行混合喂养。

1. 观察宝宝在日常生活中的表现，可以看出母乳是否足够，宝宝能不能吃饱，需不需要添加奶粉。如果宝宝出现以下的状况，就说明可能没吃饱：宝宝吃奶吞咽时间累计不足10分钟；宝宝吃奶到最后会哭一会儿；宝宝睡眠时间较短，醒来就要吃奶；宝宝大便呈绿色黏液状等。出现这些情形时，妈妈需要酌情为宝宝添加奶粉。

2. 留心宝宝体重增加情况，体重增加情况可以反映母乳的营养是否充足，也可以作为是否给宝宝添加奶粉的依据。如果宝宝每周体重增长不足125克，或在满月时体重增长不足500克，就说明宝宝吃不饱，需要进行混合喂养。

混合喂养的方法

混合喂养每次补充其他乳类的数量应根据母乳缺少的程度来定。喂养方法有两种，一种是先母乳，接着补喂一定数量的牛奶或有机奶粉，这叫补授法，适用于6个月以前的婴儿。其特点是，婴儿先吸吮母乳，使母亲乳房按时受到刺激，保持乳汁的分泌。

另一种是一次喂母乳，一次喂奶粉，轮换间隔喂食，这种叫代授法，适合于6个月以后的婴儿。这种喂法容易使母乳减少，逐渐地用牛奶、奶粉、稀饭、烂面条代授，可培养孩子的咀嚼习惯，为以后断奶做好准备。

添加奶粉后也不要停止母乳喂养

在添加奶粉后，建议妈妈也不要立即停止母乳喂养，尤其是母乳分泌不足的妈妈，要增强自信继续母乳喂养，在宝宝不断地吮吸中，泌乳量还是有可能继续增加的。

混合喂养时每日喂奶安排

混合喂养的宝宝母乳和奶粉都需要吃，但怎么吃、吃多少也有一定讲究，妈妈可以将以下两点作为参照。

以母乳喂养为主，结合配方奶粉

1.在混合喂养时，建议妈妈最好以母乳为主，多喂母乳。母乳是越喂越多的，如果一味增加奶粉的次数，有可能使母乳越来越少。

2.在夜间给宝宝喂奶时，最好选择母乳，因为妈妈在夜间休息时，母乳分泌量较大，基本上可以满足宝宝的需求，这样也可以避免妈妈起床冲奶粉太劳累。

3.如果宝宝只是体重增长不理想，而不是每顿都吃不饱，妈妈可以每天添加1～2次奶粉；如果宝宝每顿都吃不饱，妈妈可以在两顿母乳之间的一顿，用奶粉代替。

4.如果妈妈是因为上班而不得不采取混合喂养的方式，那么可以在出门前和回家后给宝宝喂母乳，其他时间用奶粉代替。

每日喂奶安排

喂奶的时间：如果每天只需添加一次奶粉，可以在吃母乳3顿以后喂一次奶粉，即每天的15:00～17:00可以喂一次奶粉，接下来继续喂母乳；如果每天需要添加两次以上奶粉，最好在两次母乳之间喂一次奶粉。

喂奶粉的量：妈妈可以通过观察宝宝吃完奶粉时的表现来确定，如果这次100毫升奶粉，宝宝吃完后仍不满足，下次需要多冲20毫升；如果剩下了，下次可以适当少冲点。

另外，有些妈妈混合喂养时，会每顿都是母乳与奶粉一起喂，母乳不够时，就冲奶粉加以补充，这种做法是我们不提倡的，因为宝宝在同一次进餐中，吃入了两种食物，不容易消化，这样会影响吸收。建议妈妈最好是一顿纯母乳，一顿纯奶粉。

宝宝对奶粉过敏

有些宝宝对奶粉过敏，会出现面色潮红或苍白、大声哭闹、腹泻的症状，如果有这种情况，妈妈可先停止奶粉，咨询医生后，为宝宝选用一些专门的防过敏奶粉来食用，以免过敏严重，影响宝宝健康。

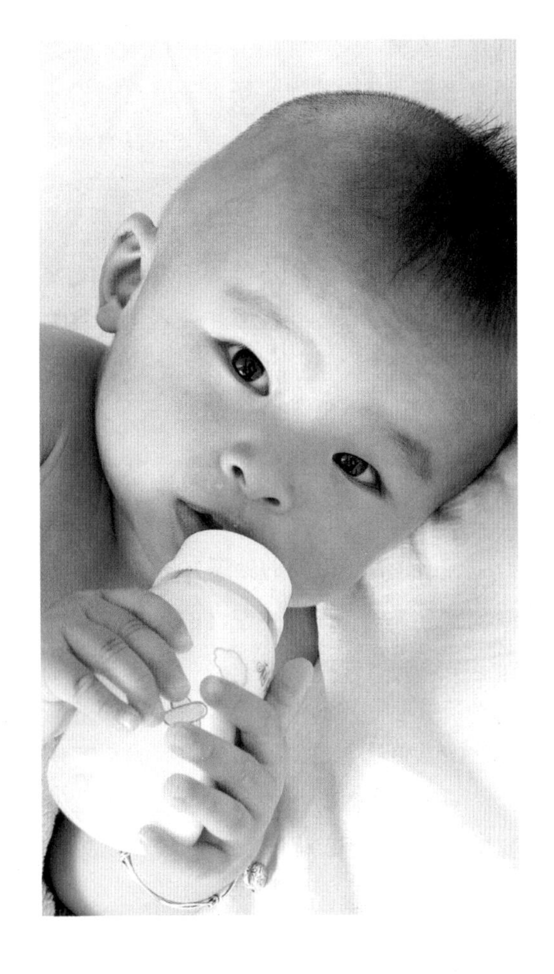

新生儿的常见喂养难题

吐奶、溢奶

新生儿的胃比较特殊，吃到胃里的食物比较容易回流，经常会发生吐奶或溢奶的情况。宝宝溢奶或吐奶大多数都是正常的，只要体重增长正常，精神良好，妈妈就不必太过担忧。

宝宝溢奶与吐奶的区别

宝宝吐奶与溢奶的原因不同，表现形式也不同：

溢奶：宝宝在吃奶时，会把一些空气吸到胃里，这些空气在宝宝吃完后需要从胃里溢出，空气溢出的同时，带了一些奶水出来，就形成了溢奶。溢奶时，奶水是自然从宝宝口中流出的，宝宝没有痛苦表情，且一般在哺乳过后吐一两口就没事了。

吐奶：宝宝吐奶不等同于溢奶，吐奶是因为宝宝肠胃功能较弱，在胃里的食物无法顺利进入肠道，转而从宝宝口里流出形成的。吐奶一般发生在喂奶后半小时，吐奶时，宝宝会出现呕吐的痛苦表情，食物呈喷射状吐出。

宝宝溢奶、吐奶的处理方法

宝宝溢奶是一种生理性的反应，妈妈无须紧张，只要每次哺乳后，将宝宝竖直抱起，帮他拍几个嗝出来，将胃里的空气排出，溢奶就会减少。如果拍完嗝宝宝还会溢奶，就让他俯卧一会儿，不过俯卧的时候，妈妈一定要守在宝宝身边，以免宝宝窒息。

宝宝如果发生吐奶，量多且频繁，妈妈要观察他有没有其他症状，如果宝宝精神愉快，且体重、身高都增长正常，就不必担心。如果宝宝同时有精神委靡、食欲不振、发热、咳嗽等症状，且体重、身高都增长缓慢，妈妈要及时带宝宝就医。

宝宝的胃发育还不完善

人的胃有两个开口，一个是贲门，与食道连接，另一个是幽门，与肠道连接。新生儿的贲门较松弛，而幽门关闭较紧，同时新生儿的胃是水平状的，所以容易发生吐奶或溢奶的情况，这种情况一般等宝宝长到6～8个月之后会自然消失。

婴儿总睡觉不吃奶

遇到这种情况，首先要仔细观察一下婴儿是不是生病了。婴儿除了睡觉、不吃奶外，面色苍白或发灰，四肢发凉，呼吸急促或忽快忽慢不规律，这些都表示婴儿有病，而且病情较危重，需立即去医院就诊，切不可耽搁。

若婴儿面色红润，呼吸平稳，母亲尽可不必担忧。宝宝大概属于心理学家所说的安静型婴儿。这种孩子的特点通常是睡眠多，很少啼哭，对外界刺激（如大声说话、关门声等）反应少，更难以有主动吃奶的要求。他们常常是每隔3～4小时才吃1次奶，并且每次都要唤醒他才吃。有时唤醒这种婴儿也不是很容易的事。

这里介绍一个简单办法，不妨试一下：

母亲一手托着婴儿的头颈部，一手托着腰部和臀部，将其水平位抱起，放在自己胸前，然后将头部及上身轻轻地上下晃动数次，婴儿便睁开双眼清醒了，这时母亲可给婴儿哺乳了。

不肯吃母乳

宝宝有时候会出现不肯吃母乳的情形，不肯吃母乳的宝宝有可能是身体不舒服，也有可能是妈妈的哺乳方法不对。妈妈只要仔细观察，就可发现其中原因，然后认真应对即可。

宝宝情绪不佳时

1.如果宝宝在哺乳刚开始时还没有含住妈妈乳头就开始啼哭，这有可能是宝宝找不到乳头心急而哭，而不是不愿意吃母乳。这时候妈妈要耐心引导辅助宝宝，让他找到乳头，他就会停止啼哭，开始吮吸。

2.有的宝宝性格比较急躁，在找不到妈妈乳头时，就会发火生气，不肯吃母乳。这个时候，妈妈不必强求，只要把宝宝抱起来安抚一会儿再喂即可。

宝宝身体不适时

1.宝宝鼻塞：宝宝如果鼻塞，在吮吸乳汁时呼吸容易受阻，从而拒绝哺乳。如果出现这种情况，妈妈可以用吸鼻器帮宝宝清理一下鼻孔中的异物，清理干净之后，宝宝就会积极吃奶了。

2.宝宝患有口腔疾病：宝宝如果口腔内有破损，如口腔溃疡，吮吸乳汁时会感觉疼痛，就会拒绝哺乳，这时妈妈需要先帮宝宝治好口腔疾病。治疗期间，可以挤出乳汁，用奶瓶或杯子喂给宝宝。

3.有的宝宝早产，尚不具备自己吃母乳的能力，妈妈可以把乳汁挤出来用小勺喂给宝宝，等他有吸奶的能力了，就会自己吮吸。

另外，宝宝如果出现黄疸、呕吐、腹泻、嗜睡等症状，并且不肯吃母乳时，妈妈要积极带宝宝看医生。

其他原因导致宝宝不肯吃母乳时

1.乳汁太冲：如果妈妈乳汁太冲，宝宝有可能在吮吸第一口时就被奶水呛到，宝宝为了避免再次被呛，就会拒绝吃奶。遇到这种情况，妈妈可以先让乳汁流出少许后再让宝宝吮吸。另外，躺着哺乳可以减慢乳汁流出的速度，不容易呛到宝宝，乳汁太冲的妈妈可以尝试这种方法。

2.母乳喂养停滞较长时间：有时候妈妈因为特殊的原因，如用药，必须停止母乳喂养一段时间，其间改用奶瓶和奶粉。在母乳喂养重新开始时，宝宝因为对奶头和奶粉味道已经习惯，有时会拒绝母乳。这时候，妈妈需要耐心地重新培养宝宝对妈妈乳头及乳汁的感觉，可以在哺乳时多次将乳头放到宝宝口中，慢慢地，宝宝就会适应并重新开始吃母乳。

3.妈妈没有按照宝宝的需要进行哺喂：有的宝宝需要按需哺乳，妈妈如果忽视宝宝的需要，对哺乳的限定比较严格——定时哺乳且哺乳时间长短一定，长期下去，宝宝会有强烈的挫败感，从而不肯吃母乳。对于这样的宝宝，哺乳应该是按需进行，建议妈妈不要进行严格的时间限制。

另外，妈妈的乳汁不足、身体有异味（如经期、出汗等）或搂抱宝宝的姿势不对，也会使宝宝拒绝母乳，这些情况需要妈妈慢慢总结发现，并加以改善。

宝宝吃奶慢

正常情况下，宝宝一次吃奶的时间大约是20分钟，但是有的宝宝吃奶慢，每次吃奶的时间都超过20分钟，甚至达到1个小时，这样的情况如果持续下去，不仅妈妈会很疲累，宝宝也会营养不良。所以，建议妈妈要重视起来，并做出合理调整。

宝宝吃奶慢对宝宝健康不利

1.宝宝如果吃奶时间过长，吸入胃里的空气量就会增多，这使得宝宝吃奶后溢奶情况更严重。

2.宝宝如果吃奶时间过长，胃肠道接受的刺激就会减少，容易导致消化功能的紊乱，这不利于宝宝对食物的消化吸收，也会影响宝宝成长。

宝宝吃奶慢如何调整

1.如果妈妈乳汁分泌量不够或奶瓶出奶孔太小，宝宝吮吸过于用力时，会感觉疲劳，然后就会不好好吃奶，吃奶速度慢而吃奶时间长。这种情况下，宝宝的体重增长表现一般不理想，并且出现饥饿性绿便。这时候，纯母乳喂养的妈妈一方面要尽快催乳，另一方面需要给宝宝添加奶粉喂养。人工喂养的妈妈最好给宝宝换用一种出奶孔较大的奶嘴，奶嘴出奶孔大小以当奶瓶倒立时能持续一滴一滴往下滴奶为好。

2.宝宝长到2～4个月时，对周围环境的变化越来越关注，如果在吃奶时，周围环境嘈杂，宝宝的注意力很容易被分散，就不肯好好吃奶，导致宝宝吃奶慢。如果是这样，建议妈妈可以选择一个比较安静、较少人活动的房间给宝宝喂奶。

3.另外，还有一些宝宝，吃奶过程中虽然很努力，但是仍然要花较长时间才能吃完，如果宝宝同时有容易被奶汁呛到或吃完奶之后浑身大汗的现象，妈妈最好带宝宝去医院检查，看看宝宝是否患有心脏或呼吸道疾病。

吃吃停停

吃吃停停是新生儿吃奶时的常见现象，母亲乳汁不足，孩子吸吮不熟练或孩子体力不足都可能引起这种现象的出现。

解决办法

如果是母亲缺乳引起的，除了采取常规方法催奶，母亲在喂哺前还可以用干净的手轻轻挤一挤乳房，刺激乳腺泌乳，减轻孩子的吮吸难度，帮助孩子吃奶。

从孩子方面讲，想改善这种情况，母亲要多让孩子吸吮，一方面促进乳汁分泌，一方面可以帮助孩子掌握吸吮技巧，并在锻炼中成长。

如果孩子在吃奶过程中睡着了，母亲可以摇一摇乳头，捏一捏孩子的耳垂，或轻轻弹一弹孩子的脚心，叫醒孩子继续吃奶。

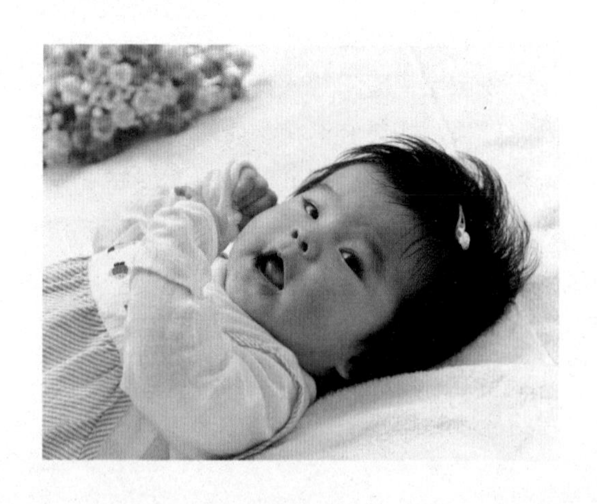

吃几口就睡

哺乳时间的长短，对于每个母亲和婴儿都有个体的差异，一般在婴儿正确有效吸吮的情况下，开始吸奶4～5分钟后，即可将大部分（80％）的奶水吸出，10分钟后，几乎能将一侧乳房的全部乳汁吸空。母亲奶水十分充足时，婴儿只吸一侧乳房就饱了，这时婴儿会含着奶头甜甜地入睡，这是正常现象。有的孩子吸吮1～2分钟就睡着了，但片刻醒来就哭闹，显然还没吃饱，这种情况常见于衣着过多或包裹过厚的婴儿。为避免这种情况出现，在哺乳前，母亲不要给婴儿包得太紧，穿得过厚。一旦婴儿入睡，可拍拍他的面颊，唤醒后继续哺乳，直至吸空全部乳汁为止。

乳少

乳少就是产后分泌的乳汁很少，不够孩子吃的情况。造成乳少的原因是多方面的，母亲自身气血亏虚、哺乳方法不正确、由于哺乳信心不足而过早给孩子添加代乳品等，都会引起母亲泌乳减少，最终导致母乳不足。

解决办法

出现这种情况时，母亲首先要增强自己的信心，坚持进行母乳喂养，即使母乳不足也要多让孩子吸吮自己的乳房，以刺激乳腺增加泌乳量。此外，还应注意保持良好的心情和充足的休息。饮食上要多喝汤，多吃鸡蛋、瘦肉、牛奶、鱼、鸡、动物内脏、蔬菜、水果、豆制品，以保证营养，促进乳汁分泌。鲫鱼汤、猪肘汤、猪蹄汤、骨头汤等汤水有较好的催奶作用，乳少的母亲可以多喝。

乳头皴裂

乳头皴裂主要是由母亲喂奶姿势不正确和孩子吸吮造成的。乳头皴裂后喂奶比较痛苦，还有可能使致病菌沿乳头裂口进入乳腺，引起急性乳腺炎，一定要注意预防。

解决办法

为避免这种情况出现，母亲应该做好乳房的清洁工作，勤用温开水清洗乳头和乳房，并注意每次哺乳都要把乳头深深地送入孩子口腔，让孩子含着乳晕吮吸。为避免长时间浸渍引起乳头破损，母亲应该杜绝孩子含着乳头睡觉。

如果已经出现皴裂，母亲可在哺乳前挤出少许乳汁涂在破损的乳头上，然后再让孩子吸吮，可以起到减轻疼痛的作用。如果只是一侧乳头皴裂，哺乳时可以先让孩子吸吮没有破损的一侧乳房，减少孩子对破损乳头的吸吮，从而减轻疼痛。

乳冲

乳冲是奶水过多造成的。如果母亲乳冲，孩子的生长发育和大小便都不会出现问题，通常的表现是孩子吃奶时含住乳头没一会儿就吐出来，接着开始哭闹、打挺，母亲的乳汁迅速地喷出来，甚至喷孩子一脸。有的孩子吃奶时吞咽很急，经常呛奶，也是乳冲造成的。

解决办法

遇到乳冲时，母亲可采取“剪刀式哺乳法”：用一只手的食指和中指夹住乳房给孩子哺乳，让乳汁缓慢地流出来，就可以缓解乳冲。

环境与异常情况

新生儿的睡眠

睡眠是新生儿最主要的生活方式。正常情况下，新生儿一天有16～20小时是在睡眠中度过的。掌握一些关于新生儿睡眠的知识，为孩子创造良好的睡眠环境，对每对父母都是很重要的。

什么样的睡姿比较合适

新生儿初生时，睡觉仍保持着胎内的姿势，为了帮孩子排出分娩过程中从产道咽进的水和黏液，出生后24小时内应采取侧卧位，并定时给孩子翻身，原来的侧卧位改为另一侧卧位。喂完奶将孩子放回床上时，则应采取右侧卧位，以减少呕吐。侧卧时，父母应注意不要将孩子的耳郭压向前方，以免引起耳郭变形。

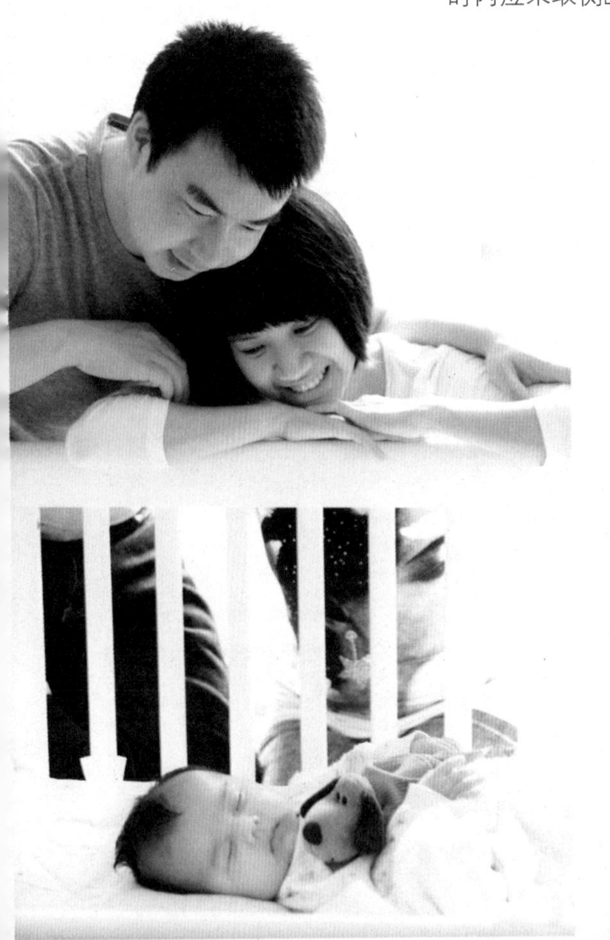

新生儿的头大、脊柱直，平躺时背和后脑勺在同一平面上，不会造成“落枕”等意外，所以不必枕枕头。如果担心孩子吐奶，可以适当把孩子的上半身垫高一些。

创造良好的睡眠环境

1.新生儿房间的室温应保持在18℃～22℃，寒冷的冬季要注意保暖，夏季则应注意通风和降温。如果使用电扇，应注意不要直接对孩子吹风；如果使用空调，则应注意不要长时间开启，制冷温度也不应低于26℃，湿度应保持在50%～60%，有条件的家庭可以使用加湿器。

2.保持房间内阳光充足，但要避免强光直射孩子面部。居室门窗宜加纱门、纱窗和窗帘，以避免蚊蝇侵扰。

3.孩子夜间入睡时不宜通宵开灯，这样不但不利于孩子的健康，还妨碍孩子建立正常的昼夜节律，为孩子形成白天清醒、夜间睡觉的生活习惯制造障碍。

4.如果有条件，孩子应该单独睡在属于自己的小床上。即使和父母一起睡，也不应和大人睡一个被窝，更不要让孩子含着母亲的乳头睡觉。

孩子睡得少怎么办

孩子之间睡眠的差异是很大的：有的孩子一次能睡几个小时，有的孩子却只睡十几分钟甚至几分钟。有的孩子能睡20个小时，有的孩子只要睡10～12个小时就足够了。其实，如果孩子每天精神很好，吃奶量不减，体重增长也正常，即使睡眠时间不能达到一般标准也没有问题，父母不必担心。

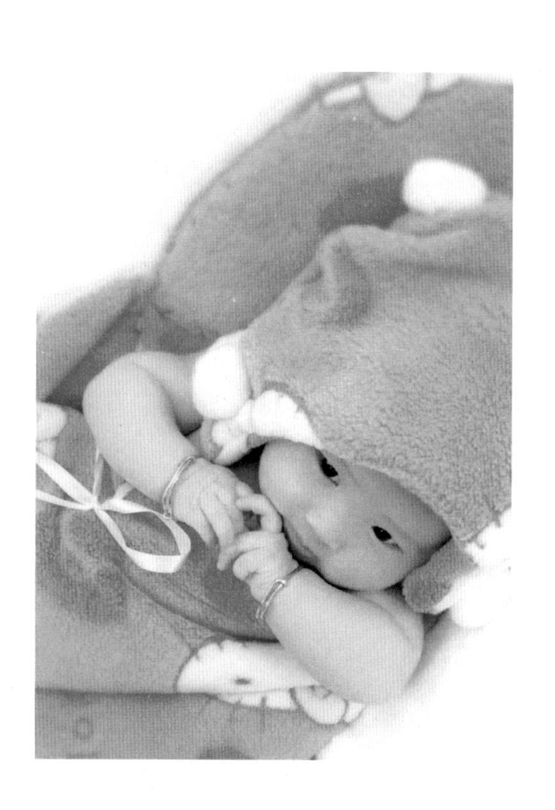

孩子睡眠时间差异很大：只要孩子一切正常，父母就不必担心。

孩子睡觉“黑白颠倒”怎么办

孩子睡觉“黑白颠倒”完全是父母调节不当的原因：如果白天让孩子尽情地睡，到晚上孩子就会十分精神，不想睡觉了。想预防和纠正“黑白颠倒”的睡眠，父母应该从改变孩子的生活习惯入手。

白天尽量多让孩子保持清醒

早上8点左右，孩子吃完奶后会有一段较长时间的睡眠。这时父母应该多和孩子说说话，帮孩子做做操，或把孩子抱起来看看四周，尽量延迟他的睡眠时间。

下午睡午觉醒来时，父母可以逗孩子多玩一会儿，尽量多让孩子保持清醒。

培养孩子晚上入睡的习惯

到了晚上，父母应该把灯关掉，除了抚慰孩子因为饿、尿、拉、病、环境不舒服的情况引起的啼哭外，尽量不要跟孩子说话，还可以轻轻地抚摸孩子，帮助孩子入睡。

白天房间内不要太安静

父母在白天时应该把房间的光线调得明亮一些，还可以放些轻柔的音乐，不必使房间太安静，这样有助于帮孩子保持清醒。否则，孩子在白天昏昏欲睡，到晚上就开始精神了。

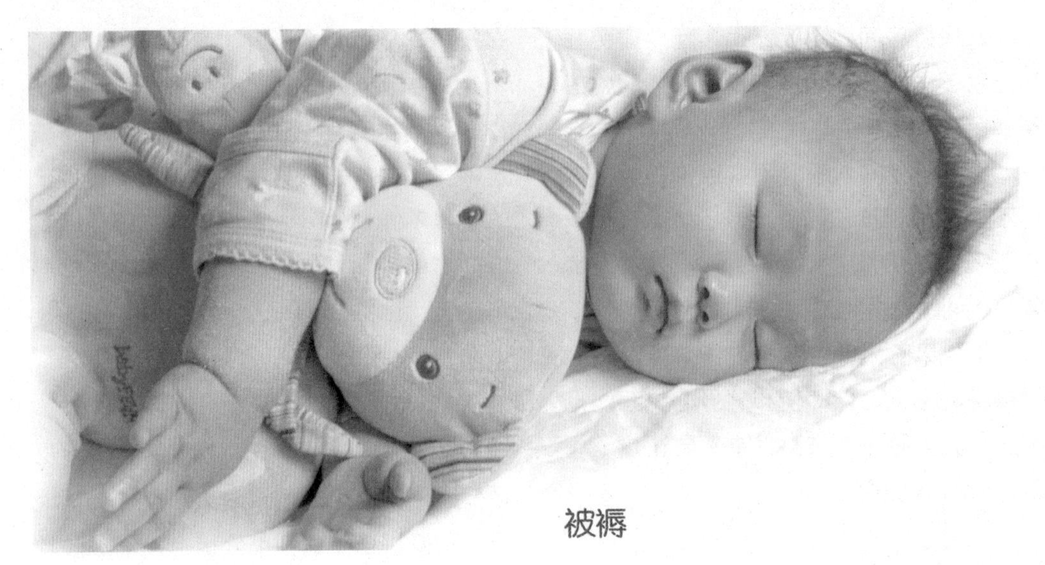

新生儿的寝具

床、被褥等寝具对新生儿的睡眠会产生直接影响，一定要精心选择，不可马虎对待。

床

新生儿的床应该矮一些，并紧挨着墙或在离墙50厘米左右的地方放置。床下面的地板上应铺上软垫，以防孩子跌落时摔伤。床板木条必须完好无损，木条与木条之间的缝隙不要大于1厘米。床边应该有护栏，栏杆与栏杆之间的距离不可超过6厘米。

选好床后，父母可将棉被或厚实的布包在床四周的栏杆上，既能防止孩子撞到栏杆受伤，又可防止孩子的手脚被栏杆夹住。

床垫

传统的棉被褥是新生儿绝佳的床垫。棕垫也可以，但需在上面再铺一层棉制被褥。过软的弹簧床垫会造成孩子脊椎变形，最好不要使用。

被褥

新生儿的褥子最好用白色或其他浅色棉布做罩，并用棉花填充。有些父母为了防止孩子的大小便弄脏床铺，常在褥子上铺一层塑料布，这是坚决要禁止的。这样做不但容易使孩子出现“红屁股”，还有使孩子窒息的危险（孩子翻动时容易被塑料布蒙住头而窒息），一定不能大意。

新生儿的被子也应该用浅色的全棉软布或全棉绒布做里和面，内衬新棉花。被子的大小要随孩子的身长变化，不要做得太长、太大。一般情况下，被子比孩子的身长长20～30厘米，每条被子絮一斤（500克）左右的棉花就可以了。

枕头

一般情况下，新生儿是不用枕枕头的。新生儿的头几乎与肩宽相等，脊柱尚未形成生理弯曲，平躺时背和后脑勺处在同一个平面上，侧卧时也基本能保持平稳，不需要枕头。新生儿的颈部很短，枕枕头后头部被垫高，反而影响孩子的呼吸和吞咽，所以不宜枕枕头。

新生儿的衣着

新生儿皮肤娇嫩、四肢柔软，身体各系统尚未发育成熟，穿衣服时不但材质、式样要细心选择，动作也要十分小心，以免给孩子造成伤害。

如何给孩子选择衣服

新生儿所穿的衣服最好简单、宽松，容易穿脱，材质最好选用纯棉的。上衣可选无领、斜襟、系带的和尚服，掩襟应略宽过中线，在腹前或腋下系布带，后襟应比前襟短1/3，以免尿便污染和浸湿。下身可穿连腿套裤(用松紧搭扣与上衣相连)，一方面便于更换尿布，一方面避免换尿布时下肢受凉。

孩子衣物不要用樟脑球防蛀

新生儿的衣物严禁用樟脑球（天然的或合成的均不能接触）防蛀，以防其中的化学成分通过衣服进入孩子体内，使孩子患上溶血症。

怎样给孩子穿衣服

1.把孩子放在一个平面上，确保尿布是干净的（如不干净应更换尿布）。

2.先和孩子说说话，或抚摸孩子的皮肤，使孩子放松。

3.穿背心时，先把衣服弄成一圈，用两手拇指在衣领部撑一下，一手稍稍抬起孩子的头，一手将衣服套过孩子的头。然后，将一只衣袖口弄宽，轻轻套在孩子的手臂上，按同样方法给孩子穿上另一只衣袖。

4.穿连体衣时（斜襟和尚服也是这种穿法，只是不扣纽扣，而是系带），先把衣服上的纽扣全部解开，摊平，将孩子抱起放在衣服上，将一只衣袖卷成圈形，通过孩子的拳头，轻轻将手臂拉出来，将袖子捋直，再按同样方法给孩子穿上另一侧衣袖。按类似的方法帮孩子穿上裤子，再扣上纽扣即可。

怎样给孩子脱衣服

1.脱连体衣时，可先将孩子放在一个平面上，从正面解开衣服上的纽扣，先轻轻把孩子的双腿拉出来，查看是否需要换尿布（如需要应先换尿布），然后提起孩子双腿，将衣服向上推至孩子双肩，轻轻把孩子手臂拉出来即可。

2.脱背心时，父母可先将衣服卷向孩子头部，然后握着孩子肘部，将袖口弄成圈形，轻轻把孩子的手臂拉出来。然后，把衣服的领口张开，小心通过孩子的头颈将衣服拉出来。最后这个动作一定要轻柔，以免擦伤孩子的脸。

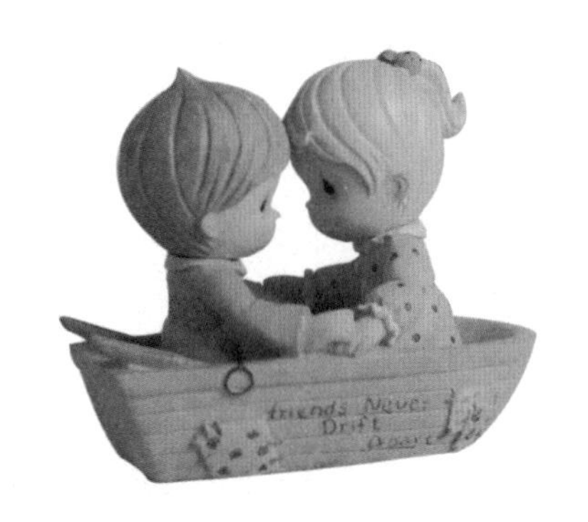

新生儿尿布的选择和使用

新生儿的大小便次数较多，皮肤又特别娇嫩，使用尿布时必须特别当心，否则就会使孩子出现“红屁股”，平白遭受许多痛苦。

尿布的选择

传统的棉布尿布透气性强，不刺激皮肤，并且便于清洗，经济实用，仍是父母们的首选。

使用棉布尿布时，父母应多选柔软、舒适、透气和吸湿性强的纯白或浅黄、浅粉等浅色调的新棉布，不要选用蓝、青、紫等深色的布料，也不要用旧床单、旧被里、旧衬衫为孩子改制尿布，以免刺激孩子的皮肤，使孩子出现“红屁股”。尿布的尺寸以36厘米×36厘米的正方形为宜，也可以做成36厘米×12厘米的长方形，但需要多垫几层。

为孩子选择纸尿裤时，父母应注意选择正规厂家生产、透气性好的纸尿裤，还应注意根据孩子的身材、月龄进行选择，确保大小合适。如果还不能掌握孩子大小便的规律，可以选择有尿湿显示功能的纸尿裤。

怎样给孩子换尿布

父母换尿布前可先在孩子身下铺一块较大的隔尿垫，以防换尿布期间孩子突然撒尿或拉屎，把床单弄脏。

如果使用棉布尿布，父母可一手将孩子的屁股轻轻托起，一手撤出尿湿的尿布，然后擦洗干净孩子的臀部、生殖器和两腿皱褶，再将干净尿布放在孩子身下，使尿布底边与孩子腰部齐平，将尿布下面的一个角从孩子两腿之间向上兜至脐部，再将其余两个角从身体的两侧兜过来，最后用别针固定。如果是男孩，应将尿布多叠几层放在阴茎前面；如果是女孩则应在屁股下面多叠几层，以增加特殊部位的吸湿性。

如果给孩子穿纸尿裤，父母应注意将孩子两腿之间的松紧带整理好，一定要将最外侧的松紧带拉出来，以预防侧漏。

还应注意的是，父母给孩子脱下旧的纸尿裤后不要马上穿上新的，而应让孩子的皮肤透透气，过一会儿再穿，以保持皮肤干爽，减少“红屁股”的发生。

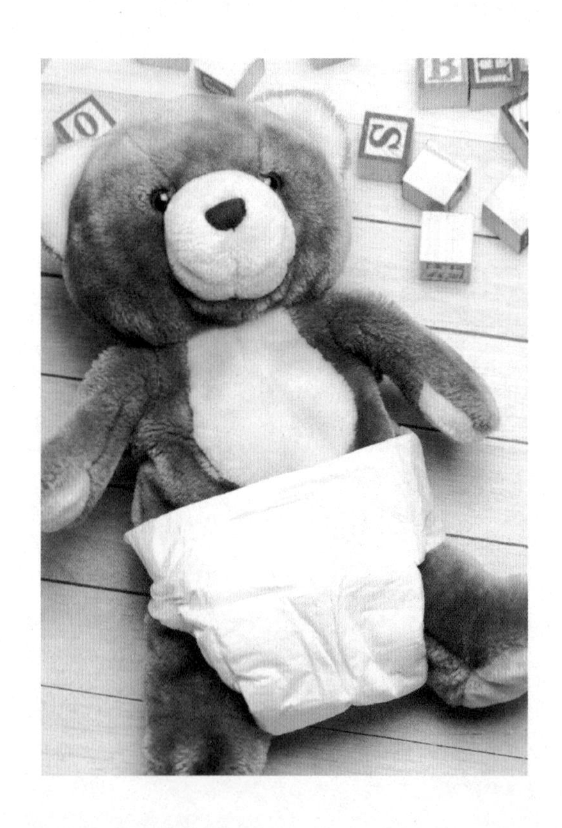

新生儿的洗澡和清洁问题

一般情况下，新生儿出院第2天就可以洗澡了，冬季每1～2天洗一次，夏季每天洗1～2次。如果孩子生病不能洗澡，可用柔软的湿毛巾（温度接近孩子体温，不能太凉）或海绵给孩子擦身。

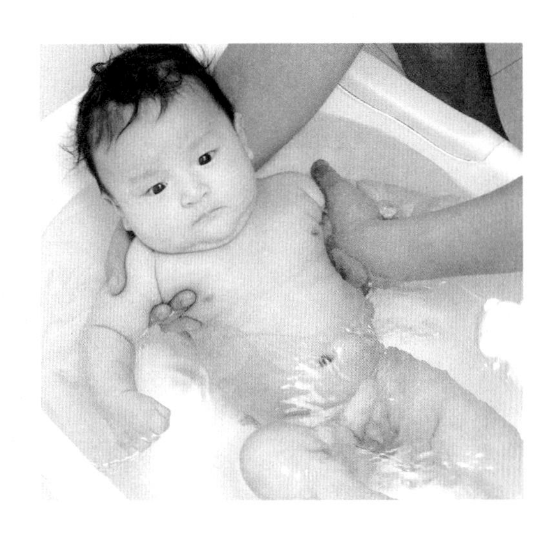

洗澡前的准备

1.准备好洗澡用的物品：小凳子、浴盆、小毛巾（洗澡和洗头用）、洗发精、沐浴液或婴儿皂、润肤露等；大浴巾、干净尿布、衣裤、包被等洗澡后的用品也应事先准备好。

2.调节房间温度：房间温度保持在25℃～30℃。

3.调好洗澡水的温度：水温在38℃～40℃，以肘部觉得温热，或滴在大人手背上觉得稍热而不烫手为宜。

4.提前1～2小时喂奶。

洗澡的具体操作

1.先给孩子脱去衣服，用大毛巾将身体包裹好，让孩子仰卧在母亲的一侧大腿上，由父亲（或其他辅助者）给孩子洗头。洗头时，应用左手托住孩子的头和颈，左手拇指和中指从后面按住孩子的耳郭，防止水进入耳道，再用右手为孩子洗头。洗完后，一定要用清水冲洗干净，再用毛巾轻轻将孩子的头发擦干。

2.用毛巾包住孩子下半身，为孩子清洗颈部、腋下、前胸、后背、双臂和双手。清洗时注意不要让水流入孩子脐部，并仔细清洗孩子的皮肤皱褶处，将孩子的上身彻底洗干净。洗完后，将孩子上身擦干，用干净的大毛巾包裹好。

3.清洗下半身时，让孩子仰卧在母亲的左臂上，头靠在母亲胸前，一只手托住孩子的大腿和腹部，先从前向后清洗会阴，然后再清洗孩子的腹股沟、臀部、双腿和双脚。如果是男孩，清洗外阴时应将孩子的包皮翻起来，用水冲净其中的积垢；如果是女孩，应将孩子的大阴唇轻轻分开，将其中的污垢轻轻擦洗干净。

洗完澡后需要做什么

洗完澡后，父母应先将孩子身体擦干，冬季可为孩子涂抹一些润肤露滋润肌肤，夏季，为了预防孩子身上长痱子，可以给孩子扑少许爽身粉，但一定不要多，以免爽身粉中的有害物质对孩子的健康造成不利影响。给孩子扑爽身粉时，父母应先用棉花蘸上或洒在自己手掌上，再轻轻擦到孩子身上，绝不能直接将粉撒在孩子身上。孩子的皮肤皱褶、会阴部不可搽爽身粉。

新生儿重点部位的护理

囟门的护理

婴儿出生时有前囟、后囟两个囟门。前囟是额骨和顶骨形成的菱形间隙，初生时对边直径约为1.5～2厘米，前几个月会随头围的增长而扩大，6个月后随额骨和顶骨的骨化逐渐缩小，18个月左右闭合。后囟是顶骨和枕骨形成的“人”字形间隙，缝隙比较小，一般在出生6～8周内闭合。

囟门的清洁

新生儿的囟门应经常清洗，否则容易引起头皮感染，继而使致病菌穿过囟门进入大脑，引发脑膜炎、脑炎。

囟门的清洗可在洗澡时进行。清洗时可涂一些婴儿专用洗发液，用手指指腹平按在囟门处轻轻揉洗，不能大力按压或强力搔抓，更不能用硬物在囟门处刮划。如果积垢难除，可将蒸熟的麻油或其他精制油涂在囟门上，2～3小时后用无菌棉球顺着头发生长的方向擦掉，并用清水冲净。

日常护理

1.经常帮孩子翻身，不要让孩子一直保持一种睡姿。

2.可以轻轻抚摸，但不能用力按压、敲击孩子的囟门。

3.远离有尖锐硬角的家具，以免碰伤。

4.冬天外出应戴较厚的帽子。

5.如果不慎擦破头皮，应立即用酒精棉球消毒，以防感染。

生殖器的护理

新生儿的生殖器尚未发育完全，抵抗能力较弱，并且由于位置特殊，容易被尿、便污染，必须细心呵护，严防感染。

男孩的生殖器护理

1.每次大小便后将孩子臀部清洗干净，并翻开包皮，将其中的积垢清理干净。

2.给孩子换尿布时应把阴茎向下压，使之伏贴在阴囊上。

3.不要用力挤压或捏孩子的外生殖器。

4.不要在孩子的生殖器及周围擦花露水或痱子粉。

女孩的生殖器护理

1.每次大小便后应从前向后轻轻擦洗干净孩子的会阴，避免尿液和粪便污染孩子的阴部。

2.清洗孩子的生殖器时，应将阴唇分开，用消毒棉签蘸清水由上至下轻轻擦洗。

3.不要过度清洁孩子外阴部位的分泌物。

4.切忌使用含药物成分的液体和皂类为孩子清洗外阴，以免引起外伤和过敏。

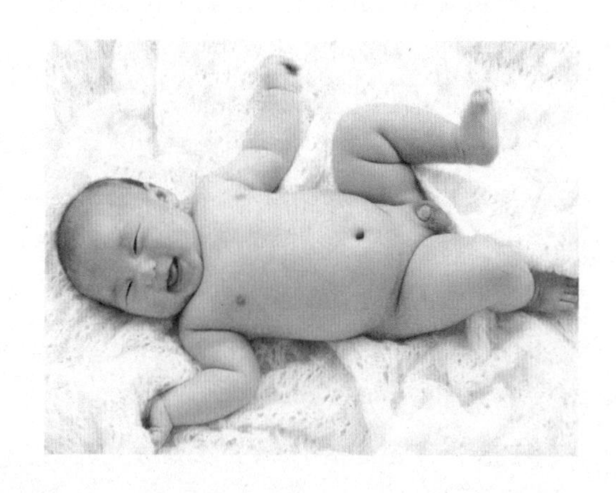

口眼耳鼻的护理

口腔护理

1.每次吃完奶后，父母最好在孩子口中滴几滴温开水为孩子漱口。

2.如果难以喂水，可用消毒棉棒蘸水轻轻擦拭孩子的口腔，每天早晚各一次。

3.孩子口中的“马牙”和形如“螳螂嘴”的脂肪垫均不可挑破，否则可能引起感染。

4.不要用手指或布擦拭孩子的口腔，以免引起破损和感染。

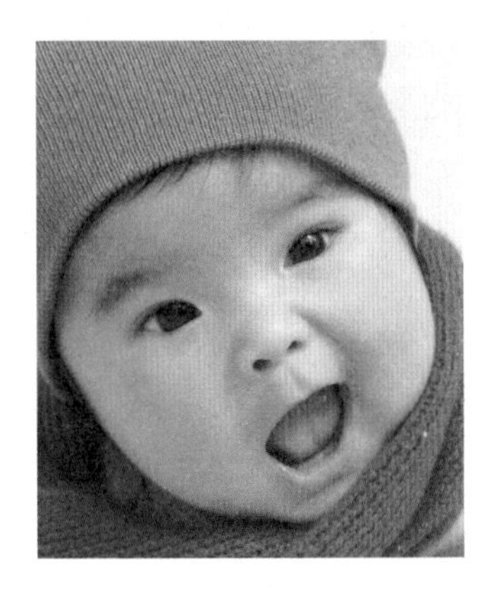

眼部护理

1.孩子的毛巾、脸盆要专用，并常洗晒，以防与成人交叉感染，引起沙眼及结膜炎。

2.经常为孩子洗手，以防孩子揉眼时污染眼睛。

3.孩子的房间不要使用度数太大的灯泡，晒太阳时也应注意遮盖孩子的眼睛，避免强光刺激。

4.在医生的指导下，帮孩子滴用0.5％氯霉素眼药水，预防结膜炎、泪囊炎等眼部疾病。

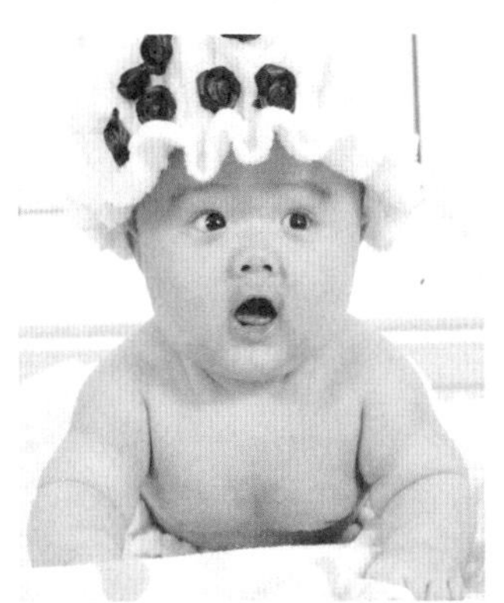

耳部护理

1.勤给孩子翻身，让孩子轮流侧卧，促进耳道内残留的羊水流出。

2.洗脸或洗澡时避免耳道进水，用干净棉签轻轻为孩子擦洗外耳。

3.不要随便给孩子掏耳朵。发现大块耳屎应找医生处理，发现外耳道红肿或流脓应及时看耳鼻喉科。

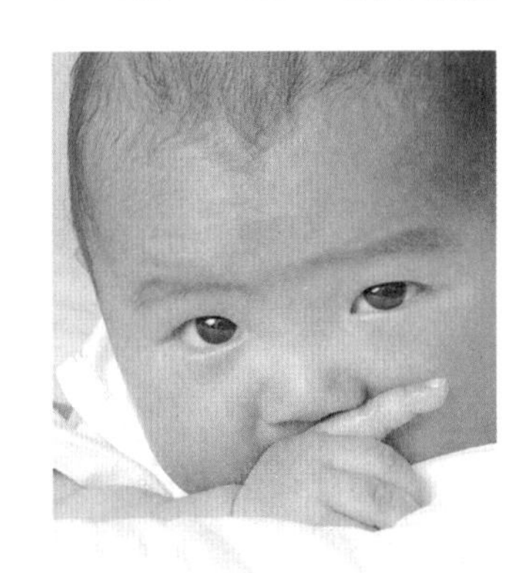

孩子的五官需要父母的精心护理。

鼻腔护理

1.及时清理新生儿鼻内分泌物，以免结痂。清理时可将消毒纱布一角按顺时针方向捻成布捻，轻轻放入孩子鼻腔内，再按逆时针方向边捻动边向外拉，将鼻内分泌物带出。

2.不要用硬物为孩子挖鼻孔。

3.尽量少用滴鼻剂。

脐部护理

新生儿的脐带会在出生后7～10天自动脱落。脐带脱落前，父母每天至少要帮孩子进行3次脐带护理，以避免感染。

护理用品

消毒棉签、碘伏溶液、医用纱布、胶带。

护理方法

1.洗净双手，一只手轻轻提起脐带的结扎线，另一只手用碘伏棉签仔细在脐窝和脐带根部细细擦拭，使脐带不再与脐窝粘连。再用新的碘伏棉签从脐窝中心向外转圈擦拭消毒。

2.消毒完毕后，把用手提过的结扎线也用碘伏消消毒。

3.脐带脱落后，仍要继续护理肚脐，每次先消毒肚脐中央，再消毒肚脐外围，直到确定脐带基部完全干燥才算完成。

其他注意事项

1.孩子的尿布不要盖到脐部，以免尿液弄湿脐部创面，引起感染。

2.脐带脱落之前，不能让孩子泡在浴盆里洗澡。

3.脐带一旦被水或尿液浸湿，应马上用干棉球或纱布擦干，然后用碘伏棉签消毒。

4.不要让纸尿裤或衣服摩擦孩子的脐带残端。

5.脐带脱落后，脐窝内常有少量液体渗出，此时可用碘伏棉签清洁脐窝，然后盖上消毒纱布。

6.发现孩子脐带根部发红，或脐带脱落后伤口不愈合，脐窝湿润、流水、有脓性分泌物，要立即带孩子到医院治疗。

怎样预防

洗澡时注意防感染：洗澡时要注意保护孩子的脐部，使其不被脏水污染。洗完后可以用碘伏对脐带残端和周围进行消毒，然后用脐带卷包扎好。

大小便后的脐部保护：孩子大小便要及时换尿布，并注意不要使尿布盖住孩子的脐部，以免出现脐部污染。

多观察，勤消毒：随时观察孩子脐部及脐围有无红肿、分泌物，一旦有应及时处理。脐周红肿或有少许渗出物者应避免其暴露，并可用碘伏进行脐周消毒。如出现脓性分泌物，应带孩子去医院。

新生儿脐炎的护理

- 保持脐部干燥、清洁。
- 用碘伏、生理盐水、3%硼酸液、0.1%新洁尔灭消毒液等药物溶液擦拭消毒，每日1～2次。
- 每次洗澡后将脐带周围的水吸干，用碘伏对残端进行消毒，再用干净的纱布裹好。
- 勤换尿布，避免尿液污染脐部。

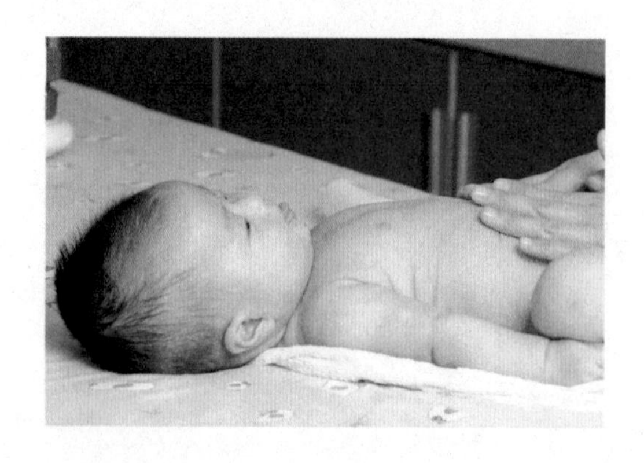

剖宫产及早产儿的护理

剖宫产孩子的护理

通过剖宫产方式降生的孩子由于没有经过产道的正常挤压，不但平衡能力和适应能力比自然分娩的孩子差，还容易患新生儿肺炎等呼吸系统疾病。由于先天触觉防御过度，剖宫产孩子往往比较爱哭，爱动，睡眠容易惊醒，胆子一般较小。

怎样护理

1.多摇晃： 孩子出生后前3个月，父母应经常抱着孩子轻轻摇晃，让孩子的平衡能力得到最初步的锻炼。注意一定不要用力摇晃，以免使孩子的大脑受到损伤。

2.进行抚触按摩： 抚触按摩从孩子出生就可以进行。操作时，父母可以将孩子包在干净柔软的大毛巾里，轻轻揉搓孩子，或让孩子躺在床上，用柔软的枕头轻轻挤压孩子全身。如果有时间，父母还可以在医生指导下对孩子进行头、颈、背、胸腹、四肢等部位的专业抚触。

3.多运动： 初生时父母可以多帮孩子翻身，或利用孩子固有的反射训练孩子抓握、“走路”；长大一些后父母可以帮孩子翻身、打滚、爬行；再长大些还可以训练孩子翻跟头、拍球、跳绳、游泳等。

4.刺激皮肤： 天气好的时候，父母应多抱孩子到户外活动，使孩子的皮肤接受风和阳光的刺激；孩子稍大些时可用温差较小的冷热水交替给孩子洗澡，或用泥、沙刺激孩子的皮肤。

早产儿的护理

早产儿由于器官、系统发育不成熟，对外界的适应能力很差，容易因为体温调节功能不佳出现体温过低或过高，或由于呼吸能力弱出现间歇性呼吸暂停甚至窒息。由于吸吮和吞咽能力比较弱，容易出现吞咽困难，也很容易溢乳。由于免疫力低下，即使轻微感染也容易引起败血症。

早产儿的护理要点

1.注意保暖： 早产儿居室的室温应当保持在24℃～28℃，湿度应在55%～65%。

2.严防感染： 早产儿所居的房间应定时通风，并尽量减少和外人的接触。母亲照顾孩子时应洗净双手和乳头，戴好口罩，并尽量不亲吻孩子。为避免皮肤感染，即使孩子没有出汗也应天天洗澡。洗澡时应注意保持脐部干燥，以免引起感染。此外，父母还应多检查孩子的皮肤，如果发现脓疱、发红、流水等现象，要尽早带孩子到医院诊治。

3.细心喂养： 早产儿一般要留院观察，由于脱离母亲的时间较长，出院后基本采取人工喂养和混合喂养。这就需要父母注意奶粉的冲调和喂哺：奶粉的温度要适中，切忌太稠或太稀；喂奶速度要慢，以免孩子吃得太急而导致呛奶。

4.定期复查： 与足月儿比起来，早产儿的视网膜发育一般欠佳。孩子回家后，父母应重视孩子的视网膜检测，遵医嘱定期复查至4～6个月。

宝宝日常抚触操

新生儿出院后，妈妈们在家就可以为宝宝进行抚触按摩。在抚触中，可以与宝宝进行交流，每做一个动作，都可以告诉宝宝。

面颊抚触

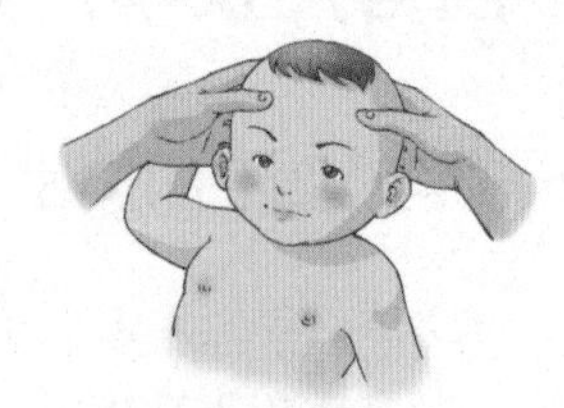

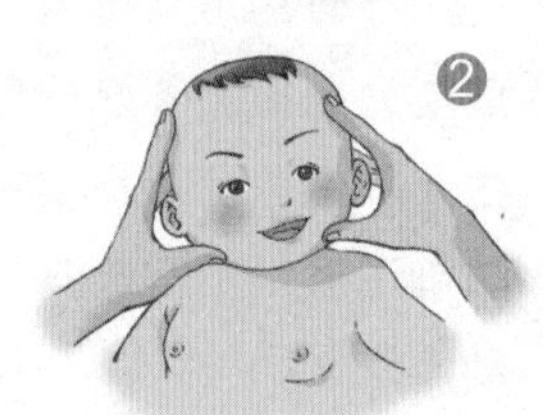

面颊抚触

❶ 妈妈将双手拇指放于宝宝前额眉间的上方，然后用指腹轻柔地从额头向外平推至太阳穴。

❷ 双手拇指放于宝宝下巴处，然后沿着脸的轮廓往外推压，直到耳垂处停止。

扯摸耳垂

妈妈用拇指和食指轻轻按压两侧耳朵，从最上面按到耳垂处，并反复向下轻轻拉扯耳垂，然后再不断地揉捏。

扯摸耳垂

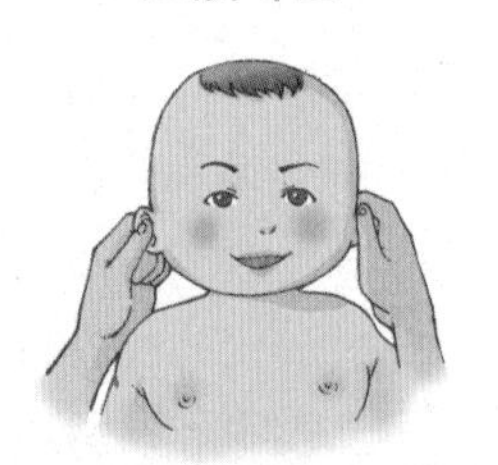

手臂抚触

妈妈轻轻挤捏宝宝的手臂，从上臂开始直到手腕，反复进行3～4次。

手臂抚触

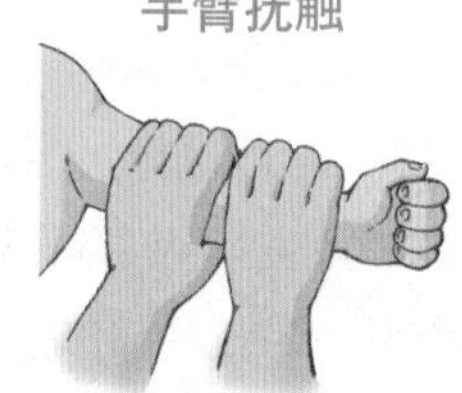

手臂伸展

妈妈使宝宝掌心向上，然后将宝宝两臂左右分开。

手部抚触

❶ 妈妈用手指以划小圈的方式按摩宝宝的手腕，然后用拇指抚摩宝宝的手掌，使他的小手张开。

❷ 让宝宝抓住自己的拇指，妈妈用其余四根手指按摩宝宝的小手背。

手臂伸展

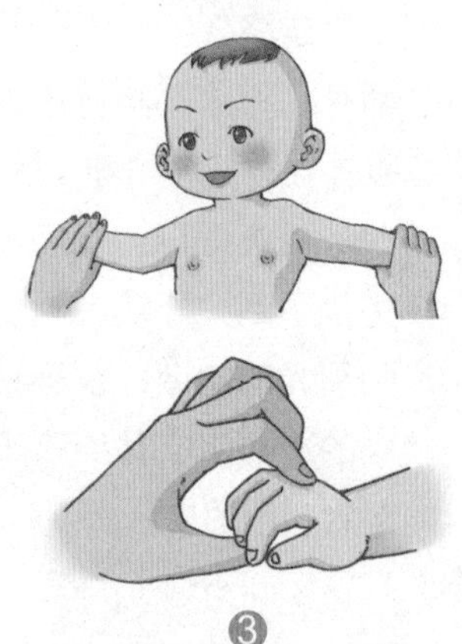

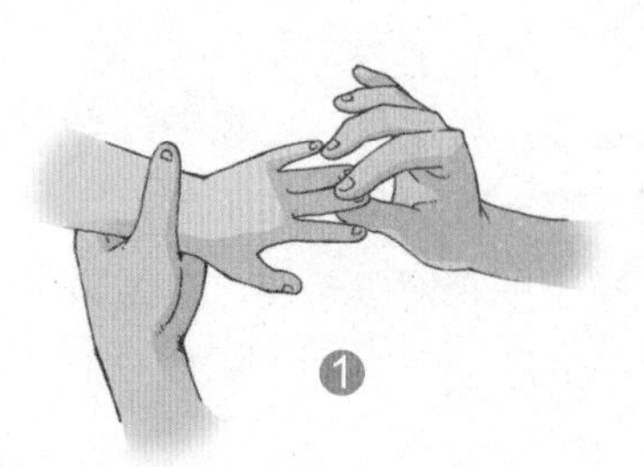

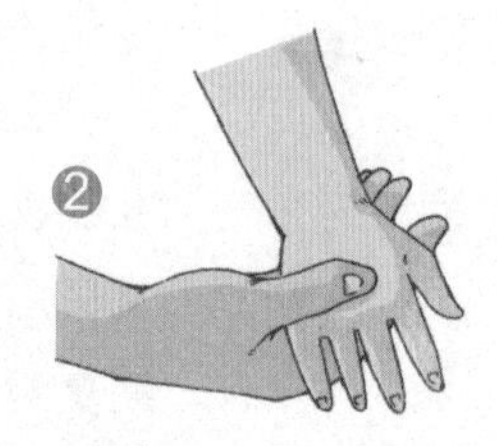

手部抚触

❸ 妈妈一只手托住宝宝的手，另一只手的拇指和食指轻轻捏住宝宝的手指，从小指开始，依次转动、拉伸每根手指。

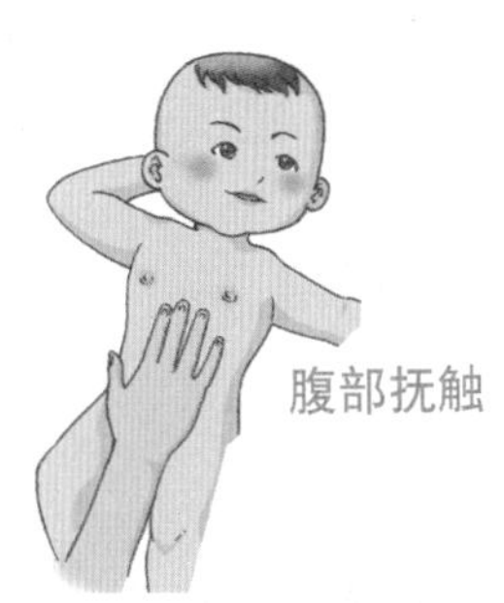
腹部抚触

腹部抚触

妈妈将手掌放平，以顺时针方向画圆来抚摩宝宝的腹部。在抚摸过程中，要注意动作应特别轻柔，不能离宝宝肚脐太近。

胸部抚触
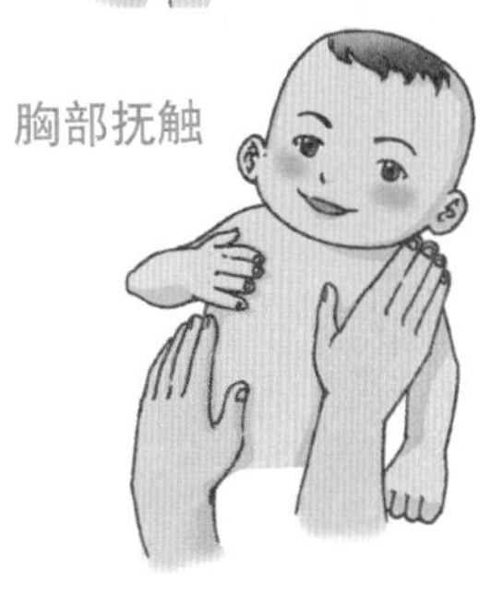

胸部抚触

妈妈将双手放在宝宝的两侧肋缘，先用右手向上滑向宝宝的右肩，复原。换左手上滑向宝宝的左肩，复原。重复进行3～4次。

背部抚触

❶ 妈妈将双手大拇指平放在宝宝脊椎的两侧，其余手指并在一起以扶住宝宝身体，然后拇指指腹分别由中央向两侧轻轻抚摸，从肩部处开始移至尾椎，反复进行3～4次。

❷ 妈妈五指并拢，从掌根到手指形成一个整体，然后横放于宝宝背部，手背稍稍拱起，力度均匀地交替从宝宝脖颈抚摩至臂部，反复进行3～4次。

背部抚触

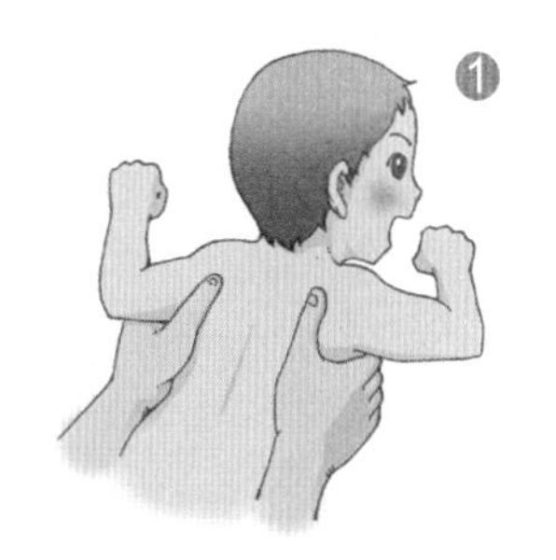

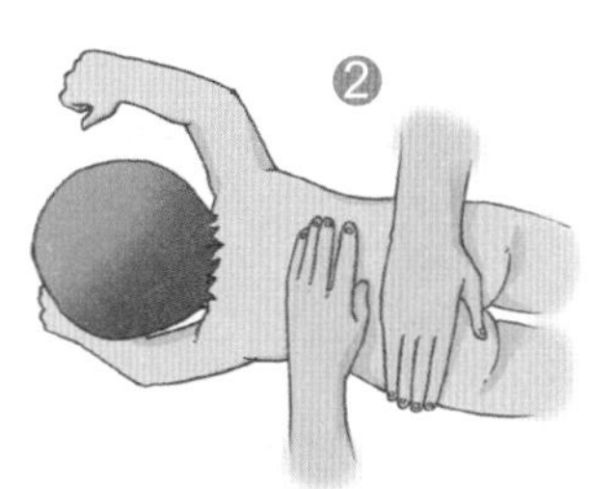

腿部抚触

❶ 妈妈用拇指、食指和中指，轻轻地揉捏宝宝的大腿肌肉，从膝盖处开始一直按摩到尾椎下端。

❷ 妈妈用一只手握住宝宝的脚后跟，另一只手的拇指朝外握住宝宝的小腿，然后沿膝盖向下捏压、滑动，直至脚踝。

脚掌抚触

妈妈一只手托住宝宝的脚后跟，另一只手的四指聚拢在宝宝的脚背上，然后用大拇指指肚轻轻地揉脚底，从脚尖抚摸到脚跟，反复进行3～4次。

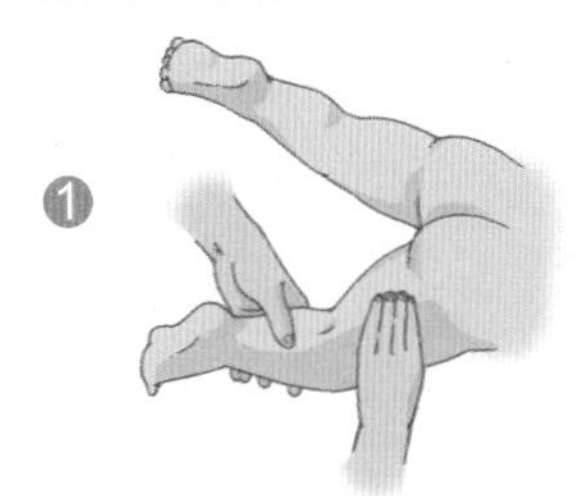

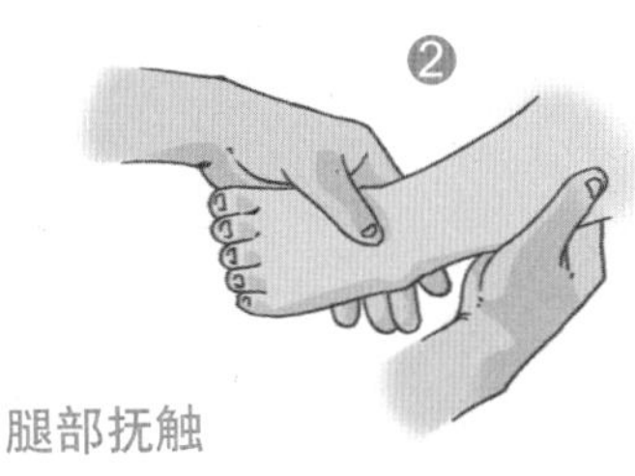

腿部抚触

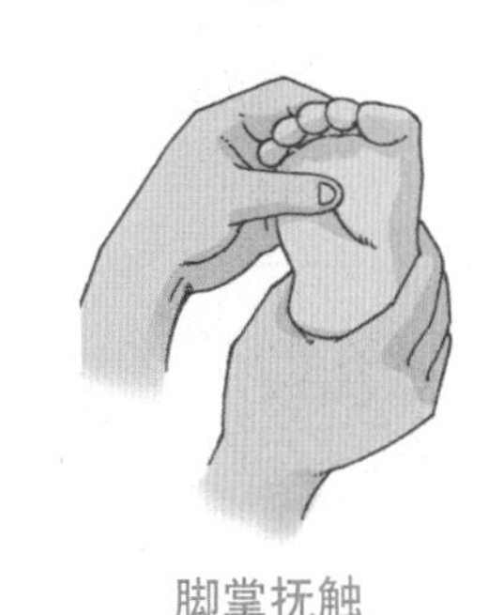

脚掌抚触

新生儿五项行为训练

大动作训练

同新生儿抚触及被动操。

精细动作训练

主要是手的灵活性的训练，可让新生儿多握成人的手指，或自制小棉条、小玩具等，不定时放于新生儿手中，让其抓握。(从新生儿手中取出抓物时，可轻触其手背，新生儿会自动放手)

言语训练

新生儿具备了笑和发音的能力，可在新生儿安静觉醒时，与其面对面，距离20厘米左右，用轻柔、舒缓、清晰、高音调的声音对新生儿说话，具体内容可以是儿歌、诗词或安抚性的交流等。持续一会儿，可见新生儿肢体活动增加，出现微笑等愉快反应。

社会适应行为训练

新生儿对脸谱性的图形及人脸有与生俱来的敏感和喜爱，可多给看脸谱型挂饰或与其面对面(距离20厘米左右)交流，使其形成对自身以外的人的认识。

感知觉训练

视觉：在婴儿床正上方20厘米处挂一些鲜艳的、色彩分明大一些的图片或玩具，以促进视觉能力发展。

听觉：可在新生儿安静觉醒、活动觉醒或睡眠时播放一些轻柔、舒缓的音乐(以古典音乐为佳)，也可以播放儿歌、诗词朗诵等。

触觉：同新生儿抚触及精细动作训练。

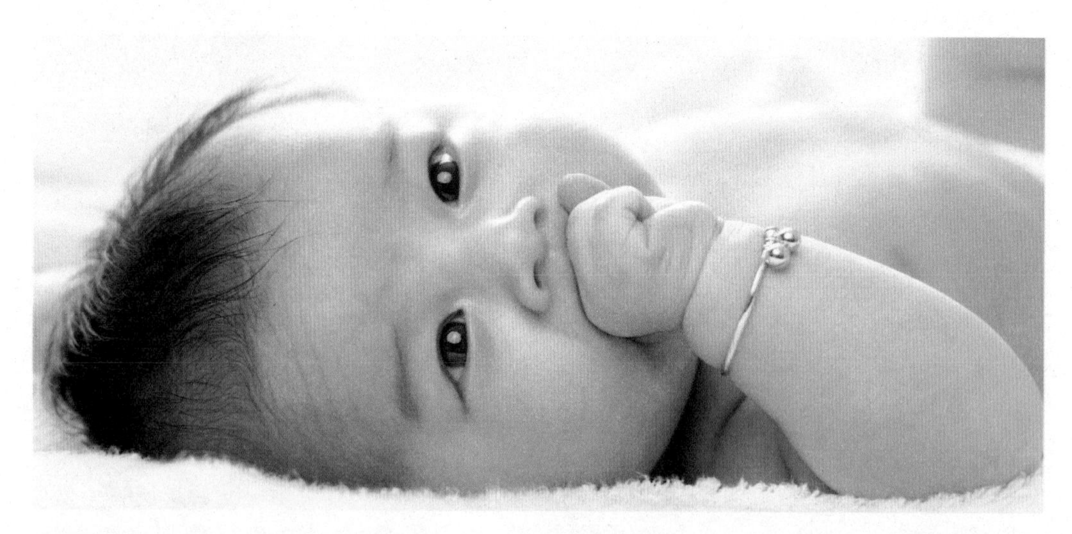

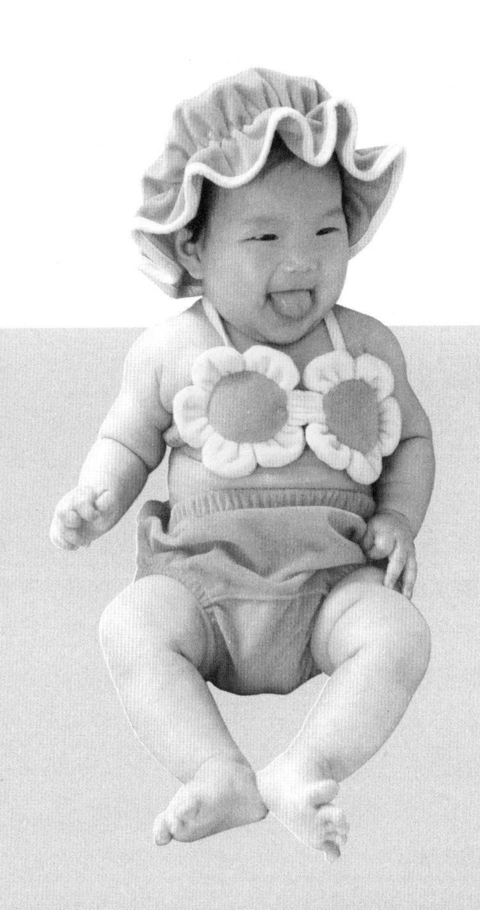

第二章

1～2个月

满月的孩子发育很快，父母要注意增加奶量，为孩子提供足够的营养，但不必为孩子一时的体重增长缓慢而过于担心。

满月前后的排便异常、奶痂、“奶秃”都是正常的生理现象，父母不必过分担心。

继续坚持母乳喂养，尽量少采取混合喂养和人工喂养。

夜间喂奶最好坐起来喂，否则容易导致孩子窒息。

最好不要给孩子剃“满月头”。

孩子头围增长过快要检查是否患有脑积水。

发现孩子有疝气，要尽快带孩子去医院，以防引发意外。

夏季带孩子外出要注意防晒。

可以帮孩子做做婴儿被动操，既培养了体能，又可提高孩子的动作能力。

成长与发育进程

1～2个月的婴儿

满月时的样子

满月时，孩子的身体明显变得圆润起来，不仅胳膊、腿等部位长了很多肉，连肚子都是圆滚滚的。由于皮下脂肪的增多，孩子的皮肤会变得光滑、白嫩，弹性增加，不再是出生时又红又皱的模样了。

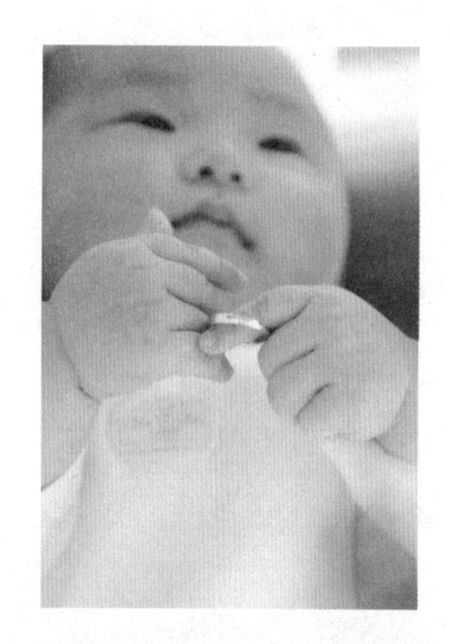

经过1个月的发育，孩子出生时“M”形的双腿开始伸开，并在以后的日子里逐渐长正。

比起初生时，孩子的觉醒时间延长，哭声明显减少，面部表情也更加丰富。

满月后的孩子对母亲的依赖性更强了，并开始懂得大人说话时流露出来的感情，听到友善的声音会笑，听到大声、愤怒的说话声时会惊恐地啼哭。

满月婴儿的基本发育指标

体重：男孩3.72～4.72千克，女孩3.68～4.64千克。

身长：男孩52.2～56.6厘米，女孩51.5～56.1厘米。

头围：男孩35.7～37.9厘米，女孩34.9～37.3厘米。

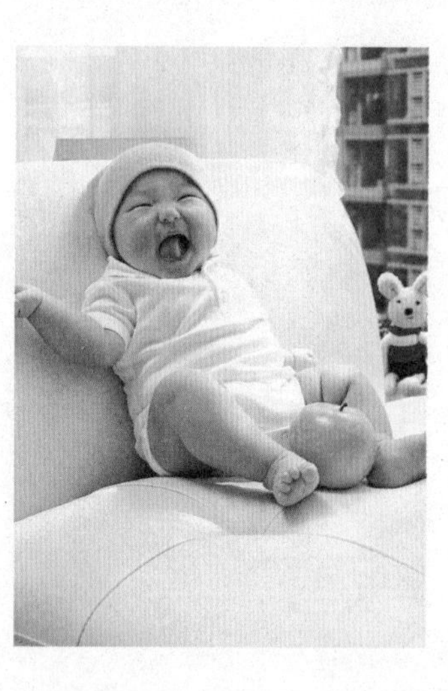

1~2个月孩子的生长发育规律

体重：这个月的孩子体重增长很快，平均可增加1200克左右。这里需要注意的是，孩子的体重增长是存在个体差异的。有的孩子这个月长得慢，下个月会出现跳跃式的快速增长。只要孩子能吃能睡，大小便正常，即使只增长500克，也不能认为不正常。

身长： 孩子这个月的身长增长也很快，1个月可长3～4厘米，长得慢的孩子也能增长2～2.5厘米。这个月的孩子身长增长差异比较小，孩子的身长明显落后于平均值时，要及时看医生。

头围： 这个月孩子头围增长平均值为2厘米，到月底时男孩的正常头围为37.0～42.2厘米，女孩的正常头围为36.2～41.0厘米。头围过小要考虑是否脑发育不良（小头畸形），头围过大则要检查是否脑积水。

1~2个月婴儿的能力

这个月的孩子听觉、视觉、动作发展都有了明显进步，并已能和父母进行初步交流了。

听的能力：有了初步的分辨能力

这个月的孩子听觉能力进一步增强，不但对声音有了初步的分辨能力，还可以识别噪声。如果大人给孩子播放舒缓动听的音乐，孩子会静静地听，还会把头转向放音的方向；如果听到噪声，孩子会烦躁、皱眉甚至哭起来。

看的能力：能看清15~25厘米内的物体

与出生时相比，孩子的视觉有了比较大的发展：不但能看清15～25厘米内活动的物体和人脸，还对父母的面容有了一定的记忆能力。如果父母温柔、慈爱地注视着孩子，孩子就会变得很兴奋，眼睛也会变得更明亮。

这时的孩子还学会了追逐亮光，经常把头转向灯光或有亮光的窗户所在的方向。

大人将手里的物体伸到孩子眼前时，孩子还会眨眼。以前的斜视现象也会在这个月自动纠正。

动作发展：泛化反应

由于神经系统、心理水平和肌肉发育的不成熟，1～2个月的孩子的动作大部分是全身性的，这又被称为婴儿的泛化反应。比如，父母走近孩子时，孩子会出现面部肌肉抽动、嘴巴开合、手舞足蹈等反应，就是泛化反应的一个明显例证。

● **抬头：** 出生8周时，孩子俯卧时可以抬一会儿头，下巴离开床的角度可达45度，但不能持久。

● **手脚活动：** 只要不睡觉、吃奶，孩子的手和脚就会不停地动。俯卧时，孩子还会尝试撑起自己的身体，并试着做类似爬行的动作。

● **握拳和吮拳：** 这个月的孩子手指大部分时候是握成拳头的，但是已经学会把攥着的小拳头放到嘴边吸吮（有时甚至几乎放到嘴里）。

● **面部肌肉运动：** 这个月的孩子面部表情很丰富，有时会在睡眠中撇着小嘴做出哭相，有时又会出现无意识的微笑。

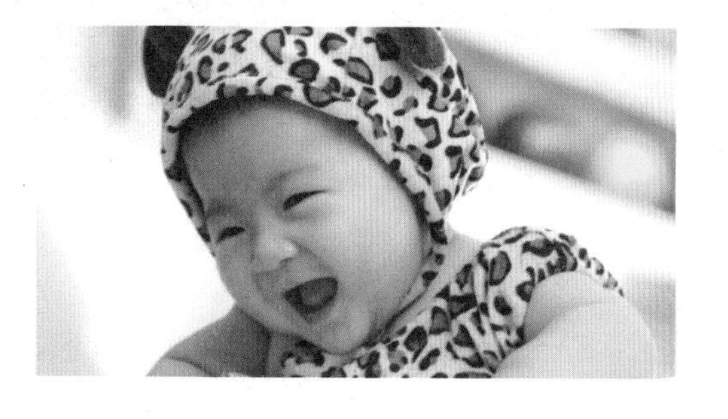

1～2个月婴儿的特殊生理现象

哭闹增加

满月后的孩子哭闹次数会比以前增加，哭声也响亮了很多。这时，孩子的哭不仅意味着饿了、尿了、拉了等生理不适，还包含了一些情感意义。如果孩子一个人躺着，就会因为寂寞而放声大哭，希望父母去抱他。

头部有奶痂

并不是所有孩子都会长奶痂，第1个月很少洗头、洗头不彻底、渗出体质、爱长湿疹的孩子才会在头部、眉间长出一层黄色的奶痂。奶痂一般不疼不痒，对孩子的健康也没有什么影响，并会随月龄的增加逐渐减轻。如果父母想清理它们，不要直接往下揭，可用消毒棉签蘸上甘油涂在奶痂上，等到奶痂变得柔软，再轻轻一擦就可以弄掉了。

排便异常

不管是母乳喂养、人工喂养还是混合喂养，满月前后的孩子总会出现几天的排便异常，以便秘情况为最多见，这其实是孩子正常的生理现象。只要孩子能吃能睡，其他方面也没有异常表现，就不用太担心。

掉头发

掉头发又称“奶秃”，是一种正常的生理现象。父母不必因此担心孩子会变成秃头，因为随着月龄增加，开始添加辅食后，孩子脱落的头发还会重新长出来。

如果父母为了给孩子睡头形而让孩子睡硬枕头（例如，用绿豆、黄豆、玉米作填充物的枕头），孩子整天在枕头上蹭来蹭去，再加上爱出汗，就会把后脑勺的头发给磨掉（即通常所说的“枕秃”）。有些父母一看到孩子有枕秃就给孩子补钙，这是不正确的做法，应当停止。

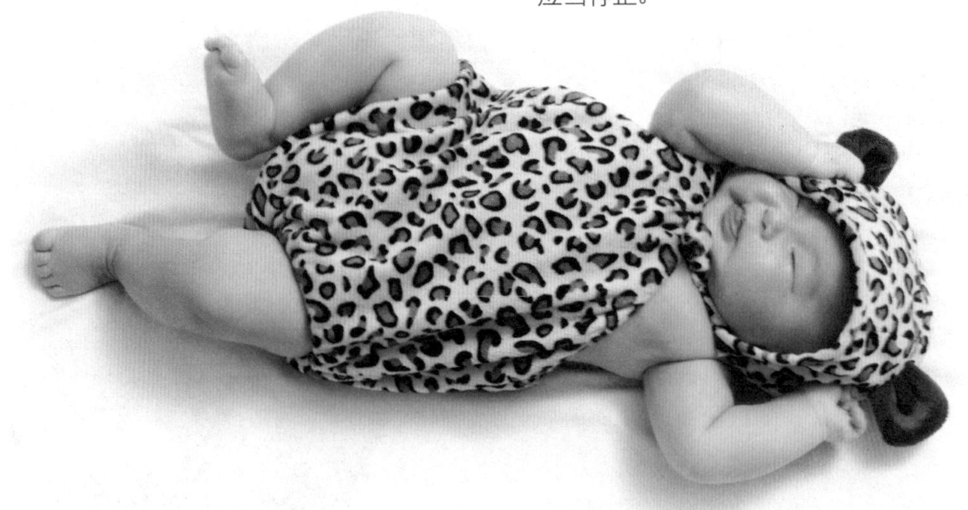

↑ 宝宝一个人躺着时，会因为寂寞而哭闹，希望父母去抱他。

孩子的常见疾病

倒睫

倒睫就是睫毛不朝外长而向内长，是婴幼儿很容易患的一种眼病。倒睫有先天和后天两种成因。先天性的倒睫是由孩子的脸形特点决定的。由于孩子的脸颊及鼻梁发育尚未饱满，皮肤比较松弛，孩子眼皮的脂肪又比较多，容易向内翻，内翻的眼皮将睫毛拉向眼内，就形成了倒睫。后天性倒睫不多见。

倒睫的症状及预后

倒睫的孩子因为睫毛刺激眼球，经常会眨眼、流泪。如果睫毛刺伤角膜，还会出现眼睛发红、怕光等症状。

由于孩子的睫毛比较纤细、柔软，并且是蘸着泪液在眼睛表面刷扫，一般情况下不会造成孩子眼部损伤。随着年龄的增长，倒睫通常会自行痊愈，不需特别治疗。如果到了2岁以后，孩子的倒睫还不见好转，变硬的睫毛则会刺激角膜导致点状角膜炎，使孩子的角膜变得浑浊，影响孩子的视力，这时就应及时治疗。沙眼等后天因素引起的倒睫要及早治疗，以免引起其他眼部疾患，影响孩子的视力。

倒睫孩子的家庭护理

1.定期为孩子滴抗生素眼药水，或涂抹金霉素眼膏，预防感染。

2.为孩子按摩眼皮。父母可在孩子吃奶时或睡着后，用清洗干净的大拇指轻轻向下、向外按摩孩子的下眼皮，使睫毛离开眼珠。按摩的次数多了，向里倒的睫毛就会慢慢地向外生长了。

3.用胶布敷贴。父母还可以取一小段医用胶布，一端贴在孩子下眼皮的边缘，另一端贴在脸颊上，使孩子的下眼皮处于轻度外翻状态，减少睫毛对角膜的威胁。

泪囊炎

泪囊炎是小婴儿很容易患的眼部疾病。一般情况下，孩子的鼻泪管在8个月胎龄时开放下端开口，出生前完全畅通。如果孩子的鼻泪管因为下端的胚胎残膜没有退化而阻塞，或被上皮碎屑阻塞，无法排出的泪液淤积在泪囊里，被细菌感染后，就会出现泪囊炎。

泪囊炎的症状及预后

泪囊炎的典型症状是眼屎多和溢泪。如果父母发现孩子的眼睛经常泪汪汪的，挤压眼眶内侧前部的泪囊区还会流脓，就说明孩子已经患了泪囊炎。

泪囊炎如果得不到治疗会引起角膜炎、角膜白斑，使孩子视力明显下降，或造成弱视、近视，还可能引起泪囊周围组织发炎，或形成泪囊瘘，影响孩子的容貌美观。

如何预防

● 多观察孩子，如果发现孩子有经常流泪、结膜充血及眼屎增多等症状，应尽快带孩子到医院检查。

● 给孩子点眼药水、接触孩子泪囊区时应洗净双手。

孩子患泪囊炎后怎么办

1.通过按摩治疗： 孩子患泪囊炎初期，父母可用拇指指腹按住孩子的泪囊区，轻轻向鼻泪管方向推压，每次4～5下，每天2～3次，可减轻症状。

2.眼药水冲洗： 单纯由鼻泪管闭塞引起的泪囊炎可通过眼药水冲洗使泪道通畅。父母可带孩子到小儿眼科由医生为孩子冲洗。如果冲洗鼻腔有水溢出，或孩子有吞咽动作，则说明鼻泪道已经开通。如果冲洗3次还不见效，就要通过手术进行探通。

3.泪道探通术： 孩子满月后，父母可先用抗生素眼药水为孩子冲洗泪囊3～4天，然后带孩子到医院进行泪道探通。泪道探通术最好在孩子出生后2～4个月进行，并需带孩子到正规医院求诊，以免引起意外。

结膜炎

结膜是紧贴于人眼睑内并翻转覆盖在巩膜(白眼仁)表面的一层坚韧的薄膜。结膜可以帮助人防止异物和感染对眼球的损害，但也会因为受到病毒、细菌的感染而发炎。金黄色葡萄球菌、流感杆菌、淋球菌、肺炎球菌、大肠杆菌、衣原体(一种类似细菌的独立微生物群，引起孩子结膜炎的衣原体主要为沙眼衣原体)都可以使孩子被感染而患上结膜炎。

结膜炎的症状及预后

结膜炎的主要症状有：眼睑肿胀，结膜发红、水肿，同时伴有白色或黄白色分泌物（转为脓性所致）。开始发病时孩子可能只有一只眼睛出现症状，另一只眼睛很快就会受到波及。如不及时治疗，炎症还可侵犯角膜，引起角膜炎。有的孩子还会产生后遗症，使视力受到影响。

如果父母在怀孕期间发现自己患了淋病，孩子出生后出现结膜炎症状时就一定要立即治疗。否则，这种由淋球菌感染引起的结膜炎会迅速侵犯角膜，引起角膜穿孔，甚至造成失明。

怎样预防

多观察，早治疗。平时父母应多观察孩子的眼睛（天热时更应注意），一旦发现眼部异常应尽早带孩子去医院检查，以免误诊误治。

孩子的毛巾、脸盆等个人用品应当专用。

母亲在照顾孩子时应洗净双手，并确保衣服清洁。

切忌用不洁的手帕为孩子擦眼。

怎样护理患了结膜炎的孩子

● 为孩子清理眼部分泌物时，切记先用流动的清水把手洗净。

● 用消毒棉签蘸上温开水（棉签不要太湿，以不往下滴水为宜），轻轻擦洗孩子眼部的分泌物。如果分泌物较多，父母可用消毒棉球蘸上温开水放在孩子眼部湿敷一会儿，再换一个干净的湿棉球从内向外轻轻擦拭。擦拭时应注意一次用一个棉球，用过的就不能再用。

- 用眼药水为孩子滴眼。滴药时应先滴病情较轻的一侧，间隔3～5分钟再滴病情较重的一侧。
- 孩子用过的物品（特别是毛巾、手帕）要进行消毒，严防交叉感染。
- 勤给孩子洗手，并注意不要让孩子在摸了患眼后去触摸另一只眼睛，导致两只眼睛都被感染。

腹股沟疝气

腹股沟疝气，是婴儿体腔内的小肠、输卵管、卵巢、睾丸等器官经过体腔壁或腔内空隙脱出，在孩子的腹股沟处形成突出。父母在孩子的腹股沟处可以看到或摸到肿块（严重时甚至会肿至阴囊），同时孩子还会出现爱哭、不安、便秘、食欲不振、吐奶等伴随症状。孩子大声啼哭、咳嗽、排便、排尿时，腹部压力会突然增大，腹股沟疝气非常容易发生，父母一定要当心。

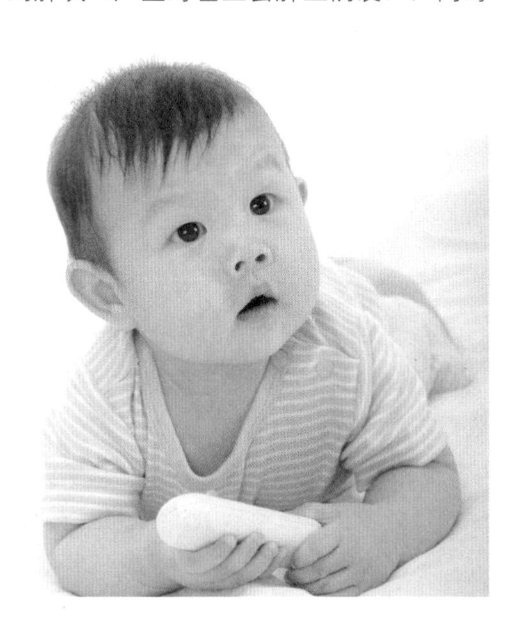

男孩更容易患腹股沟疝气

男孩的睾丸是出生前才通过腹股沟管下降至阴囊的，如果下降后的腹膜鞘状突闭锁不全，就会形成比较大的空隙，使孩子出现疝气。所以，男孩患疝气的概率比女孩要高得多，相当于女孩的5～10倍。

除少数孩子外，大部分腹股沟疝气不能自愈。随着病情的拖延，孩子的疝气包块还会逐渐增大，不但给治疗带来难度，还容易发生嵌顿（疝气包块被卡住而无法推回腹腔）。疝气嵌顿容易引起肠管、输卵管等器官坏死，危及孩子的生命，一定不能掉以轻心。

如果没有特殊情况，父母在发现孩子的疝气后，应及早带孩子到医院诊治，力求早日彻底治愈。

腹股沟疝气的判断方法

如果孩子在哭闹、咳嗽、剧烈运动、大便干结时腹股沟或阴囊处（女孩则出现在大阴唇上方）出现突起的肿块，孩子平躺或用手按压时可以消失，孩子再次哭闹时又出现，父母就应考虑孩子患腹股沟疝气的可能性，并尽快带孩子到医院检查。

如果上述肿块多次出现，甚至可以下降到孩子的阴囊里，用手不能推回去，并伴有哭闹不止、烦躁不安、恶心、呕吐、发烧，厌食等症状，说明疝气已经发生嵌顿，父母应立即带孩子到医院救治。

腹股沟疝气的预防

● 多观察孩子的腹股沟和阴囊，发现肿胀，或有时隐时现的块状物时要及时咨询医生，必要时可带孩子到医院检查。

● 不要将孩子的腹部裹得太紧，以免加重腹内压力，诱发疝气的发生。

● 不要让孩子过早站立，以免肠管下坠，形成疝气。

● 尽量少让孩子长时间、大声啼哭，以防腹压升高，引起疝气。

● 孩子患咳嗽时应及早治疗，尽量少让孩子大声咳嗽。

● 注意预防和治疗孩子的便秘，不要让孩子用力解大便，以免引起腹压升高，诱发疝气。

湿疹

湿疹又称奶癣，是由遗传、过敏等内外部因素引起的皮肤炎症。初起时为散发或群集的小红丘疹或红斑，主要在新生儿的两颊、额部和下颌部出现。随着病情的加重，孩子的皮肤上会出现水疱、脓疱、黄白色鳞屑及痂皮(可有渗液、糜烂、潮湿等现象)，发病部位也可扩展到孩子的胸部和四肢。痂皮脱落后会露出糜烂面，愈合后成红斑。数周至数月后，水肿性红斑开始消退，糜烂面逐渐消失，孩子的皮肤会变得干燥，并出现少量薄痂或鳞屑。湿疹会引起剧烈的瘙痒，使孩子经常哭闹、烦躁，尤其容易在夜间发作，影响孩子的睡眠。

如何预防

避免让孩子接触可能导致过敏的事物：旧报纸、杂志等容易积尘的物品要移出室外。地毯、填充玩具也应少接触。家中最好不要养宠物。

注意调整饮食：人工喂养的孩子如果对牛奶过敏，应选择母乳喂养，或给孩子选择专门的低敏奶粉。

母亲应注意忌口：如果孩子对母乳过敏，母亲应禁食鱼、虾、蟹等容易引起过敏的食物。

患湿疹孩子的护理

喂养方面：最好采取母乳喂养，同时母亲应暂时不吃蛋、虾、蟹等食物，以免这些食物通过乳汁影响孩子。

衣物：新生儿的贴身衣服、被褥必须是棉质的，外衣的领子也最好是棉质的。患湿疹的孩子衣服应该宽松、轻软，并适当少穿些，过热、出汗都会造成湿疹加重。孩子的衣物应该勤换，以保持孩子身体的干爽。

洗浴：父母最好不要用热水和肥皂给孩子洗脸、洗澡，也不要减少洗脸、洗澡的次数，应该用温水和偏酸性的洗浴用品为孩子清洁皮肤，避免交叉感染。

环境：患湿疹的孩子房间内温度不宜过高，并不宜铺地毯。孩子的房间应定时通风；打扫卫生时最好用湿毛巾或吸尘器处理灰尘，避免扬尘。

孩子手部护理：父母应勤给孩子剪指甲，避免孩子抓破疱疹引起继发感染。另外，要注意不要给孩子戴手套，以免限制孩子手部动作的发展。

用药：父母可在专业医师的指导下用药。

防疫：患湿疹较严重的新生儿不能接种疫苗。

脑膜炎

脑膜炎是指包覆着孩子脑部的薄膜受到感染而引起的脑部疾病。常见的脑膜炎有由细菌感染引起化脓性脑膜炎和由病毒感染引起的浆液性脑膜炎两种。

脑膜炎的危害性很大。如果细菌感染引起的脑膜炎得不到及时治疗，很快就会发展到危险阶段，使孩子出现心智障碍、脑麻痹，甚至死亡。

脑膜炎的主要症状

脑膜炎的常见症状是发热、精神萎靡，嗜睡，或爱哭闹（特别是发出尖锐且持续的哭声），目光发直，呕吐（最典型的是吐得很远的喷射样呕吐），颈强直(向前搬动孩子头部时感觉到颈部有抵抗)，前囟隆起、紧张等。

有的孩子患脑膜炎后会出现粉红色或紫红色、扁平、指压不褪色的特殊皮疹；有的则表现出咳嗽、腹泻等呼吸道或消化道症状。

一般情况下，脑膜炎患儿出现初始症状后很快会出现进行性嗜睡，偶尔还会出现昏迷或惊厥。

如何预防

- 按时、按计划进行免疫接种，预防麻疹、脑炎、流脑等疾病造成的脑膜炎。
- 让孩子远离家中的小动物（猫、狗、松鼠等宠物）。
- 传染病流行期间，做好孩子与传染病人的隔离工作。
- 积极防蚊灭蚊，预防蚊虫叮咬引起的病毒性脑膜炎。
- 孩子的房间要多通风，保持空气的流通和新鲜。
- 不要让孩子长时间待在空调房等空气流通不佳的场所，多带孩子到户外活动。

孩子患脑膜炎后的护理

- 发现可疑症状立即就医，切勿拖延。
- 孩子高热寒战时要注意保暖，用退热药时要充分给孩子补充水分，热退后要及时帮孩子换掉汗湿的衣服。
- 如果孩子昏迷，父母应使孩子平卧，将头偏向一侧，帮助分泌物排出，以免引起窒息。
- 每2小时帮孩子翻1次身，并轻拍孩子背部，促进排痰。

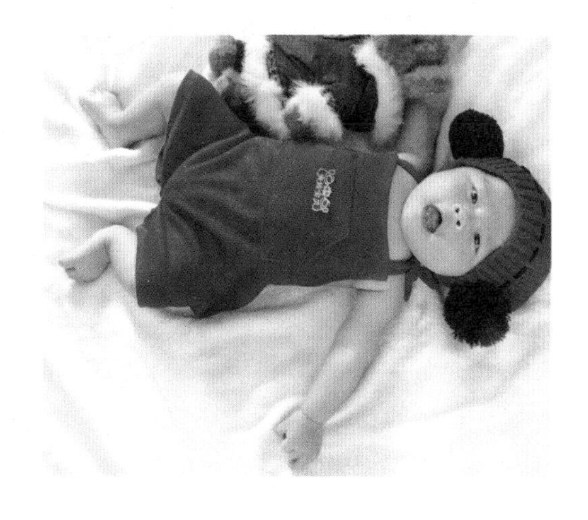

喂养的常识与方法

1～2个月婴儿营养需求

满月后的孩子仍处在快速发育期，对各种营养的需求都十分大。以热量为例，1～2个月的孩子每天每千克体重仍需要100～110千卡（1千卡=4.186千焦），与初生时相差无几。

此时孩子的消化系统功能还不发达，最好继续实行母乳喂养。如果母乳不足，应当首先选择混合喂养。如果混合喂养也不能坚持，再考虑采取人工喂养。

人工喂养的孩子需要适量补充水分。也可尝试少量添加经温开水稀释过的鲜榨的蔬菜汁或果汁（最好别用市售果汁喂孩子），以补充水分和维生素。

1～2个月婴儿母乳喂养方法

经过1个月的适应，孩子吸吮母乳的能力大大增强，不但吸吮的速度变快，吸吮一下所能吃到的奶量也增加了，每次的吃奶时间也跟着缩短了。很多母亲看到孩子很快就吃完了奶，以为是自己的奶水变少，不够孩子吃了，其实是不必要的担心。

这个月的母乳喂养还应进行按需哺乳。通常情况下，孩子每隔2.5～3小时吃一次奶，一天吃8～9次。如果孩子每天的吃奶次数少于5次或大于10次，要向医生咨询是否异常。

不要轻易放弃母乳喂养

很多母亲之所以放弃母乳喂养是因为信心不足，总担心母乳不够吃，害怕饿着孩子。这里有必要重申一点：母乳是孩子最好的食物，如果没有意外，最好坚持至少4个月的纯母乳喂养。世界卫生组织甚至建议母亲应进行6个月的纯母乳喂养。

母乳是越吃越多的

母亲们应该记住一点：母乳是越吃越多的。如果母亲一担心母乳不够吃就给孩子添加奶粉，孩子习惯了容易吸吮、味道甜的奶粉后，就会不再喜欢吃母乳。少了孩子吸吮的刺激，母乳量就会越来越少，最后母亲只好给孩子断奶，改用奶粉喂养孩子。如果不急着添加奶粉，坚持让孩子吸吮乳房，母亲的乳房受到的刺激越多，就会促使脑垂体分泌出更多的泌乳激素，从而产生更多的母乳。

母亲们不应该轻易动摇母乳喂养的信心，应该把母乳喂养坚持下去。这样不仅对孩子的成长十分有益，对母亲的健康也大有好处。

哺乳期母亲的营养饮食

母乳是否充足，与母亲在哺乳期的饮食有十分密切的关系。如果母亲在哺乳期能做到饮食科学、均衡营养，自然会分泌出充足、高质量的乳汁，供给孩子的生长所需。

食物种类一定要丰富：不要只吃细米白面、大鱼大肉，更要多吃粗粮、豆类、蔬菜、水果，最好能做到粗细结合，荤素搭配，保证每天摄入的营养既全面又均衡。

补充足够的优质蛋白质：蛋白质是母乳的重要组成部分，母乳喂养的母亲除了通过乳汁给孩子供应能量，还要满足自身的需求，多摄入蛋白质是哺乳期饮食的重点内容。一般情况下，母乳喂养的母亲在哺乳期间每天应增加20克优质蛋白质摄入，达到每天85克。除了鱼、肉、蛋、奶，还可以通过大豆和豆制品来保证摄入。

注意补钙：母乳喂养的母亲会通过乳汁为孩子提供生长发育所需要的钙，极易造成自身缺钙。为避免这种情况，哺乳母亲应每天摄入1200毫克钙。牛奶、乳制品、小鱼、小虾（虾皮）中含钙丰富，母亲可适当食用。

注意补铁：母乳喂养期间，母亲会通过乳汁向孩子提供足够4～6个月消耗的铁，如果不及时补充，很容易导致自己发生产后缺铁性贫血。为预防这种情况，母亲应多吃动物血、瘦肉、鸡蛋、绿叶蔬菜、豆类、海带、黑木耳等富含铁的食物，为自己补铁。

多吃新鲜蔬菜和水果：这些食物中富含维生素、矿物质、膳食纤维等营养素，不但能为母亲和孩子补充营养，还有预防

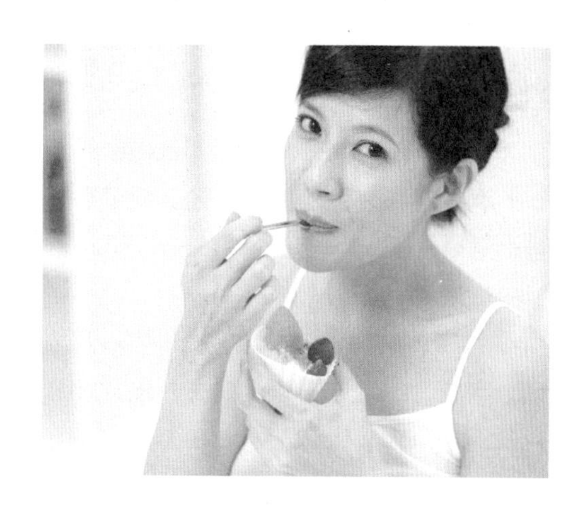

产后便秘的作用。哺乳母亲每天最好吃500克以上新鲜蔬菜、水果，对产后恢复有很大的好处。

多喝水：水是乳汁中最多的成分，也是孩子补充水分的主要来源。如果母亲饮水不足，乳汁分泌就会减少，所以应当引起重视。一般情况下，哺乳母亲每天应该喝6～10杯水，1500～2500毫升。除了白开水，母亲还可以多喝鱼汤、鸡汤、肉汤等汤水，不仅补充营养，还有助于催奶。

通乳下奶食谱

花生猪蹄汤

原材料：猪蹄2只，花生200克。

调味料：葱段、姜片、盐、料酒各适量。

做法：

1.猪蹄洗净，用刀在上面划几条口子；花生洗净。

2.将猪蹄、花生放入汤锅内，放入葱段、姜片、料酒，加适量清水，大火烧开后转小火煮至熟烂，最后加盐调味即可。

丝瓜鲫鱼汤

原材料：鲫鱼500克，丝瓜200克。

调味料：葱段、姜片、盐、料酒各适量。

做法：

1.鲫鱼去鳃去鳞，剖洗干净，两面切十字花刀；丝瓜洗净，刮去外皮，切成片。

2.炒锅置火上，倒入适量的油，烧热后将鲫鱼下入，煎至两面略黄，烹入料酒，加适量清水，放入葱段、姜片，小火焖炖20分钟。

3.将丝瓜下入锅内，转大火煮至汤呈乳白色，调入盐，再煮3分钟即可。

木瓜炖牛奶

原材料：木瓜半个，牛奶1杯。

调味料：冰糖少许。

做法：

1.木瓜去皮、籽，切成小块。

2.将木瓜和冰糖放入锅内，加适量清水，大火煮开，转小火炖约20分钟，至木瓜软烂。

3.加入牛奶，再次煮开即可。

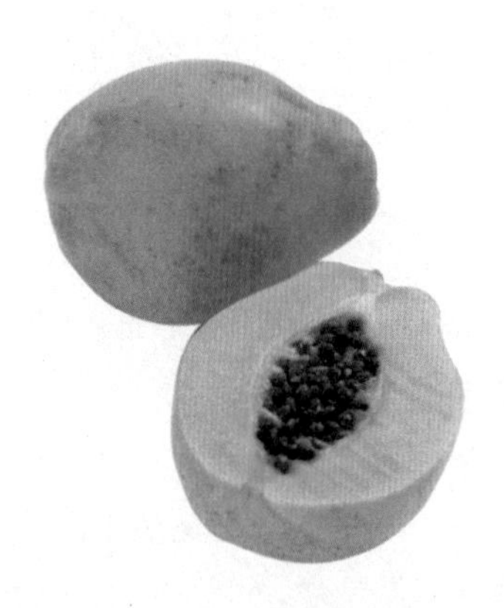

1～2个月婴儿混合喂养方法

混合喂养是母乳不足、实在不能坚持母乳喂养时的选择。混合喂养虽然比不上母乳喂养，但一定程度上仍能保证母亲乳汁的正常分泌，孩子每天也能吃到一些母乳，对孩子的健康还是有好处的。

混合喂养的两种方式

补授法

喂养方法是先按正常的母乳喂养方式给孩子喂奶，在孩子吃空母亲的乳房后再添加配方奶或其他代乳品，使孩子吃饱。

补授法可以使母亲的乳房按时受到孩子的吸吮刺激，保证母亲的正常泌乳，适用于母乳不足、有时间哺乳的母亲。6个月以下的孩子一般应采用补授法进行喂养。

代授法

代授法就是用配方奶或其他代乳品代替一次或多次母乳喂养。一般情况下，母亲每天可用代乳品进行3～4次人工喂养，并保证最少进行3次母乳喂养。

代授法容易使母乳减少，比较适合6个月以上、开始添加辅食和断奶的孩子。

不论采用哪种方法进行混合喂养，母亲都应注意让孩子定时吸吮母乳，尽量保持自己的泌乳量，使孩子多吃一段时间的母乳。

夜间最好让孩子吃母乳

如果母亲的奶水非常少，只能保证孩子吃一次母乳的话，这唯一的一次应该留到夜间。这样做的好处是显而易见的：母亲可以不必起床为孩子冲奶粉，无形中节约了体力，使母亲能够保留更多的精力照顾孩子。此外，孩子夜间对乳汁的需要量是比较少的。有时候，孩子哭闹只是想通过接触母亲的乳房来寻求心理安慰。此时给孩子喂母乳，既能满足孩子的营养需求，又能起到一定的心理抚慰作用。

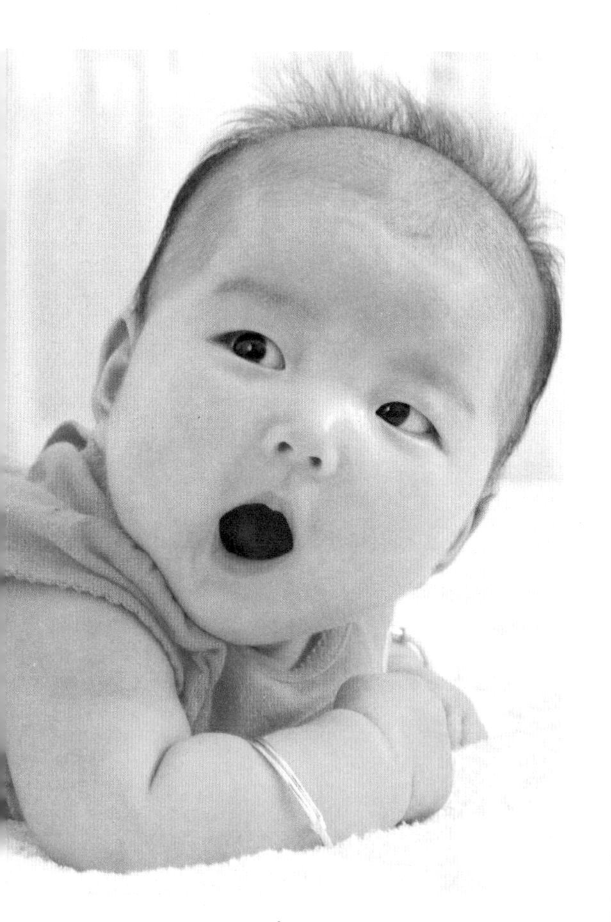

父母要学会通过观察宝宝的表现来判断他有没有吃饱。

1~2个月婴儿人工喂养方法

这个月，吃配方奶的孩子应按照奶粉包装上的说明进行冲调，并注意选择适合孩子月龄的奶粉。此时孩子的吃奶量会有所增加，每次可喂60～120毫升，一天喂6～8次。

让孩子吃饱即可

因为孩子之间存在天然的个体差异，父母给孩子喂奶时应多观察孩子的反应，不要强迫孩子吃够书本上推荐的量。如果父母把奶嘴放到孩子嘴里时孩子会大口大口地吮吸，说明孩子还饿，需要继续喂；如果孩子已经把奶嘴吐出来了，说明他已经吃饱，就不要再强迫孩子吃了。

注意补充水分

人工喂养还有一点需要特别注意，就是给孩子喂水。因为牛奶中所含的酪蛋白不易消化，乳糖含量相对较少，容易引起孩子便秘，适量补充水分有利于缓解便秘；另外一个原因是牛奶中的钙、磷等矿物质含量较多，且吸收利用率较低，多喝水可帮助孩子排出多余的矿物质，不至于给孩子的肾脏增加太多负担。

给孩子喂水最好选择在白天两次喂奶之间进行（否则孩子容易减少吃奶量），每次可喂60～120毫升。

当孩子因为高热、大汗、呕吐、腹泻等原因引起脱水时，不但应立即帮孩子补充水分，还应给孩子喂淡盐水、糖盐水或口服补液盐，以防发生电解质紊乱。

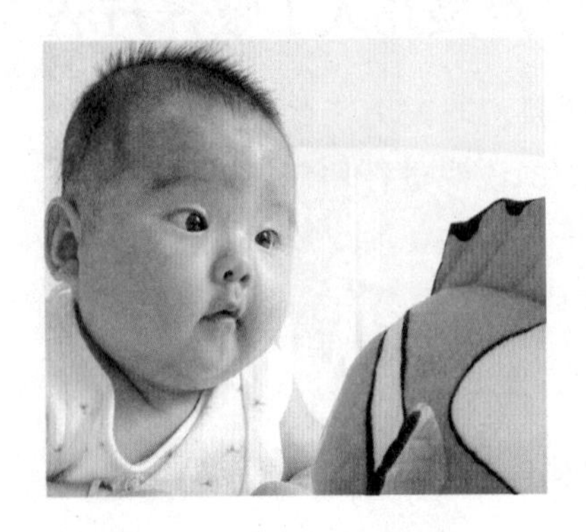

能不能给孩子喝纯牛奶

我们建议1岁以内的婴儿最好不要喝纯牛奶。

首先，牛奶中的某些营养成分不容易被吸收，比如其中蛋白质的4/5为酪蛋白，遇到胃酸后容易凝结成块，难以消化；钙磷比例不合适，含量较高的磷，会影响钙的吸收。其次，牛奶中的乳糖主要是α型乳糖，它会抑制双歧杆菌，并促进大肠杆菌的生成，容易诱发婴儿的胃肠道疾病。再次，牛奶中的脂肪主要是动物性饱和脂肪，会刺激婴儿柔弱的肠道，使肠道发生慢性隐性失血，引起贫血。另外，牛奶中缺乏大脑发育所需的多不饱和脂肪酸，不利于婴儿大脑的发育。

1～2个月婴儿一日饮食安排

食物类别		餐次及用量
主食	母乳或配方奶	母乳喂养按需喂哺即可。人工喂养可每3小时1次，每次喂60～120毫升
辅助食物	母乳喂养的孩子不需添加。人工喂养的孩子可以适量添加温开水	白天两次喂奶中间添加，每次15～30毫升

常见喂养难题

怎样判断孩子吃饱了

母乳喂养的母亲大部分是按需喂哺，由于缺乏统一的标准，母亲们经常对孩子每次吃奶是否吃饱感到困惑。这种心情可以理解，毕竟关系到孩子的健康和发育，哪位母亲也不想马虎对待！

其实，母亲们大可不必着急，只要细心观察，是可以通过下面这些现象来判断孩子是否吃饱的：

- 喂奶前丰满、鼓胀的乳房变软了。
- 喂奶时听到孩子明显而连续的吞咽声（连续几次到十几次）。
- 喂奶时有下乳的感觉。
- 24小时内孩子的尿布湿6次及6次以上。
- 两次喂奶之间孩子表现得很满足、很安静。
- 孩子的体重平均每天增加10～30克或每周增加70～210克。
- 喂奶结束后用手指点孩子的下巴，孩子没反应（如果孩子很快将手指含住吸吮，就说明没吃饱，应继续喂奶）。

奶水不足需要攒吗

“攒奶”是一种基于错误认识的错误做法，母亲们一定要赶快停止，为什么呢？还是以前说过的道理：奶不是攒出来的，而是吃出来的。只有让孩子多吸吮，多刺激母亲的乳房，母亲体内才会分泌更多的泌乳激素，从而增加泌乳量。如果总是“攒奶”，孩子的吸吮次数减少，乳房得不到足够的刺激，反而更不容易泌乳，只能让奶水越攒越少。

孩子吃完奶咬着乳头不放怎么办

这时千万不要硬拉，硬拉只会让孩子咬得更紧，反而使乳头受到损伤。母亲可以将孩子的头轻轻地扣向乳房，鼻子被乳房堵住后，孩子会本能地张开嘴，母亲就可以趁机抽出乳头了。此外，母亲也可以将一只干净的手指轻轻伸入孩子口中，或用手指轻压孩子的下巴或下嘴唇，迫使孩子张开嘴，再轻轻抽出乳头。

胀奶时孩子睡着了，需要叫醒孩子喂奶吗

一般情况下，母亲胀奶时孩子也会醒来，无须特意去叫醒孩子，但是，孩子的胃每3～4小时会排空一次，此时就需要吃奶。如果孩子睡觉的时间超过4个小时，最好将孩子叫醒喂一次奶，以免孩子因过度饥饿，吃奶时太急而呛奶。

母亲可以通过换尿布、触摸四肢和手脚心、轻揉耳垂等方法温柔地唤醒孩子；也可以把孩子水平抱起来轻轻摇晃，让孩子自然地醒来；还可以把乳头放进孩子嘴里，如果孩子饿了，自然就会开始吮吸，也会随着吮吸而醒来。

如果通过上述方法都唤不醒孩子，说明孩子还没睡够，就不要叫了，让孩子好好睡觉吧。

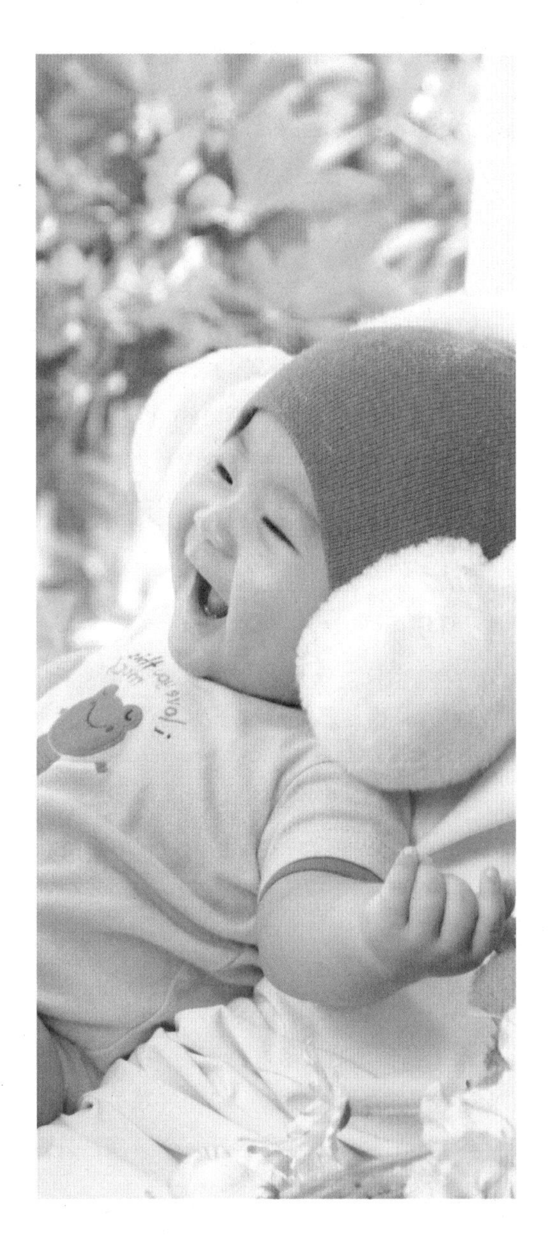

环境与异常情况

1～2个月婴儿的夜间护理

1～2个月的孩子由于还没有建立正常的昼夜节律，虽然每天睡眠时间依然很长（每天可睡16个小时左右），夜间仍会醒来2～3次。因此还要做好对孩子的夜间护理。

孩子夜间可能遇到的问题

- 饿了，渴了——需要给孩子喂奶或喂水。
- 憋尿，大小便了——给宝宝更换尿布或纸尿裤。
- 过冷或过热——增减衣物。
- 衣服不舒服——调整衣服的松紧，抚平皱褶。
- 被蚊虫叮咬了——帮孩子按摩皮肤，哄慰孩子。
- 肢体疼痛麻木、呼吸困难——帮孩子调整睡姿。
- 突发疾病——查看孩子体征，处理紧急情况。

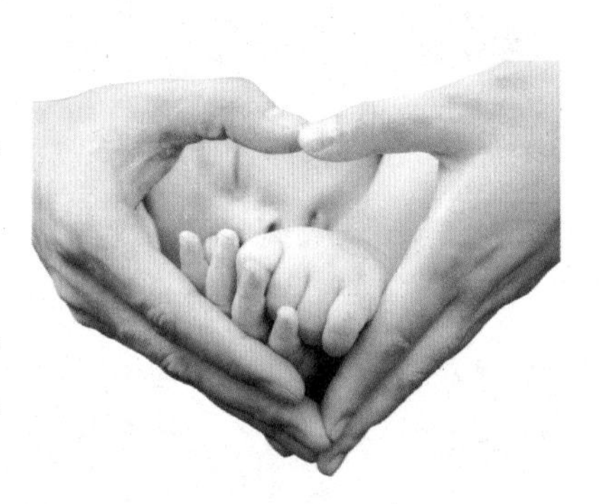

↑ 父母们要相信，有了自己的爱心，夜间护理好宝宝就不再是难事。

夜间护理需要做的准备

环境调适

睡前最好开窗通一下风，睡觉时最好将窗户关起来。如果睡觉时开窗，不要让孩子睡在风口。

不要让孩子裸睡。天冷时可给孩子穿透气性好的长袖衣裤，天热时则可给孩子穿肚兜，或用薄单将孩子的肚子盖上。

如果开空调，最好使用自然风和微风，并注意让风不对着人吹。

夜间护理用品

哺乳用品：母乳喂养的话只要准备擦拭乳房的干净毛巾即可，人工喂养则需准备好消过毒的奶瓶（1～2个）、冷热纯净水（以便兑成温水冲调奶粉）、奶粉等哺乳用品，并把它们放在伸手可得的地方。此外，还要准备一个装有白开水的水瓶，以便喂奶后给孩子漱口用。

衣物：孩子经常在夜间大小便，睡前一定要准备足够的尿布，并准备两套被褥，以备孩子尿床后更换。清理大小便、喂奶、倒水都免不了用纸巾，当然要在卧室照明灯开关附近准备好，这样即使在黑暗中也能轻易找到纸巾处理紧急情况，既不至于惊吓到孩子，也不会因烦琐的动作赶走自己的睡意。此外，还应准备两套干净、舒适的衣服，以备孩子的衣服被大小便、奶汁等污染后更换。

安抚用品：如果孩子很依赖安抚奶嘴等能给自己带来安全感的东西，父母就应该把它们放在离床边不远的地方，以便安抚孩子兴奋的心情，使孩子尽快再次入睡。

常用药品及温度计：为处理夜间突发疾病预备的，其重要性不言而喻。

夜间该怎么喂奶

孩子夜间醒来时通常要吃奶。人工喂养的孩子还好，父母起来冲奶粉、喂奶，通常会随之清醒过来。

母乳喂养的方式是坐起来喂：打开一盏光线较弱的夜灯（也不要太暗，应该能够看清孩子的皮肤颜色，以便及时发现溢乳等异常），在背后放一个靠垫，坐起来靠在靠垫上，抱起孩子喂奶后竖抱着拍背，等孩子打嗝后再放下。孩子入睡后，母亲再观察孩子一会儿，确保不会发生溢乳后再躺下睡觉，避免喂奶时睡着，这样容易发生意外。

示例 妈妈躺着喂奶，孩子窒息死亡

彤彤刚当上妈妈不久，就遇到一件令她悔恨不已的事：那是一个冬天的夜晚，照顾了一天孩子的她困极了，把孩子哄睡后，她也很快进入了梦乡。凌晨2点左右，孩子醒了，哭着要奶吃。她因为觉得累，就没有起来，躺着把乳头送进了孩子的嘴里。在孩子有节奏地吮吸下，她又迷迷糊糊地睡着了。过了几分钟，彤彤觉得孩子有点不对劲，赶紧开灯查看，发现自己居然压在孩子的身上，孩子的脸已经发紫了。她急忙叫醒丈夫，带孩子到医院抢救，结果还是晚了一步……

专家点评：

躺着喂奶是最容易发生这种事故的。因为母亲白天要照顾孩子，晚上又要喂奶，睡眠严重不足，非常容易在哺乳时睡着。如果母亲是躺着哺乳，不但很容易使乳房堵住孩子的鼻孔，半睡半醒时一个翻身就会压住孩子，使孩子窒息。夜间哺乳一定要坐起来，保证自己在清醒状态下给孩子喂奶，千万不要躺着喂。

1~2个月婴儿的头部护理

过了满月，传统一些的家庭就开始张罗着给孩子剃“满月头”了。另外，有些地方还有给孩子“睡头型”的习俗。这些属于孩子的头部护理，一旦措施不当就会给孩子造成伤害，必须慎重对待。

“满月头”要不要剃

民间剃“满月头”的习俗流传得很广，据说是为了使孩子的头发长得又浓又黑。其实，这种做法是没有科学依据的。孩子头发生长得快与慢、细与粗、多与少与孩子的遗传基因、营养状况及生长发育有关，剃不剃胎毛并没有多大影响。只要孩子的基因不属于头发稀少的类型，营养状况良好，生长发育正常，头发自然会日渐浓密黑亮起来。如果孩子天生属于头发稀少的类型，或营养没跟上，无论剃不剃“满月头”，头发都会稀少，不会凭空长浓、变黑的。

剃“满月头”还有一个弊端，就是容易刮伤孩子的皮肤。如果剃头时消毒不够严格，外界的细菌、病毒就会顺着刀口侵入孩子的皮肤，引起头皮感染，甚至导致脱发。如果细菌侵入孩子的血液，还会引起致命的败血症，就更得不偿失了。所以，孩子的“满月头”还是不剃为好。

孩子“童秃”怎么办

“童秃”就是孩子出生时头发稀少甚至没有头发的现象。有些母亲常为孩子“童秃”担忧，有的还给孩子在头皮上擦生姜，希望通过这种办法治疗孩子的“童秃”。其实，孩子的“童秃”只是暂时的，只要能够保证营养，再加上适当的护理，孩子的头发是会逐渐增多的，到2岁左右就和一般孩子没什么差别了。给孩子擦生姜只会使孩子的头皮受到伤害，反而影响孩子的头发生长。

清洁、营养、运动对付“童秃”

对付“童秃”，保持头皮清洁是很重要的。父母可经常为孩子洗头，并在洗头时帮孩子轻轻按摩头皮。此外，父母还应给孩子提供充足、全面的营养，经常带孩子到户外活动，接受空气浴和适当的阳光照射，孩子的身体健壮了，头发的生长也会变得更容易些。

怎样帮孩子睡出漂亮的头型

孩子的头型漂亮与否，与孩子的睡姿有关。侧卧既不会造成颅骨扁平，也不会使前额与枕骨（后脑勺）受到挤压，还可限制下颌骨的过度发育，防止两腮过大，是最适合用来保持孩子头型的睡姿。具体实施的时候要注意：一定要两边侧卧交替进行，不要单单左侧或右侧，以防使孩子一边脸大一边脸小。让孩子侧卧时还应注意不要使孩子的耳郭折叠，以防孩子的外耳受压而变形。

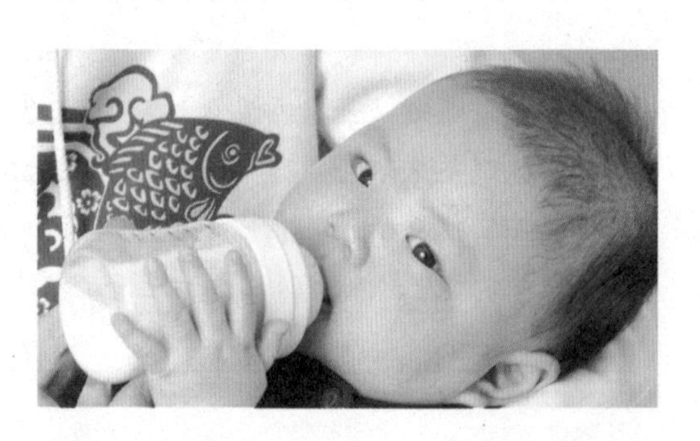

1~2个月婴儿的四季护理

对1～2个月的孩子来说，不同的季节不仅仅意味着不同的气候，更意味着不同的生长特点。对父母们来说，季节的变化则意味着护理重点的转换。

春季的护理要点

春天是一年中气候变化最无常的季节，也是微生物开始繁殖，病毒、细菌感染机会增多的季节。孩子在春季很容易受到风寒，还容易出现呼吸道感染，父母一定要当心。

护理对策

- 初春少带孩子到户外活动，以免被冷风吹袭而着凉。
- 晚春带孩子到户外活动应选择在天气晴朗时进行，注意不要让孩子迎风。
- 保持室内湿度，并适当给孩子补充水分。
- 将孩子与患病的人进行隔离，避免孩子被感染。
- 大人感到热时也应给孩子减衣服。只要做到孩子比大人多穿一层单衣就可以。给孩子穿得太多，只会热坏孩子。

夏季的护理要点

夏季天气炎热，孩子出汗比较多，护理重点应当放在补水和预防皮肤问题上。

预防皮肤糜烂

1～2个月的孩子皮肤薄嫩，如果出的汗多，又好动，皮肤的皱褶处互相摩擦，很快就会出现糜烂。所以，父母在夏天应勤给孩子洗澡，勤擦洗孩子的皮肤皱褶处，预防那里的皮肤发生糜烂。

注意补水

夏季水分丢失比较多，父母要注意为孩子补充水分。如果是母乳喂养，母亲要多喝水，通过乳汁来为孩子补充水分。如果是人工喂养，则每天至少给孩子喂4次水，还可以适当给孩子喂一些鲜榨果汁，为孩子补充维生素和矿物质。

预防受凉

孩子在夏季受凉主要是空调、电扇使用不当和衣着不合适造成的。

即使天气再热，父母也应注意不要让空调和电扇直接对着孩子吹风，这样非常容易使孩子着凉。

夏天孩子一般穿得少，可以给孩子穿一件小肚兜，但不要让孩子光屁股，这样会使孩子肚脐着凉而腹泻。如果孩子睡着了，可以在孩子身上搭一条薄布单，盖住孩子的胸腹。

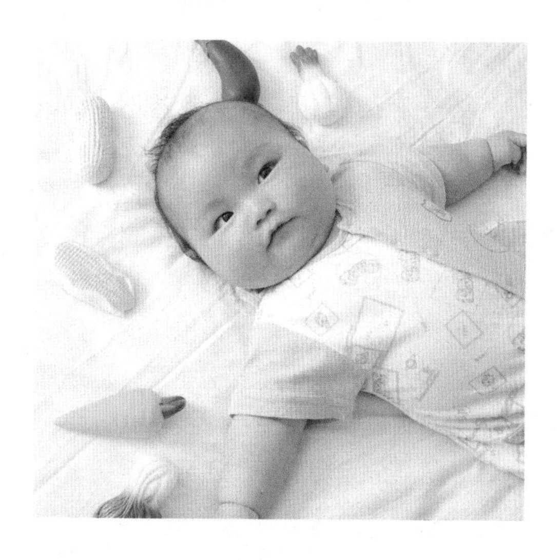

秋季的护理要点

秋季的气候特点是先燥热后寒凉，空气干燥，孩子容易受热、受寒或出现皮肤问题，父母需要十分当心。

不要急于添衣服

初秋季节的天气还十分燥热，如果过早给孩子添衣服，不但容易使孩子被热着，还会使孩子失去锻炼自身抵抗寒冷的机会，难以适应冬季的严寒。

但是，秋天的早晨和夜间凉意是很浓的，应注意为孩子保暖，以免孩子受凉而感冒、腹泻。

做好皮肤护理

干燥缺水的秋季气候很容易使孩子皮肤干燥，嘴唇干裂、出血。除了让孩子多喝水，父母还可以给孩子涂一些婴儿专用的润肤霜，帮孩子滋润皮肤。如果孩子嘴唇干裂，父母可先用湿热的小毛巾敷在孩子嘴唇上，让嘴唇充分吸收水分，再给孩子涂抹润唇油。

预防秋季腹泻、手足口病

秋季是轮状病毒、柯萨奇病毒A16型等病毒肆虐的季节，孩子很容易被感染而患上秋季腹泻和手足口病。这两种疾病都有很强的传染性，主要通过接触传播。在疾病流行期间，父母应少带孩子到人群聚集的公共场所，并注意做好孩子与患病者的隔离。平时在家中，父母也应做好清洁卫生工作，照顾孩子前要洗净双手，处理孩子大小便后要及时洗手，孩子的用具、玩具、奶具应定期消毒，还要勤帮孩子洗手、洗脸，尽可能阻断一些传播途径，预

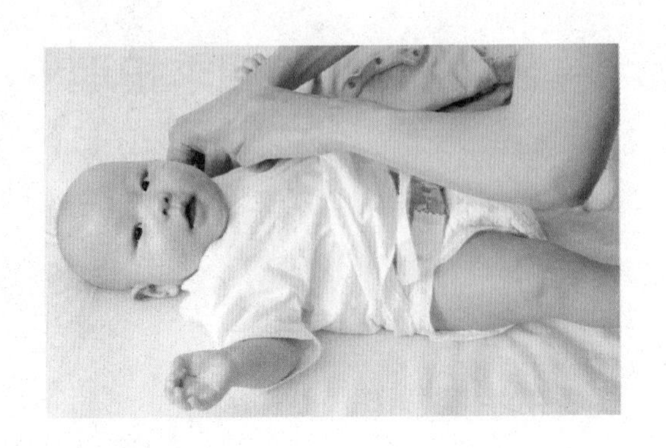

防这些疾病的发生。

冬季的护理要点

冬季气候寒冷、干燥，是呼吸道感染的高发季节，父母应注意帮孩子做好防寒保暖工作，并严防肺炎的发生。

如何保暖

除了使用空调、暖气调节室内温度，父母还应为孩子准备棉衣棉裤，以备孩子出门时穿用。但是，保暖也不能过度。如果父母总是为孩子穿得过多，就会使孩子因为发热出汗而出现脱水。为孩子保暖应当适度，以孩子面色正常、四肢温暖、不出汗为宜。如果孩子行为出现异常，或脸上、额头出汗，体温在37.5℃以上，就说明穿或盖得太多，应减少衣被，以防过热。

注意空气流通

为了保暖，大部分家庭在冬天都会紧闭门窗，这样的做法会使室内的空气变得污浊，使孩子的呼吸道黏膜抵抗力下降，从而更容易发生呼吸道感染。为避免这种情况，即使外面很冷，父母也应每天打开窗户进行几分钟的通风透气，确保室内空气新鲜。通风时将孩子转移到其他房间，通风结束后再把孩子抱回来就可以了。

1~2个月婴儿的衣物、被褥和玩具

虽然已经满月，孩子的皮肤仍非常娇嫩，不但容易过敏，还容易被不洁的物品感染，所穿的衣服和经常接触的物品一定要确保清洁、舒适、无刺激。

衣服

此时的孩子仍要穿纯棉质地、柔软、宽松、舒适的衣服。父母可多给穿能够暴露出颈部的和尚领斜襟衫，最好是系带而不是系纽扣。脚部保暖可给孩子穿宽松的纯棉袜子而不是连脚裤。穿袜子时，父母应把袜子翻过来仔细检查一遍，看看是否有线头，如果有一定要剪掉，以免线头缠在孩子脚趾上，使脚趾坏死。袜口一定要松，不要勒住孩子的脚踝，否则会使孩子的脚踝勒出一道印，容易影响孩子的血液循环。

被褥

孩子铺盖的被褥也应是纯棉的，这样能保证孩子的皮肤不受刺激，不容易出现过敏。对于市面上出售的颜色鲜艳、花色漂亮的小毛毯，父母应谨慎购买。因为这些毛毯大多是腈纶制品，有的甚至是化纤制品，容易使孩子过敏，最好不要使用。

有的孩子会在这个月出现轻微的踢被子现象，这其实很好解决，只要盖被子时稍向上一点，把孩子的脚露在外面，就不会把被子踢下去了。如果怕孩子着凉，可以给孩子穿一双厚一点的袜子。

玩具

- **黑白图：**出生不久的孩子色彩感不强，最喜欢看一些黑白分明的图案。父母可以制作一些黑白分明的棋盘图、板条图、同心圆靶圈图或对比明显的人脸图案，放在孩子的视线范围内给孩子看。
- **彩色图片、悬挂玩具：**孩子稍大一点，父母可以制作一些色彩鲜明的彩色脸谱给孩子看，还可以在孩子的床边悬挂一些色彩鲜艳的气球、铃铛、塑料玩具，也可以悬挂一些色彩鲜艳的风铃、旋转音乐玩具，培养孩子的色彩感。悬挂时应注意不断变换位置，以免孩子老是盯着一个地方看，形成对眼或斜视。
- **摇铃、摇棒：**摇铃、摇棒等玩具可以促进孩子的听力和触觉发展。开始玩摇铃时，父母可以拿着铃在孩子面前30厘米的地方上下左右或划弧线，让孩子的眼睛追着玩具移动，或在距孩子耳朵15～20厘米的地方轻轻摇动，练习孩子的听力和转头能力。当孩子对这些玩具表现出兴趣时，父母可以把这些小摇铃、哗铃棒有意识地塞到孩子的手里，帮助孩子练习抓握。

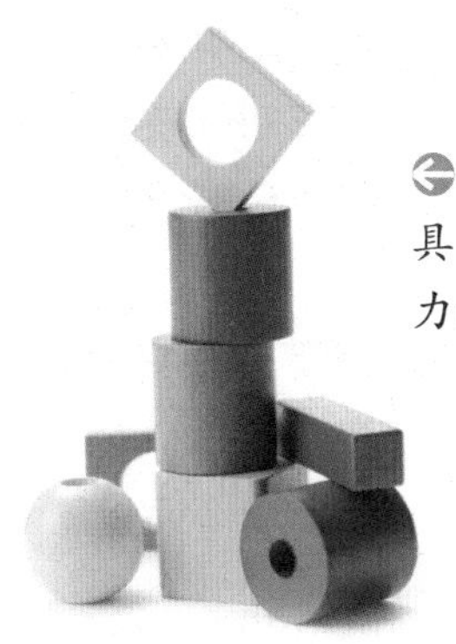

色彩鲜艳的玩具，有利于宝宝视力的发育。

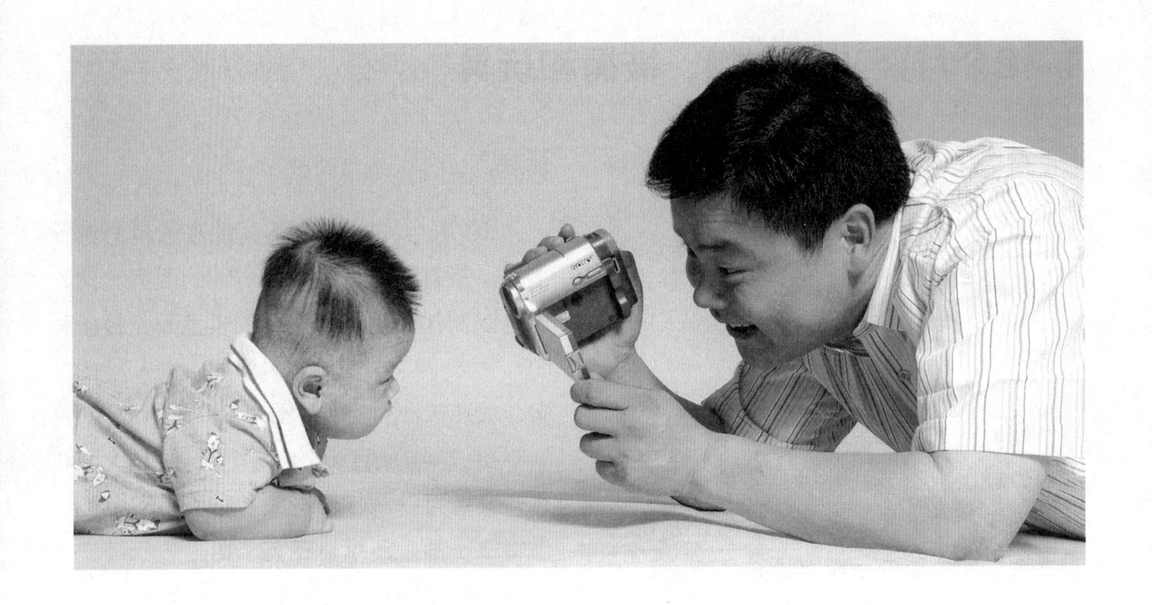

1～2个月婴儿的户外活动

满月后，父母应尝试带孩子到户外活动。这样做的好处是可以使孩子接触到更多的阳光和新鲜空气，提高孩子对外界的适应能力和对疾病的抵抗力。在户外活动时，孩子可以接触到各种人和事，增加感官所受到的外界刺激，促进孩子视觉、听觉的发展。

户外活动的次数和时间

带孩子到户外活动应当循序渐进。起初，父母可以打开窗户，抱着孩子到窗口站一会儿，让孩子接触一下与室内不同的气温和空气，让孩子适应一下环境的变化。如果孩子没有不适反应，就可以带孩子到户外去了。

开始时，父母每天可带孩子到户外活动1次，待上3～5分钟就回来。随后，户外活动的次数可增加到每天2～3次，时间可以逐渐增加到1～2小时。

夏天父母可选择在上午10点前、下午4点半后带孩子到荫凉处睡觉、玩耍；冬天可在上午10点至下午3点之间带孩子到阳光充足、背风的地方活动。

夏日外出的注意事项

夏天天气炎热、阳光强烈，带孩子外出一定要注意防暑和防晒。

带齐“装备”：为避免孩子被晒伤，外出时应给孩子戴上有沿的帽子，帮孩子遮挡阳光，必要时可带遮阳伞。

在树荫下停留：为避免烈日晒伤，父母夏季带孩子晒太阳应选择在上午8～10点或下午4点半以后，阳光不太强烈的时候进行。到达户外后要到树荫下停留，借助树叶中透过来的余光为孩子进行日光浴。

注意晒伤补救：一旦晒伤，父母可用新鲜的芦荟汁为孩子涂抹伤处，或用冰水、冰块冷敷。还可用冰牛奶为孩子冷敷晒伤的地方，每次敷20分钟，每隔2～3小时敷一次，直至红肿消退。

1~2个月婴儿的体能训练——被动操

扩胸运动

准备姿势：宝宝仰卧，妈妈双手握住宝宝双腕部，大拇指放在宝宝掌心。

将宝宝两手臂于胸前交叉。让宝宝两手臂向外平展与身体成90度，掌心向上。

使两臂再次于胸前交叉。以上动作重复两个8拍。

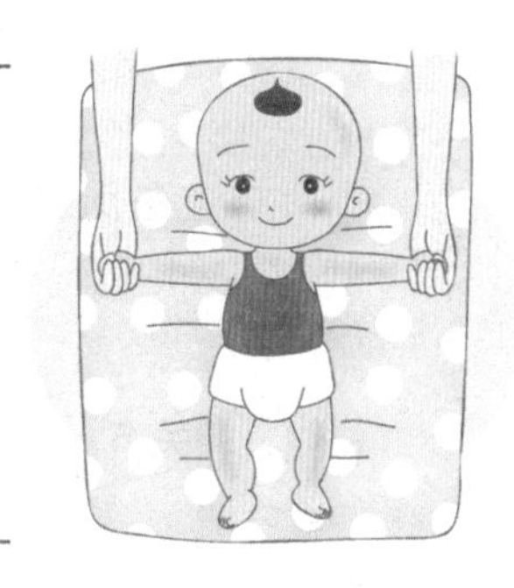

伸屈肘关节

准备姿势：宝宝仰卧，妈妈双手握住宝宝双腕部，大拇指放在宝宝掌心。

将宝宝左肘关节弯曲。 将左肘关节伸直还原。

换右手屈伸肘关节。

以上动作重复两个8拍。

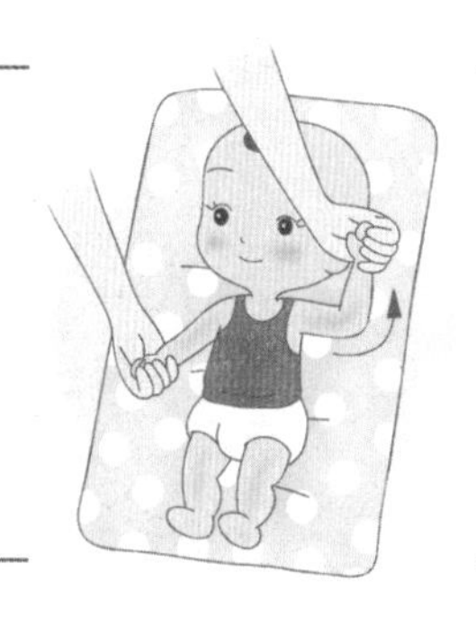

上肢运动

准备姿势：宝宝仰卧，妈妈双手握住宝宝双腕部，大拇指放在宝宝掌心。

将宝宝双臂向外平展，与身体成90度，掌心向上。

双臂向前平举，两掌心相对。 双臂上举，置于头部两侧。 动作还原。

以上动作重复两个8拍。

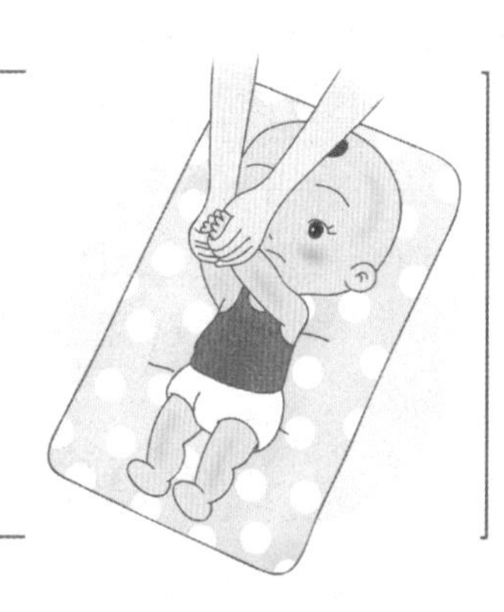

肩关节运动

准备姿势：宝宝仰卧，妈妈双手握住宝宝双腕部，大拇指放在宝宝掌心。

将宝宝的左臂弯曲贴近身体，以肩关节为中心，上肢由胸前向外做回旋动作，然后还原。换右手，做相同动作。

以上动作重复两个8拍。

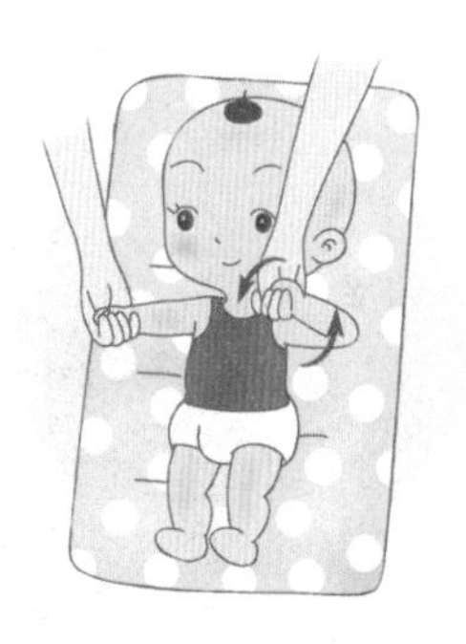

两腿伸屈运动

准备姿势：宝宝仰卧，两腿伸直，妈妈双手轻轻握住宝宝双踝的上部。

弯曲宝宝左侧髋关节及膝关节，使膝贴近腹部。

伸直左腿。

屈伸右膝关节。

伸直右腿。

左右轮流做，模仿蹬车动作，重复两个8拍。

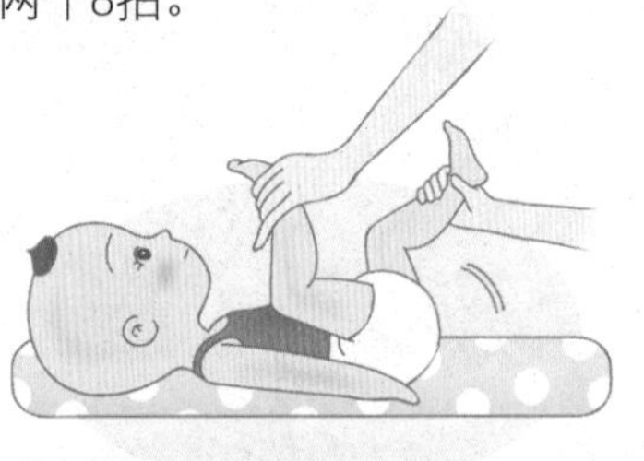

屈伸趾、踝关节

准备姿势：宝宝仰卧，妈妈用左手握住宝宝左踝部，右手握住左脚5个脚趾。

屈伸宝宝左脚的5个趾关节，然后屈伸踝关节，连续做8拍。

换右脚，做屈伸右趾、踝关节动作，共8拍。

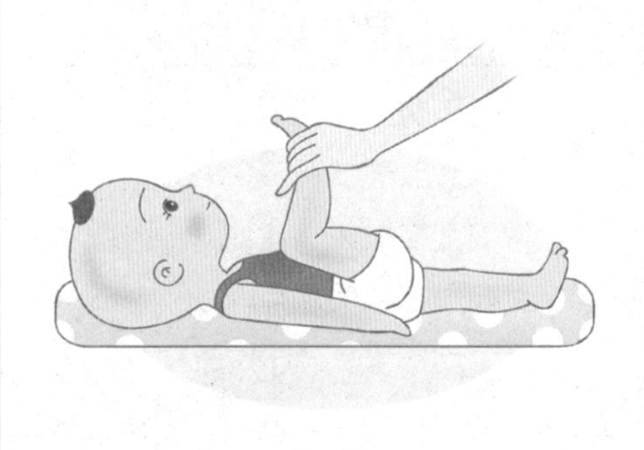

下肢伸直上举

准备姿势：宝宝仰卧，妈妈双手轻轻握住宝宝双踝的背侧。

将两下肢伸直上举90度。还原。

上述动作重复两个8拍。

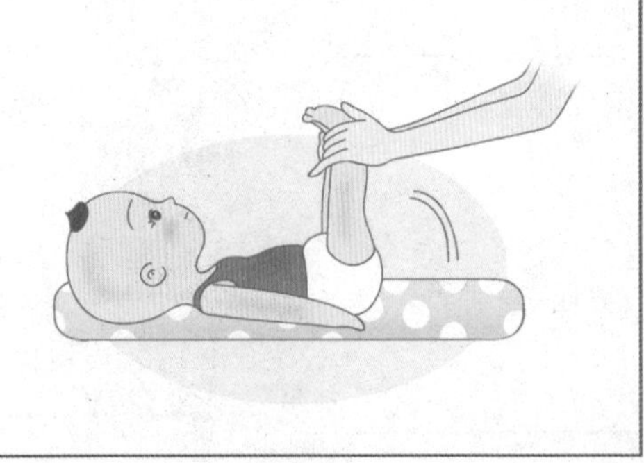

转体、翻身

准备姿势：宝宝仰卧。

妈妈轻轻将宝宝从仰卧位转为左侧卧位。还原。

将宝宝从仰卧位转为右侧卧位。还原。

以上动作重复两个8拍。

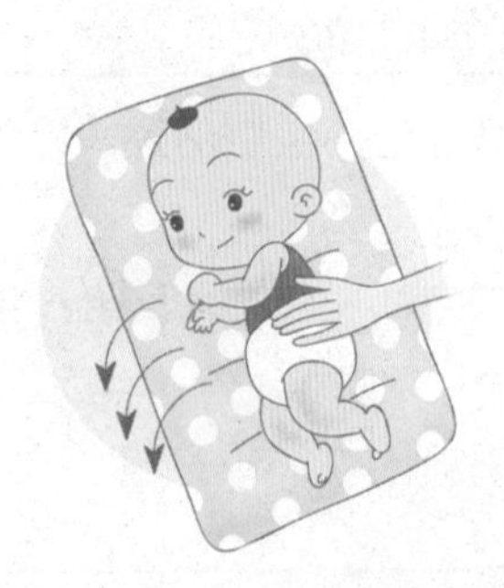

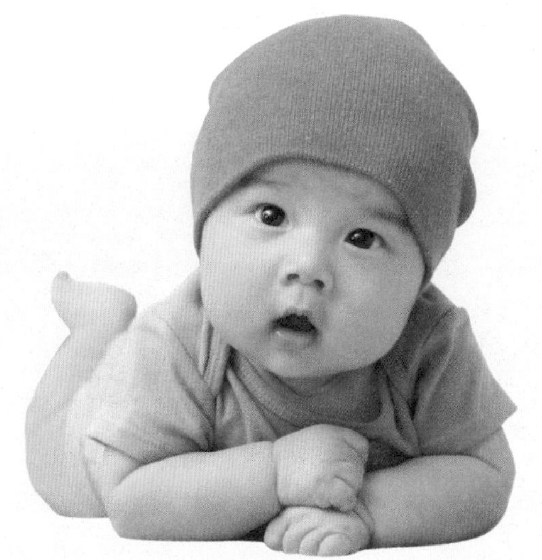

第三章 2～3个月

这个月的孩子会出现生理性腹泻、鼻塞、流口水、吃手等特殊生理现象。

吃手是孩子成长的表现，粗暴地制止孩子吃手，会阻碍孩子大脑和手眼协调能力的发展，对孩子的生长发育不利。

“仓眼”（耳前瘘管）是一种生理畸形，不是福气的象征，如果出现感染应及时治疗，否则会加重孩子的病情，让孩子徒然遭受许多痛苦。

佝偻病的防治重点是补充维生素D，然后才是补钙。

不要在这个月急着给孩子添加淀粉类食物。

吃配方奶的孩子不要盲目补钙，否则会引起肾结石。

在养育孩子的过程中，父亲不能缺席。

养孩子是一项实践性很强的工作，不能一味地迷信书本和权威。

成长与发育进程

2~3个月婴儿的生长发育

2~3个月孩子的模样

2～3个月的孩子生长发育仍然很快，已经明显看出长大长胖了许多。身体看起来有点圆胖，腿已经伸展开，皮肤也变得更细腻、更光泽、更有弹性。初生时一直握成拳头的小手到这时候也已经张开了，但不能长时间握住东西。

本月孩子的基本发育指标

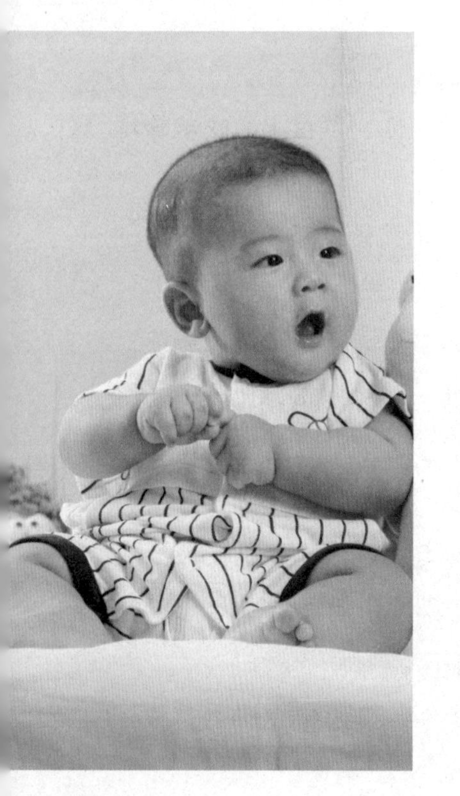

体重：男孩5.2～8.3千克，　女孩4.8～7.6千克。
身长：男孩57.6～67.2厘米，女孩56.9～65.2厘米。
头围：男孩38.2～43.4厘米，女孩37.4～42.2厘米。
胸围：男孩37.4～45.0厘米，女孩36.5～42.7厘米。

2~3个月婴儿的特殊生理现象

生理性腹泻

进入第3个月，有些母亲开始出现母乳不足的现象，有的则准备重新去上班，因而开始给孩子添加配方奶，实行混合喂养或人工喂养，这要求孩子必须去适应新的食物或新的喂养方式。在这个过程中，孩子很容易出现肠胃功能紊乱，于是就开始腹泻。

由于腹泻容易造成孩子脱水、“红屁股”，许多母亲发现孩子拉肚子往往很着急，于是急匆匆地带孩子去医院、喂药，忙得不可开交。其实，母亲们大可不必如此。生理性腹泻只是孩子的肠胃一时不适应而出现的应急反应，随着孩子对新喂养方式的渐渐适应，腹泻就会自动好转，不需要特别治疗。只要能排除孩子致病菌或病毒感染、消化不良和其他肠道疾病，即使孩子一天大便7～8次，并且大便不成形（有时还会发绿）、有奶瓣、水分很多也不必着急，因为这就是生理性的腹泻。只要做好臀部护理，再给孩子喂点补盐液和益生菌，就可以静待痊愈了。

流口水

刚出生的孩子口水是比较少的，3个月左右的孩子就不一样了。很多孩子到第3个月时口水会长流不止，不但弄湿衣服，还会使皮肤因长期受到口水的浸渍、刺激，发生过敏。

流口水是孩子唾液腺发育、唾液分泌增多的表现。这时候的孩子口腔比较浅，口腔肌肉的协调能力和吞咽功能也比较弱，还不能及时吞咽自己分泌的唾液，于是就出现了口水长流的现象。

为了防止口水浸泡引起的皮肤过敏，父母可以给孩子戴上围嘴，或注意及时擦去孩子流出的口水。只要没有其他疾病，孩子流口水不必治疗。随着年龄增长，口腔肌肉的协调能力和吞咽功能逐渐完善，孩子会逐渐学会及时吞咽自己分泌出来的唾液，渐渐停止流口水。但到2岁以后孩子还在流口水，则有可能是病理性的，应带孩子到医院检查治疗。

吃手

吃手是这个月龄的孩子普遍出现的现象。有些父母认为吃手是个坏习惯，一看见孩子把手往嘴里放就急忙制止孩子，其实是不对的。

这时候的孩子就是通过嘴来认识世界的。刚开始的时候，孩子不知道手是自己身体的一部分，以为它属于外界的东西，于是就把手放进嘴里“探索”一番。这其实是孩子成长的表现，父母应该为孩子高兴才对。千万不要粗暴地制止孩子，那样只会阻碍孩子大脑和手眼协调能力的发展。如果害怕“病从口入”，父母可以勤给孩子洗手，并要注意保持孩子口唇周围清洁干燥，以免发生湿疹。等孩子长到一岁半左右，对手以外的世界产生探索兴趣的时候，吃手的习惯自然就不见了。

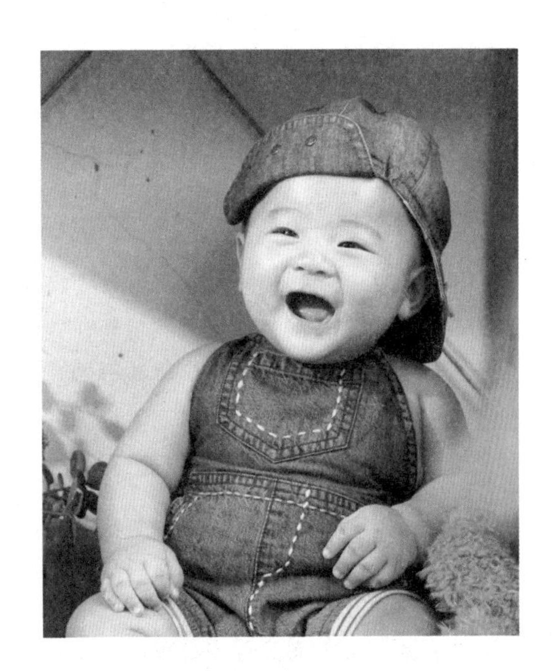

2～3个月婴儿的能力

视觉能力：对颜色感兴趣

这个月的孩子视觉发育又有了进步：开始对颜色感兴趣了。这时孩子比较喜欢看红、黄、绿、橙、蓝色的东西，对红色最敏感，看到后很快就会做出反应，对其他颜色的反应要慢一些。

3个月的孩子还有一个比较有趣的现象，就是已经认识奶瓶了。一看到父母拿着奶瓶靠近自己，孩子就知道是要给自己喂奶或喝水，会非常安静地等着父母来喂自己。

听觉能力：初步区别音高

2～3个月的孩子听觉发展也比较快，不但能在听到声音后把头转向发出声音的方向，还能初步区别音乐的音高。如果父母能多和孩子说说话，并适当地让孩子听一些轻松愉快的音乐，对孩子的听觉发育无疑是个很大的促进。

嗅觉能力：回避刺激性气味

这时的孩子嗅觉也很灵敏，闻到特殊的或是有刺激性的气味会受到惊吓，并本能地回避。父母应当注意训练孩子的嗅觉，让孩子闻一闻清淡而没有刺激性的各种气味，否则就会使孩子的嗅觉萎缩。

味觉能力：喜欢甜味

3个月的孩子味觉依然很发达，对酸、甜、苦、辣、咸的感觉都很灵敏，尤其喜欢甜味，不喜欢其余四种味道。如果父母用奶瓶给孩子喂了糖水，再用奶瓶喂白开水孩子就不喝；如果父母用奶瓶给孩子喂药，再用它给孩子喂水时孩子也不会喝，因为他已经记住里面的东西是苦的了。

运动能力：身体力量增强

抬头：不但俯卧时能把头抬起来，还会抬得很高，可以离开床面45度角以上。

翻身：孩子可以靠上身和上肢的力量把头和上身翻起来，臀部以下却还保持仰卧姿势。如果父母在孩子的臀部稍稍推一下，或帮孩子移动一下大腿，孩子就能把全身翻过去。

手眼协调能力：这时的孩子比较喜欢看自己的小手，还知道伸手去够自己感兴趣的东西。父母可以在孩子的小床、婴儿车上面挂上一些色彩鲜艳的玩具，并用手拨着它们摆动起来，引逗孩子去够，以此锻炼孩子的手眼协调能力。

语言和交流能力：咿咿呀呀地“说话”

2～3个月的孩子与父母的交流主要是通过哭和笑，也可以用一些简单的声音来表达自己的意愿和情绪。当父母用和蔼、亲切的声音和孩子说话时，孩子会对父母露出甜蜜的微笑，有时还会一本正经地咿咿呀呀地和父母“对话”；如果孩子心情不好，或听到父母吵架，会大声啼哭，以此来表达自己的不满。由于记忆力的增强，孩子可以从很多人中认出母亲，还开始用小手够母亲的衣服，以此表达对母亲的依恋之情。

孩子的常见病症

鼻塞

鼻塞就是鼻子不通气，是耳鼻咽喉科常见的异常症状之一。引起鼻塞的原因既有感冒、鼻窦炎等病理性因素，也有孩子鼻腔狭窄等生理性的因素。遇到孩子鼻塞时，父母应先辨明原因，再进行对症治疗或处理。

生理因素引起的鼻塞

2岁以内的孩子鼻腔还没有发育成熟，鼻腔比较窄，鼻黏膜内血管丰富，很容易受外界刺激而出现水肿、鼻内分泌物增多，从而引起鼻塞。

生理性鼻塞的症状

由于鼻子被分泌物或鼻痂堵住，孩子经常会感到呼吸困难，因而会变得烦躁不安、爱哭闹，严重时还会张口呼吸，并影响到吃奶。

如何应对

父母可用消过毒的纱布捻成布捻子，轻轻伸入孩子鼻腔内，按逆时针方向慢慢旋转着抽出，把孩子鼻腔内的分泌物带出来。如果孩子的鼻腔内有鼻痂，可用棉签蘸少许温开水滴入孩子鼻腔内，待鼻痂软化后，再轻轻将鼻痂拨出来。如果鼻痂在鼻孔深处，可先在孩子的鼻孔内滴入几滴生理盐水、温开水或母乳，让鼻痂湿润软化，然后轻轻挤压孩子鼻翼，使鼻痂松脱，再用布捻子把鼻痂卷出来。

感冒引起的鼻塞

感冒也是引起孩子鼻塞的一个重要原因。2～3个月的孩子体温调节中枢的机能尚不完善，抗病能力差，很容易感冒。感冒后，孩子的鼻黏膜会随之发生急性水肿，从而出现鼻塞。

临床症状

感冒引起的鼻塞多伴有流鼻涕，孩子的鼻翼两侧呈现微红色，有时还伴有发热，比较容易确认。

如何应对

如果是受寒引起感冒所致的鼻塞，父母可以用温湿毛巾放在孩子的鼻部进行热敷（不能太烫），每次15分钟，每天敷两次，就能缓解鼻塞。

如果孩子因为呼吸困难而无法入睡，或频繁哭闹，父母可将孩子竖着抱起来，或改变一下孩子的睡姿，孩子的鼻孔会自然通气。

如何预防

1.适时、适量为孩子补充鱼肝油，增强孩子呼吸道的防御能力。

2.孩子的房间保持适当温度和湿度。

3.使用空调时，不可将风直接对着孩子吹，也不可使室内与室外的温度反差过大。

外耳道疖肿

外耳道疖肿主要发生在夏秋季节。出汗、洗澡时耳朵进水，泪水进入外耳道都有可能引起外耳道疖肿。孩子贫血、便秘、内分泌紊乱或免疫力低下时，也容易出现外耳道疖肿。

外耳道疖肿的症状

外耳道疖肿时会造成耳内剧痛，有时还会延伸到同一侧的头面部，使孩子在张口、打哈欠时感到疼痛。患了外耳道疖肿的孩子通常会出现拒乳、抓耳、摇头、夜间哭闹、难以入睡等症状。检查孩子的外耳道时，父母可发现耳道内有一个或多个红肿、隆起的小疖子。随着时间的推移，这些疖子会逐渐变软、流脓，最后慢慢消失。

外耳道疖肿不仅会给孩子带来身体上的痛苦，疖肿堵塞外耳道时还可以引起孩子听力减退。如果父母在触摸到孩子的耳郭、耳屏或耳前部位时发现孩子哭闹加剧，就应该考虑孩子是否患了外耳道疖肿，并尽快带孩子到医院检查治疗。

区别外耳道疖肿和急性中耳炎

外耳道疖肿和急性中耳炎的区别在于，外耳道疖肿在牵拉耳郭或按压耳屏时疼痛会明显加剧，急性中耳炎则不会出现这种现象。

外耳道疖肿的护理和治疗

外耳道疖肿初期，父母可用消过毒的纱布条蘸上10%鱼石脂软膏塞于外耳道患处，每天换1次药，连用3～4天，一般可以痊愈。如果错过了早期治疗，父母可通过局部热敷、紫外线或红外线照射及超短波理疗（每天3～4次）等方法进行治疗。

此外，父母还应用浓度为1%～3%的酚甘油为孩子滴耳，一天3次。外耳道分泌物可用3%双氧水洗净，再为孩子滴入氯霉素或酚甘油溶液。如果疖肿化脓，父母应尽快带孩子到医院进行手术排脓，并在医生指导下用抗生素控制感染。

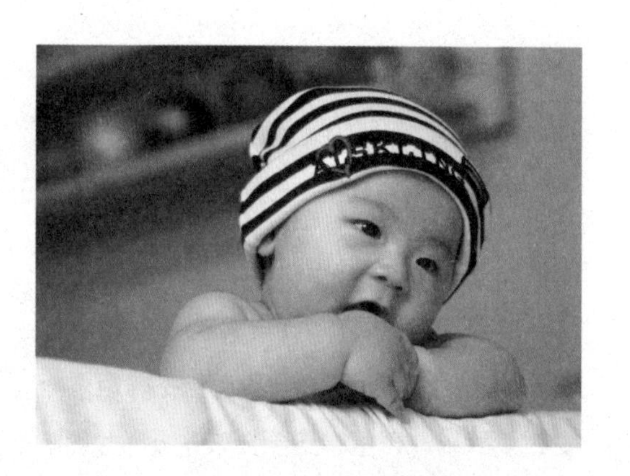

外耳道疖肿的预防

预防外耳道疖肿的关键在于保持皮肤的清洁、干燥。除了严禁为孩子挖耳外，父母还应注意防止洗澡时使污水进入孩子耳内。平时，父母还应及时为孩子剪指甲，以免孩子抓挠耳朵时损伤外耳道，引起外耳道疖肿。

髋关节脱位

髋关节脱位是孩子的股骨头从髋臼滑出的疾病。很多孩子从一出生就存在着髋关节脱位的症状，通常被认为是先天性的脱位。其实，这种脱位既有着胚胎期髋臼发育缺陷和遗传因素的影响，更多的则是孩子分娩时的机械因素及襁褓包裹方法不当造成的（比如，我国民间流行的捆蜡烛包的襁褓形式，就是造成孩子髋关节脱位的重要原因）。

髋关节脱位不易被发现

孩子早期出现的髋关节脱位可能双侧同时发生，也可能只在一侧发生，总的来说，女孩的发病率要高于男孩。和外伤等原因引起的髋关节脱位不同的是，这种脱位没有疼痛感，在孩子没学会走路前又不容易看出异常的表现，因此不容易被父母发现。但是，一旦错过了最佳的矫正时机（1岁以内为最佳矫正期），孩子的年龄越大，治疗的效果会越差，最终可能导致孩子双腿不等长、跛行、髋关节疼痛等不良结果，父母对此必须加以重视。

如何确定孩子是否髋关节脱位

髋关节脱位的早期表现是孩子髋关节的外展外旋受限制：如果将孩子患侧的髋部弯曲到90度，孩子的下肢将不能被平放在床上。若是单侧脱位，父母还可以看到孩子患侧的下肢比另一侧短。如果父母在孩子学会走路前看到这样的症状，应当想到孩子髋关节脱位的可能，并及时带孩子到医院检查。

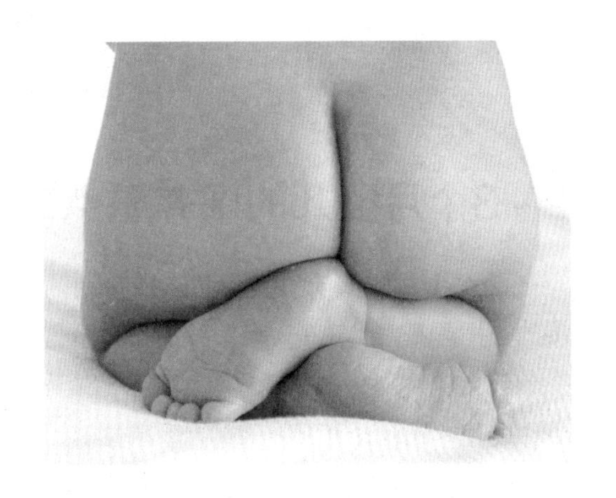

这里有三个简便方法，父母可以用来帮助自己确定孩子是否髋关节脱位：

观察臀纹法：让孩子俯卧在床上，观察其臀部下侧的横纹。正常情况下，孩子臀部两侧的臀纹是对称的，数量也相同。如果出现不对称或数量不一的臀纹，说明孩子有髋关节脱位的可能，应尽快带孩子到医院检查。

蛙式法：让孩子仰卧在床上，抬起孩子的膝关节，使它们保持像青蛙一样的姿势向两侧外展，观察孩子的膝盖是否能挨到床。如果两膝均能挨到床则为正常，如果一膝或两膝不能挨到床，则应到医院检查。

屈膝法：让孩子仰卧在床上，将其双脚对正，使其膝关节屈曲90度，观察孩子的膝盖是否等高。如果孩子的膝盖一高一低，最好带孩子去医院检查，因为这可能是髋关节脱位的表现。

另外，在给孩子换尿布时，父母如果听到孩子的大腿根“咔咔”作响，最好进行一下上面的检查，或带孩子到医院做进一步检查，因为这种声音预示着孩子的髋关节有脱臼的可能。

喂养的常识与方法

2~3个月婴儿的喂养重点

2～3个月的孩子生长仍然很快，所需要的各种营养也比较多。此时孩子每天所需要的热量仍为每天每千克体重100～120千卡，此外，还应补充300～400国际单位的维生素D。人工喂养的孩子每天需补充20～40毫升鲜榨果汁，早产的孩子则需从这个月开始补充铁和维生素E（如果是补充铁剂，每天可补充2毫克，维生素E则应每天补充25国际单位）。

继续坚持母乳喂养

如果母乳量充足，这个月最好继续坚持母乳喂养。母乳喂养时最好还是采取按需喂哺。如果孩子已经几次把乳头吐出来了，母亲还要坚持让孩子吃奶，就会使孩子的食量被逐渐撑大，造成营养摄入过剩，最后使孩子成为肥胖儿。

如果母亲因为上班等原因不能坚持纯母乳喂养，或出现母乳不足，可先采用补授法进行混合喂养。给孩子添加配方奶后，母亲应仔细观察孩子的食欲、生长发育和大小便情况，以免引起营养过剩或不足。

不要急着添加淀粉类食物

这个月的孩子消化系统还没有发育完全，体内的淀粉酶含量较低，还不具备消化淀粉的能力，父母不要急着给孩子添加米粉等含淀粉比较多的食物。最好除了水及少量稀释菜水、果汁外，父母不要给孩子添加任何辅食，以免使孩子出现不良反应。

2~3个月婴儿的母乳喂养

到了第3个月，孩子吃奶已经有了一定的规律，基本上每3小时要吃一次奶。由于已经有了一定的存食量，有些孩子夜间吃奶的时间向后推移，有些母亲会在此时出现母乳不足的情况。如果孩子变得比以前更爱哭、体重增长的速度下降或夜里醒来的次数增多，都说明母亲的母乳已经不够孩子吃了，这时需要适当地为孩子增加一些配方奶，以免影响孩子的发育。

预防母乳不足的办法

母亲们可以通过以下几个办法，来防止自己出现母乳不足：

1.多休息：如果体力不足，母乳的分泌就会大大受到影响，从而导致母乳不足。在发现自己有母乳不足的现象时，休息是母亲最应该做的事。如果孩子不哭闹，母亲可以暂时把孩子托给他人照管，自己抓紧时间睡一觉，或躺在床上闭上眼睛养一会儿神。

2.饮食科学、营养均衡：营养丰富、搭配合理的饮食是保证乳汁分泌的又一重要因素。如果不想让自己的乳汁早早地枯竭，母亲最好多吃富含优质蛋白质的鱼、肉、蛋类食物，多喝汤，少吃饼干、蛋糕、糖果、巧克力等经过精加工的碳水化合物，还要注意补充维生素和钙、铁等矿物质。

3.注意排空乳房：如果母亲因为外出或生病等原因无法及时给孩子喂奶，或孩子一时吃不完乳房中的奶水，母亲一定要及时把剩余的乳汁挤掉。这么做的原因想必母亲们很容易理解：乳汁的分泌是越刺激越充足的。使乳房保持在排空状态，不但可以避免多余的乳汁堵塞乳腺导管，引起回奶，还可以促进泌乳激素的分泌，促使乳房分泌出更多的乳汁来。

4.别吃避孕药：避孕药中含有大量激素，可以导致母亲内分泌系统的紊乱，使乳汁分泌减少，乳汁质量降低，还容易通过乳汁进入孩子体内，给孩子正常的生长发育造成不利影响。所以，医学上通常建议母亲不要在哺乳期服用避孕药。

上班族母亲的母乳喂养

到这个月，有的母亲可能已经休完产假，准备回单位上班了。即使边上班边哺乳会比休假哺乳来得辛苦，很多母亲还是愿意尝试。当然这样做是好的：母乳喂养的优势不用再说，单说在心理上，坚持哺乳的母亲就可以免去因为停止哺乳而带来的心理负担，还可以继续享受哺乳带来的温馨和快乐。从具体实践的方面讲，只要事先做好准备，采取科学的方法，母亲是完全可以做到上班、哺乳两不误的。

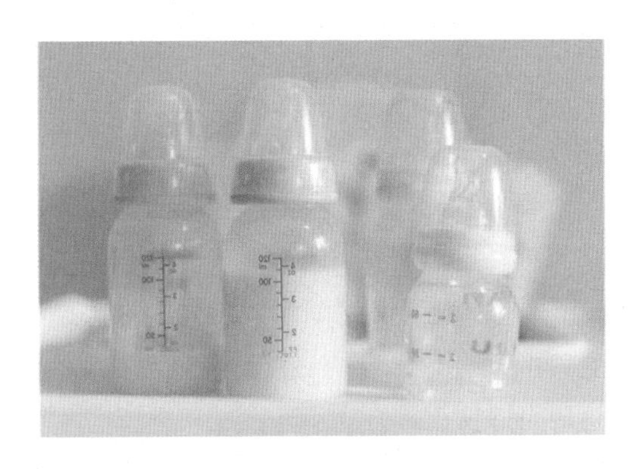

让孩子学会用奶瓶喝奶

想边上班边哺乳，首先要做到的是让孩子学会用奶瓶喝奶。这项工作可以从上班前半个月开始做。母亲可以先把母乳挤到奶瓶里，然后减掉1～2次亲自哺乳，让其他人用奶瓶喂孩子，使孩子慢慢适应这种新的吃奶方式。与此同时，母亲还要根据上班后的作息来调整孩子的喂奶时间，使孩子逐渐适应改变了的吃奶规律，不至于因为喂奶时间的突然变动而挨饿。

做到了这两点，母亲就可以放心去上班了。每天上班前、下班后，母亲可以亲自喂奶，让孩子吸吮自己的乳房。中午可以让家人用奶瓶给孩子喂事先准备好的母乳。

上班时怎样收集母乳

上班时，母亲应该带上吸奶器、奶瓶、保温桶、冰块等工具，利用工作的休息时间收集母乳。一般情况下，母亲应该每隔3小时挤1次奶，使自己的乳房有规律地排空，以防母乳分泌量减少。收集来的母乳可装入保鲜袋里，放入装有冰块的保温桶中或单位的冰箱中保存。

加热冷冻母乳的方法

冷冻的母乳可以先用冷水退冰，再用不超过50℃的热水隔水温热，最好不要用微波炉加热，以免出现冷热不均的现象。不要用炉火煮沸加热，以免破坏母乳中的营养成分。这里需要注意的是，退过冰而没加热的母乳不能再冷冻，只能冷藏。加热后的母乳不能再冷冻或冷藏，如果孩子吃不完，最好丢弃。

2～3个月婴儿的人工喂养

人工喂养的孩子在这个月会进入食欲的旺盛期，如果不加以控制，就会使孩子饮奶过量，导致早期肥胖和厌奶。这时孩子每天所吃的配方奶应该控制在900毫升以下。如果一天喂6次，每次应不超过150毫升；如果一天喂5次，每次应不超过180毫升。

注意补充维生素D

为了促进孩子对钙的吸收，预防佝偻病，父母应注意及时给孩子补充维生素D。补充维生素D的传统方式是给孩子服用鱼肝油。一般从满月后开始服，先是每天1滴，逐渐增加到每天3～5滴。如果孩子吃的奶粉中添加了足够的维生素D，也可以不用再服鱼肝油，以免维生素D摄入过量，引起中毒。

过量服用鱼肝油会使孩子的消化系统、肝脏、甲状腺、心脏等重要脏器受到伤害，一定要注意避免。

吃配方奶的孩子别随便补钙

为了预防佝偻病，现在大部分配方奶中都会添加钙。父母可以根据奶粉罐上标注的成分比例和孩子一天的吃奶量计算一下孩子每天摄入的钙有多少。

如果孩子通过吃奶每天可以摄入300毫克钙就不用额外补充，只要补充维生素D就可以了。如果随便补钙，会给孩子的肾脏造成过多负担，很容易使孩子患上肾结石。

2～3个月婴儿的常见喂养难题

怎样度过“暂时性哺乳期危机”

“暂时性哺乳期危机”是一种很常见的哺乳现象，主要表现为本来母乳充足的母亲突然发现自己的乳汁分泌减少，乳房没有胀奶的感觉，喂奶半小时左右孩子又哭闹着要吃奶，并且体重增加不明显等一系列症状。“暂时性哺乳期危机”通常在产后2周、产后6周和孩子3个月时发生，主要是由于孩子发育迅速、需要量增大，母亲由于疲劳和紧张导致喂奶次数减少，乳房被吸吮不够等原因引起的。母亲恢复月经、母婴生病也可以诱发“暂时性哺乳期危机”，但比较少见。

既然以“暂时性”命名，说明这个“危机”实际上并不严重，只要采取恰当的应对措施，并加以坚持，“危机”是很容易被化解的。母亲们通过什么方法可以度过这个“危机期”呢？看看下面的这些建议吧！

- 保证充足的睡眠。
- 尽量放松心情，减少紧张和焦虑。
- 适当增加哺乳次数，让孩子多吸吮自己的乳房。
- 每次每侧乳房至少让孩子吸吮10分钟以上。
- 孩子或母亲生病不能哺乳时，将奶挤出来，用奶瓶或小匙喂给孩子。
- 母亲月经期间可以增加1～2次哺乳，经期过后母亲的泌乳量会恢复如常，这时可以按正常方式哺乳。

上班时怎样挤乳

边上班边哺乳的母亲们绝大多数都会遇到在上班时间挤乳的问题。一般情况下，母亲需要每隔3小时挤一次，否则就会使乳汁积存在乳腺导管中，引起胀痛和回奶。

挤乳时，母亲可以找一个既安静又隐秘的角落(比如休息区的隐蔽角落，空无一人的会议室等)，用自带的挤乳器或双手把乳汁挤出来，装入消过毒的保鲜袋或奶瓶里，放入保温桶或单位的冰箱里保存。

为了方便挤乳，母亲上班前最好换上前开口的胸衣，并把挤乳器消好毒，放入干净的塑料袋中保存。挤乳前一定要记得洗净双手，以免手上的细菌、病毒等致病源污染乳汁。挤完乳后，母亲可以用奶瓶刷把挤乳器刷干净，用开水烫一烫，再放入专门的保鲜盒或保鲜袋中保存，以备下一次使用。

用手挤乳的操作步骤

1.准备挤乳工具：干净的碗或杯（装奶用）、奶瓶或保鲜袋、防溢乳垫、奶瓶保温盒、毛巾、干净纱布(清洁乳房用)。

2.将双手彻底洗净，用干净的纱布蘸水，将乳房擦干净。

3.轻柔地按摩乳房，或在乳房上敷一条温热的毛巾，帮助乳汁分泌和流出。

4.将准备好的容器靠近乳房，一手呈“C”形托住乳房，另一只手的拇指、食指和中指放在乳头后2.5～4厘米的乳晕处轻轻挤压，迫使乳汁流出。

注意：挤压时不要用手指摩擦皮肤，以免引起皮肤红肿。如果挤乳时有痛感说明动作有误，需重新调整大拇指与食指的位置。

母乳的储存

挤出来的母乳可以用奶瓶、保鲜袋和塑胶筒等容器储存。储存前一定要给这些容器消毒，然后再把母乳装入其中。

装母乳时应该注意，每次都不要装得太满，应该留下1寸（1寸≈3.33厘米）左右的空隙，以免冷冻保存时母乳结冰，涨破装母乳的容器。

为了不浪费，母亲最好将挤出来的母乳分成60～120毫升为一份的小份（具体多少看孩子的食量），分别装入专门的容器中，并在上面标上日期，然后再放入冰箱。

母乳的储存有冷藏和冷冻两种方式。冷藏温度一般为0℃～4℃，可保存8天；如果用冷冻室保存，但经常开冰箱门，保存期为3～4个月；如果是深度冷冻室，并且不经常开冰箱门，则可保存6个月之久。

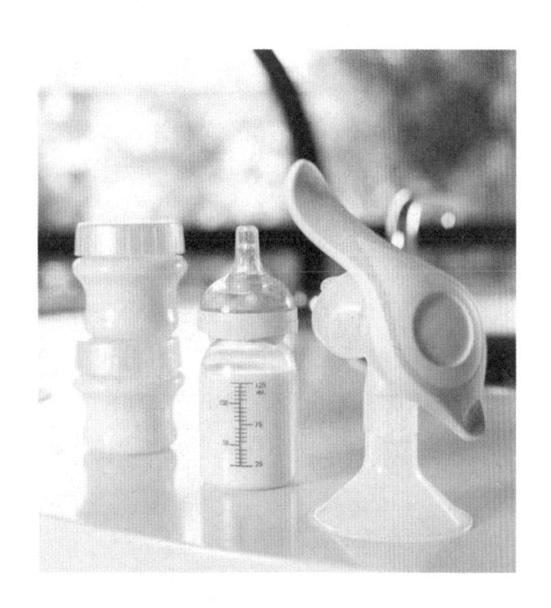

环境与异常情况

2～3个月婴儿睡眠的变化

2～3个月的孩子睡眠差距比较大，觉多的孩子一天可以睡20个小时，觉少的孩子一天睡12个小时就够了。无论睡眠时间长还是短，只要孩子饮食正常、睡得香、睡醒以后精神好、身体发育正常就都是正常现象，父母不用担心。

不要用使劲摇晃的方法哄宝宝睡觉

有些父母喜欢左右摇晃着哄孩子睡觉，其实，这种做法是很危险的，最好不要这样做。因为3个月以内的孩子头相对较重，颈部肌肉又很软弱，遇到震动不能利用自身的反射性保护机能保护自己，很容易使孩子的头部受到震动，轻者引起脑震荡，重者可引起脑损伤，甚至留下永久性后遗症。因此，用力晃摇篮、推拉婴儿车、把孩子抱在怀里使劲晃动等哄睡方法是非常不可取的，一定要立即停止。

孩子睡眠不好要从细节方面找原因

孩子的睡眠和很多因素有关。如果孩子睡觉不踏实，容易醒，或晚上不睡觉，父母就该从下面这些方面找找原因，看是不是有一些细节性的事情没有做好：

- **睡眠环境**：孩子的卧室是否安静，空气是否新鲜，温度和光线是否合适。
- **饮食**：是否没吃够奶或口渴。
- **衣着**：是否穿得太厚，被子是否太厚。
- **大小便**：尿布是不是该换了。
- **睡眠规律**：白天是否睡得太多，导致晚上太过兴奋，睡不着。
- **疾病**：是否患有感冒、消化不良等疾病，是否腹胀。

找到了原因，迅速消除使孩子不能入睡的因素，孩子就容易睡安稳了。

不要随便打断孩子睡眠

睡眠对孩子的生长发育十分重要。如果孩子经常睡眠不足，不但会使孩子在醒来后没精神、活动及交往能力差，还会影响孩子认知能力的发展。认知能力的发展对孩子视觉、听觉、嗅觉、注意力、处理信息的能力和沟通能力等智能的发展很关键。可见，让孩子睡个安稳觉，对孩子的正常发育有多重要。

孩子经常打鼾应尽快到医院检查

有些孩子睡觉时会发出轻微的鼾声，如果偶尔出现，可能是由于孩子的呼吸通道比较狭窄，空气通过时受阻引起的，不必过分担心。如果孩子经常打鼾，并且鼾声较大，就说明孩子患了儿童鼾症，必须尽快治疗。

防止婴儿受到宠物的伤害

鉴于宠物容易引起寄生虫病和毛发过敏，大部分有孩子的家庭都会选择不养宠物。一些热爱宠物的父母往往坚持“宠物无害”的观点，不肯将家里的宠物送走。这时，父母就应该多了解一些孩子和宠物相处的知识，以免不经意中铸成大错。

养宠物容易引起的问题

寄生微生物病：一般的猫和狗身上都会寄生真菌，如果侵犯到孩子的皮肤可以使孩子头部、面、颈、胸等部位长癣，如果治疗不及时，还会反复感染或传染给别人。狗的体内还容易携带狂犬病毒，一旦咬伤孩子，很容易使孩子患狂犬病，给孩子造成致命危险。

寄生虫病：猫狗等宠物的身上容易长寄生虫：猫的消化道中可以寄生10种寄生虫，还可以寄生跳蚤；狗的身上则可以寄生蛔虫、钩虫、绦虫、旋毛虫、弓形体、球虫、狗虱等寄生虫，可以通过粪便、分泌物、皮毛接触等途径传染给孩子。

被宠物攻击：国外很多家庭都发生过宠物攻击孩子的惨剧。一般情况下，狗会把晃动的摇篮看成猎物加以攻击。如果此时孩子恰好睡在摇篮里，就会成为宠物的攻击对象。如果父母过分宠爱孩子而忽视宠物，宠物会把孩子看作和自己抢夺爱的“对手”，从而寻找机会攻击孩子。

窒息：猫撕咬孩子的可能性较小，但也不能掉以轻心。它们常常会跳到孩子身边和孩子玩耍。如果它们的身体或皮毛挡住了孩子的口鼻，就会导致孩子窒息。

怎样使宠物和孩子安全相处

无论多么爱宠物，父母也应该时刻意识到宠物可能给孩子带来的危险，做好各种预防措施，避免宠物伤害孩子，或给孩子的健康造成各种各样的威胁。

要做到这一点，父母们应该从哪些方面入手呢？

- 不要让孩子单独和宠物待在一起。小婴儿对宠物的伤害是毫无抗拒之力的。如果想确保孩子安全，父母最该做的就是时刻陪着孩子，不要让宠物随便接近孩子，更不要让宠物对孩子做出攻击性的举动。
- 给宠物注射疫苗。宠物鸟类应该注射禽流感等疫苗。
- 做好驱虫工作。如果家里有孩子，一定要定期带宠物到医院、防疫站驱虫：1岁半以下的幼犬、1岁以下的幼猫应一个月驱虫一次；成年犬半年驱虫一次，成年猫一年驱虫一次。如果发现宠物的粪便里有寄生虫，要随时驱虫。
- 给宠物搞好卫生。除了必要的户外活动，所有宠物都应该养在家里，不能让它们在外面流浪。宠物所吃的食物、所喝的水都应该清洁，最好喂熟食。宠物的便盆及便

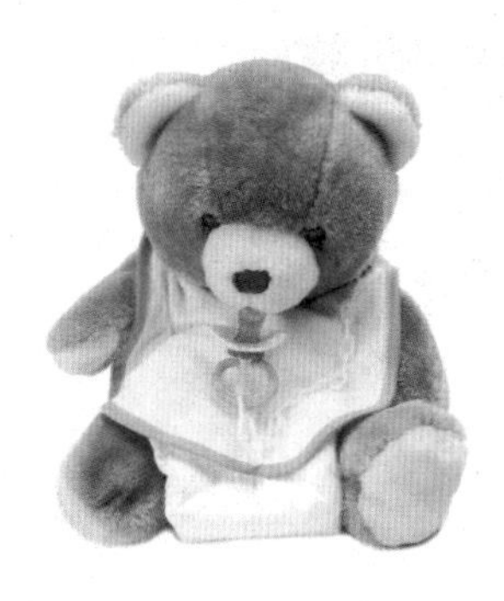

盆周围要勤打扫、勤清洗，确保干净。要定期给宠物洗澡，并将宠物掉落的毛发及时清理掉。

● 搞好家里和家人的卫生工作。如果家里养了宠物，一定要勤搞卫生，特别是孩子居室的卫生，把孩子被宠物身上的寄生虫或寄生微生物感染的概率降到最低。此外，所有家人都应该养成良好的卫生习惯，接触宠物后要用肥皂彻底洗手，吃饭前、接触孩子前也要先洗手。

● 给宠物以及时、恰当的关爱。宠物也是有感情的。如果父母因为爱孩子的缘故经常冷落宠物，对宠物要求温存的表现视而不见，甚至粗暴地对待宠物，宠物就会把孩子看作和自己抢夺“爱”的竞争对手，从而找机会攻击孩子。即使要照顾孩子，父母也应该给宠物足够的注意和关心，以免宠物因为嫉妒和愤怒故意“捣蛋”。

● 让孩子和宠物保持安全距离。尽管做了诸多预防，哪对父母也不能保证绝对不会出问题。所以，让孩子和宠物保持一定的距离还是十分必要的。父母应禁止宠物和孩子一起睡觉，并将宠物使用的碗盘、便盆等用品放在孩子够不到的地方。鱼缸、鸟笼等东西更要远离孩子，以防孩子过敏或被感染。

出现意外时的紧急处理

● 猫狗咬伤、抓伤：立即用肥皂水冲洗伤口半小时以上，然后迅速带孩子到医院治疗。

● 鸟啄伤：仔细清洗孩子被啄伤的创口，然后尽快带孩子到医院治疗。这里需要注意的是，鸟啄伤的伤口一般比较深，清洗时可用消毒棉签仔细清洗伤口内部，不要简单地冲一冲了事。

● 被宠物扑咬：如果孩子身上有伤口，除了立即止血，还应迅速给医院打急救电话求助。这时不要轻易移动孩子的身体，可轻轻呼唤孩子看是否有反应，并在原地等待医院的救援。如果孩子没有受伤，父母应该考虑到孩子受惊吓的可能，可以抱起孩子轻轻摇晃或哺乳，必要时可以做出打骂闯祸的宠物的姿态，消除宠物惊吓给孩子带来的心理阴影。

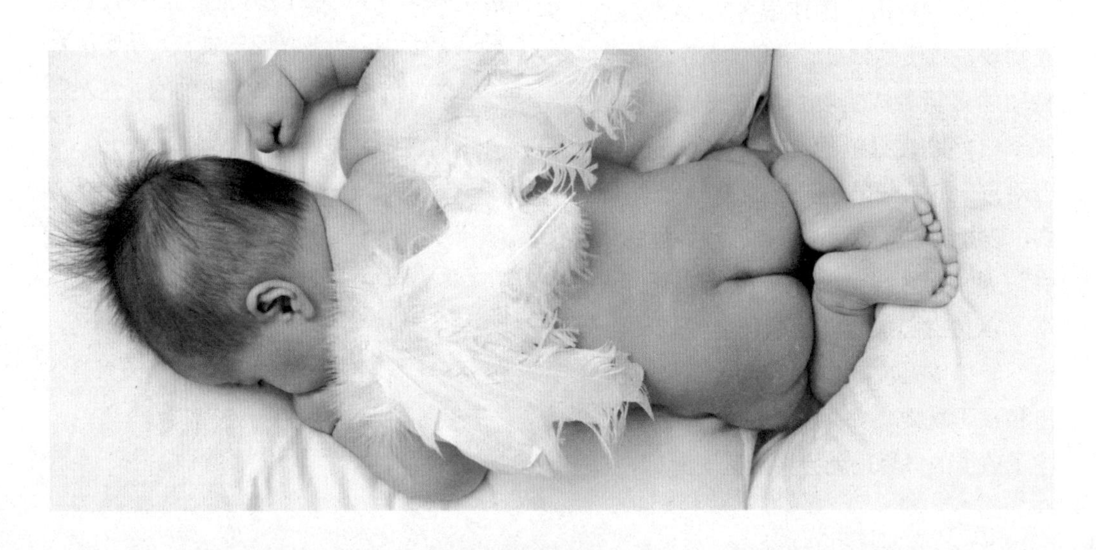

防止婴儿受到蚊虫叮咬

夏天，父母就应该把防蚊、驱蚊看作一件大事，努力保护孩子免受蚊子的骚扰和危害。

一些简单实用的防蚊妙招

1.挂蚊帐：挂蚊帐是最传统的驱蚊方法。它的好处是安全、无毒，不会对孩子产生任何刺激，防蚊效果也不错；缺点是不稳定，一旦孩子或大人将蚊帐弄得有了缝隙，蚊子就会长驱直入，不能起到防蚊的效果。

2.点蚊香：目前家庭中使用的蚊香主要有两种，一种是盘香（就是普通蚊香），一种是电蚊香。盘香的主要成分是除虫菊酯，有一定毒性（毒性比较小），却有不错的驱蚊作用；还有些蚊香为了增强驱蚊效果，添加了有机氯农药、有机磷农药、氨基甲酸酯类农药等杀虫剂，驱蚊效果是好了，毒性也大大上升了。这些蚊香会对孩子产生一定的危害，不建议有孩子的家庭使用。电蚊香和盘香比起来，电蚊香的毒性要小得多，属于高效又比较安全的驱蚊方法，但是，电蚊香毕竟也有一些毒性。如果想用电蚊香来驱蚊，最好放在通风良好的地方，并且使用的时间不要太长。

3.涂防蚊液：防蚊液的主要成分是DEET，它能散发出使蚊子害怕的气味，从而达到驱蚊的效果。防蚊液的浓度越高，散发的驱蚊气味越浓，驱蚊效果就越好。对于一般人来说，只要防蚊液的浓度控制在50%以内，就没有什么副作用。孩子的肌肤和呼吸系统都比较娇嫩，所使用的防蚊液浓度一定不能高于10%。使用前，父母可先将少量防蚊液涂在孩子的上臂内侧看看是否过敏，如果确认没有不良反应，再大范围地给孩子涂抹。不要涂在孩子的手、脚上，以免孩子吃手或吃脚时将防蚊液吃进体内。

4.花草防蚊：茉莉、万寿菊、除虫菊、薄荷、薰衣草、丁香、天竺葵、百里香等花草都可以散发出蚊子不喜欢的气味，使它们不敢靠近，但一定要确保孩子对花粉和花香气味不会过敏，否则就不能在家里摆放花草驱蚊。

孩子被蚊子叮了怎么办

蚊子叮咬后会在孩子的皮肤表面留下一些酸性物质，使孩子感到痒。父母可以用一些碱性肥皂水给孩子清洗被叮咬的地方，帮助孩子止痒。为了避免孩子抓破皮肤引起感染，父母要注意限制孩子的抓挠。为避免过敏，花露水、风油精、宝宝金水最好少用。实在太痒的话，父母可以摘一片芦荟叶子洗净，挤出汁水涂在孩子的皮肤上，可以起到止痒的作用。

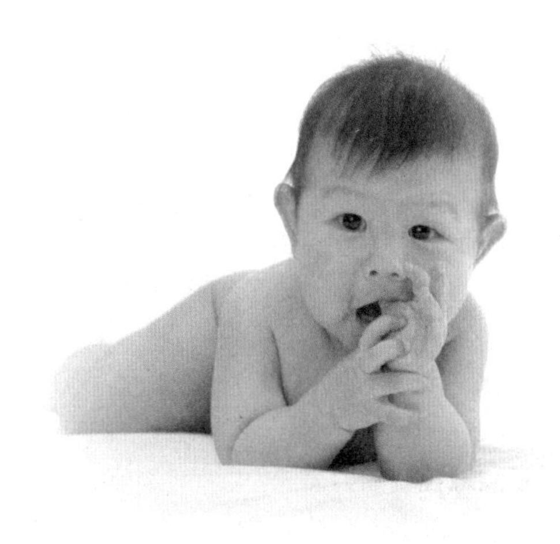

不要将防蚊液涂在宝宝的手、脚上，以免宝宝吃手或吃脚时将化学物质吃进去。

婴儿皮肤的护理

孩子的皮肤一般需要3年才能基本发育成熟，在此之前皮肤特别娇嫩、敏感，很容易受刺激，也容易出现各种皮肤问题，父母一定要小心护理。

孩子的皮肤特点及护理对策

容易过敏

孩子的皮肤比较薄，也十分娇嫩，很容易被外物渗透，对易过敏和有毒物质的反应比成人强烈得多，一不注意就会引起过敏。

问题表现：起湿疹，出现红斑、红疹、丘疹、水泡，甚至脱皮。

护理对策：使用婴儿专用洗护用品，并注意一次别用太多。

因摩擦受损

孩子的皮肤厚度只有成人的1/10，并且表皮是单层细胞，真皮层中的胶原纤维又比较少，皮肤弹性不足，很容易因为摩擦受损。

问题表现：发红、起丘疹、破皮。

护理对策：使用纯棉尿布，贴身衣服选用纯棉质地的产品；不要用碱性洗衣粉或洗涤剂清洗孩子的衣物、尿布；在孩子的皮肤皱褶处扑一些细腻、无杂质的爽身粉。

酸碱控制能力差

由于皮肤没有发育完全，孩子只能靠皮肤表面的一层天然酸性保护膜来保护皮肤。一旦这层膜被破坏，很容易引起感染。

问题表现：皮肤发红、脱皮、长脓疱（黄水疮）。

护理对策：不能用肥皂、酒精或其他碱性洗护用品为孩子清洁皮肤，应选择中性或婴儿专用的洗护用品。

角质层尚未发育成熟

此时孩子的皮肤角质层还没有发育成熟，真皮及纤维组织比较薄，皮肤非常敏感，抵制干燥环境的能力很弱。

问题表现：容易起皮、干燥。

护理对策：使用不含香料、酒精的婴儿专用护肤品；母亲最好和孩子使用同一种护肤品，并且不要随意更换；冬天不要经常给孩子洗澡，特别注意不要用较烫的水洗。

色素层薄

刚出生不久的孩子皮肤中的黑色素很少，色素层比较薄，很容易被阳光中的紫外线灼伤。

问题表现：容易晒伤。

护理对策：避免在强烈的阳光下曝晒；夏天只能在树荫下活动；外出时要注意避开阳光直晒。

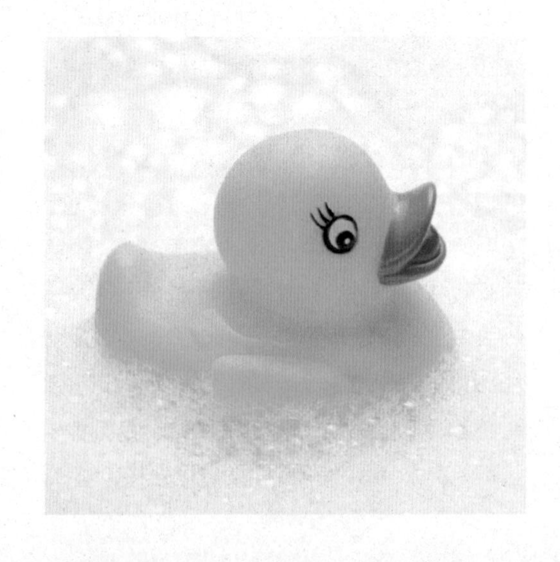

2～3个月婴儿无须进行排便训练

到了第3个月，孩子的大小便开始变得有规律起来：一般每天大便3～4次，小便20次左右。

这时，有的父母会顺势开始在睡前、醒后、吃奶前后、外出前、回家后定时给孩子把尿，希望帮孩子形成固定的排尿习惯。

孩子排便训练的时机要基于身体、行为和认知成熟度决定，没有一个固定的时间，每个孩子准备好的时间各不相同，具体指征大概包括：

① 身体指征

孩子可以走和跑得很稳；每次小便的量很大，一次就可以让尿布湿得厉害；上一次小便后能维持两个小时左右尿布干燥；午间休息尿布可以维持干燥。

② 行为指征

可以静坐5分钟左右；对他人上厕所感兴趣；讨厌尿布，无论干的湿的；渴望独立做事情；不反抗排便训练。

③ 认知指征

排便前可以告知，甚至可以稍微等待；能服从简单指令。

以上指征不用全部符合，但至少要有80%的符合率，才可以开始真正的排便训练，所以对于小婴儿，这种“排便训练”也不是可取的。

其实，偶尔的把尿成功不等于说宝宝可以开始进行排便的训练了！教会三四个月的宝宝按时排便是没有什么意义的。

婴儿指甲的护理方法

孩子的指甲长得非常快，如果不及时修剪，不仅容易藏纳污垢，使孩子感染细菌、病毒和其他致病微生物，还容易使孩子抓伤自己。长指甲还容易劈裂，引起孩子的指尖出血。如果穿脱衣服时勾住衣服的线头，还容易扳伤孩子的手指。

怎样给孩子剪指甲

给孩子剪指甲前，父母应先为孩子准备一把专用的指甲刀。为避免伤着孩子，父母应该用前部呈弧形的指甲刀或钝头的小剪刀给孩子剪指甲。如果担心孩子乱动，可以选择在孩子吃奶时或睡着后给孩子剪指甲，不要在孩子玩得正高兴时剪。

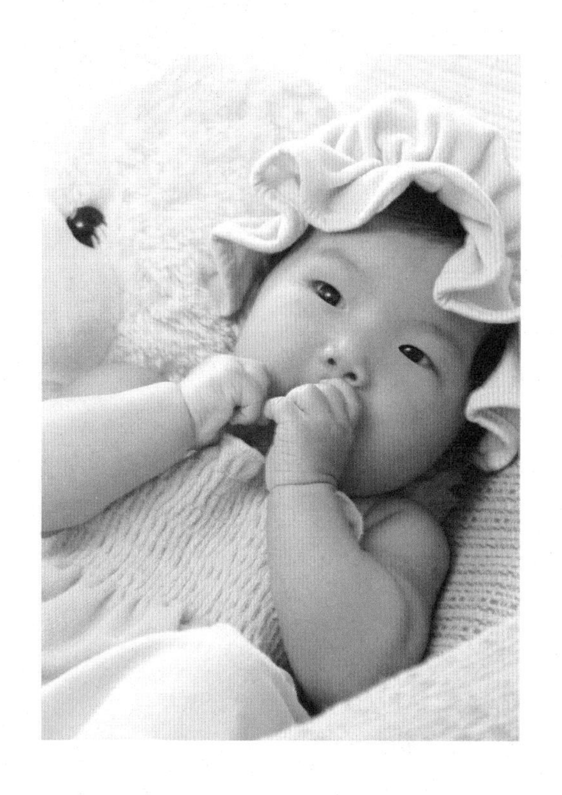

剪指甲时，父母可以用一只手的拇指和食指牢固地捏住孩子的手指，另一只手持指甲刀（或小剪刀）从一端沿着指甲的自然弯曲轻轻转动指甲刀，将指甲剪下，不要用指甲刀紧贴着孩子的指尖修剪，以防剪到孩子的手指。剪好后，还应检查一下指甲边缘有没有方角或尖刺，并将它们修平。如果指甲缝里有污垢，不要用刀尖或其他锐利的东西清理，而应在剪完指甲后用清水冲洗干净。

如果不小心伤到孩子的手指，父母应赶快用消过毒的纱布或棉球压迫伤口。待伤口不再流血后，可为孩子涂抹碘酒或消炎软膏消毒。

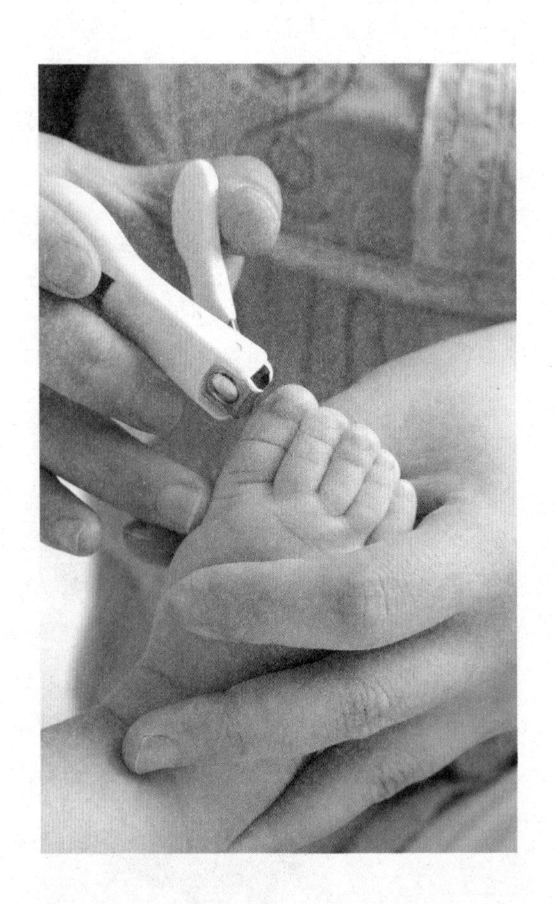

父母给宝宝剪脚趾甲时，只要剪平即可，不必修成圆弧形。

至于多久剪一次，父母可以根据孩子指甲的生长速度灵活掌握。一般情况下，父母每周应该帮孩子剪1次指甲。

除了手指甲，孩子的脚趾甲也应该及时修剪。由于孩子的脚活动幅度比较小，不容易抓破自己，剪的时候只要剪平即可，不必修成圆弧形。

观指甲知健康

一般情况下，孩子的指甲是粉红色的，半月地带颜色稍淡，甲面光滑，有韧性。如果指甲出现异常，往往说明孩子患有疾病，父母应尽快带孩子到医院检查。

如何护理爱流口水的婴儿

到了第3个月，大部分孩子会开始流口水。虽然长流不止的口水会使父母觉得很烦恼，但对孩子来说，这却是一个必须经历的阶段。

流口水时的护理

孩子的口水偏酸性，又含有一些有腐蚀性的消化酶，如果任其流淌，流到孩子的嘴角、脸蛋、脖子甚至胸部时，很容易腐蚀孩子皮肤最外面的角质层，或导致霉菌感染，使孩子的皮肤发红、长湿疹，因此必须及时擦干，并在平时的生活中小心护理。

用柔软毛巾擦拭

给孩子擦口水最好用柔软、吸水性强的棉手帕或毛巾，不要用含香精的湿纸巾给孩子擦拭，以免使孩子的皮肤受到刺激。给孩子擦口水的手帕和毛巾要经常洗烫，以免引起感染。给孩子擦口水时，动作一定要轻，最好轻轻地把手帕或毛巾贴在孩子的皮肤上，将口水吸干，而不是来回擦干。为了预防皮肤受损，父母还可以用温水洗净口水流过的地方，然后为孩子涂上润肤露，保护孩子的皮肤。

使用围嘴

为了防止口水弄脏衣服，父母还可以用干净、柔软、吸水性强的毛巾做成围嘴，给孩子围在身上。过大、过长、有太多花边的围嘴，用橡胶或油布做成的围嘴都不适合孩子，最好不要选用。父母可多做几条围嘴轮流使用，及时给孩子更换被口水打湿了的围嘴。只有保持围嘴的整洁和干燥，孩子才会感到舒服，并乐于使用。

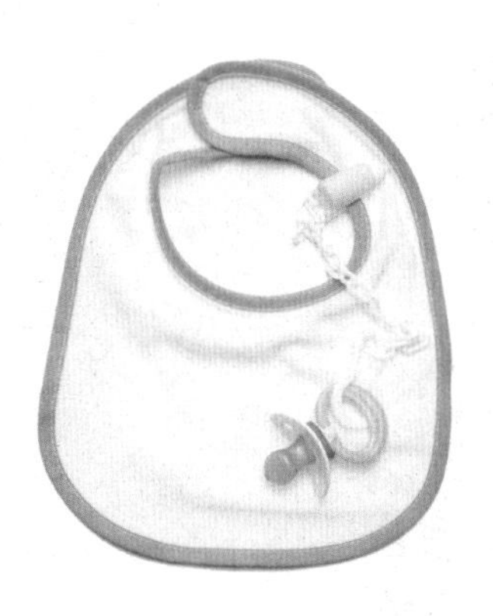

哪些疾病能引起流口水

流口水是孩子发育过程中的必经阶段，只要孩子健康、正常，流得再多也没有关系。但是，有些疾病也可以引起流口水，这时就需要提高警惕了。

可以引起孩子流口水的疾病有：

脑部疾病：如脑性麻痹、智能发育滞后等，这种原因引起的流口水通常持续不断，同时孩子的吸吮能力比较弱，吃奶时经常呛咳。

先天性自主神经功能障碍：除了口水很多，孩子还经常发烧（体温超过38℃、不明原因的高烧），爱流汗，但泪水很少，甚至完全没有眼泪。

口腔炎：孩子不但流口水，嘴唇、嘴角还会出现水疱。

感冒：感冒很容易引起鼻塞，孩子因鼻塞而呼吸不畅时会张口呼吸，这时就会流口水。

给婴儿喂药的注意事项

生了病往往需要给孩子喂药，这时，父母们就遇到了麻烦：哪个孩子喜欢吃药呢？遇到喂药，大部分孩子的反应都是紧闭小嘴，大哭大闹。结果，父母累得满头大汗，还是无法完成“任务”。其实，这是喂药方法不对造成的。如果能找到正确的方法，再给孩子喂起药来，就会轻松得多了。

喂药前的准备

给孩子喂药先要准备好药品。孩子们都不喜欢吃味道苦、涩、酸或有特殊气味的药，父母在为孩子选择药品时要充分考虑到这一点，尽量选择孩子喜欢的口味（比如水果口味的药水、糖浆等）和剂型，以免使孩子产生逆反心理，拒绝吃药。

此外，父母还应该洗净双手，把喂药用的小匙、滴管、水杯或喂药器放在方便拿到的地方。除了给孩子漱口的白开水，最好再准备些糖水，帮助孩子消除药液残留在口中的不舒服的味道。

喂药的时间选择

喂药的时间最好选择在两次吃奶中间，一般在第二次吃奶前30分钟至1小时进行。这样可以避免孩子吃完药后又吃奶而呕吐。如果所喂的药对胃的刺激性比较大（如铁剂），可以选择在吃奶后1小时喂。

喂药的具体操作

不同的药有不同的喂法，现在把几种药物的喂药步骤罗列在下面，希望能给父母提供一些帮助：

药水、糖浆的喂服步骤

1.母亲抱着孩子（让孩子半躺在自己的手臂上）坐在床上或椅子上。

2.用手指轻按孩子下巴，让孩子张开小嘴。

3.用滴管或针筒式喂药器吸取少量药液，慢慢送进孩子口中。

4.轻抬孩子下颌，促使其吞咽。

5.重复上述动作，直到喂够应服的剂量。

6.用小匙舀一些白开水喂到孩子口中，给孩子漱口。如果药水味道苦涩，可以给孩子少喂一些糖水，帮孩子消除口中的味道。

油类药物（如鱼肝油）的喂服步骤

1.母亲抱着孩子坐好，用上述方法让孩子张开嘴。

2.用滴管吸取适量药物（有些鱼肝油是小剂量的尖头胶丸，只要剪开口直接滴即可），慢慢送入孩子口中。

3.用小匙舀少量白开水喂到孩子口中，帮孩子漱口。

药片的喂服步骤

1.将片剂碾碎，并捣散成粉状。

2.用小匙取少量药粉，加入少许糖粉，用温开水调成糊。

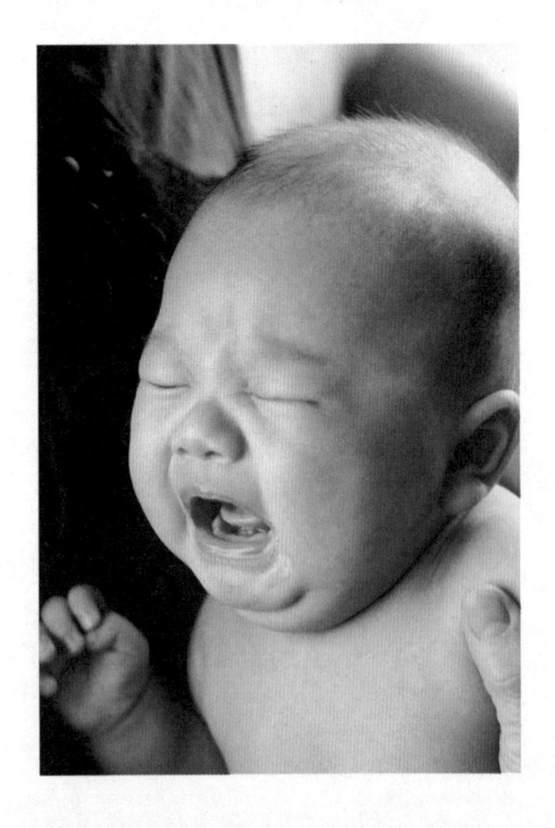

3.用上述方法使孩子张开嘴。

4.将药糊送入孩子口中。

5.在奶瓶中装入适量白开水给孩子吮吸，帮助孩子将药咽下。

给婴儿请保姆的注意事项

孩子慢慢长大了，母亲的产假也已经接近尾声。如果母亲准备上班，家里又没有老人帮忙带孩子，父母就该考虑请保姆的事情了。

请什么样的保姆合适

由于孩子还小，照顾婴儿又需要一定的知识和经验，父母首先应该考虑请做过母亲的女性作为孩子的保姆。为使孩子得到更科学的照顾，父母还应考虑保姆的文化程度和生活习惯等问题，最好请有高中以上文化、城市人，有过职业生涯，有幸福家庭、年龄在45岁以下的女性做保姆。这样的女性一般能够根据先进的育儿理念来照顾孩子，并且更愿意为孩子尽心尽力，孩子在保姆的照顾下发生危险的概率要小得多。

不请文化程度太低的小姑娘当保姆

没有做过母亲、文化水平又不高的小姑娘不适合做照顾小婴儿的保姆。由于没有带孩子的经历，普通的护理工作做不好还在其次，一旦遇到些紧急状况，她们往往手足无措，很难进行科学处理。一般的意外只会让孩子吃点苦，如果遇到窒息等危急状况，保姆的不当处理甚至有使孩子死亡的危险。

不要频繁更换保姆

选择好保姆后，父母应该做好长期和保姆相处的打算，不要频繁更换保姆。孩子虽然小，但对外界也有了一定的感知能力，对护理他的人更要有一个熟悉和适应的过程。频繁更换保姆，只会使孩子对护理人的适应期拉长，还会使孩子对世界的认知产生混乱感，因而变得缺乏安全感，很容易焦躁，睡觉不踏实，食欲降低，甚至引发心理疾病。

和保姆相处时的注意事项

保姆也是人，也有自己的主见和计划，更需要主家的尊重。保姆带孩子时，父母有什么意见应当客气、婉转地向保姆表达，千万不要觉得自己花钱了就可以毫无顾忌，不顾保姆的感受，用命令、不容置疑的语气支使保姆做这做那，这样只会挫伤保姆的工作积极性，最终受苦的还是自己的孩子。

另外还要注意的是，如果自己在家，照顾孩子的事尽量自己做，实在做不了再请保姆帮忙，不要对保姆过分要求。

平时相处中，父母最好嘴甜一些，多随着孩子称呼保姆，多肯定保姆的成绩，让保姆切实感受到主家对自己的尊重和对自己工作的肯定，以更高的热情进行工作。如果父母能在过年过节时买些礼物到保姆家拜访一下，和保姆及保姆的家人拉拉家常，对拉近彼此的距离，鼓励保姆更加努力工作是非常有好处的。

2～3个月婴儿的体能与动作训练

2～3个月的孩子已经有了一定的运动能力，可以短暂地竖头、抬头，还有了翻身的欲望。父母如果能抓住时机对孩子进行一些训练，对促进孩子的体能发展和运动能力发展都有十分积极的意义。

竖头训练

竖头训练应该在孩子觉醒状态下进行。父母可以在孩子睡足了觉、吃够了奶，心情又很好的时候，把孩子竖着抱起来，让孩子背对自己，用两手分别支撑住孩子的枕后、颈部、腰部和臀部，让孩子看自己面前的东西。这样抱不仅可以帮孩子竖头，还可以开阔孩子的视野，大部分孩子都喜欢这种训练。

俯卧抬头训练

这个月的孩子俯卧时头能抬成45度以上的角度，还可以坚持几秒钟。在孩子吃奶后1小时左右、不哭不闹的时候，父母可以把孩子放在床上，让孩子进行俯卧抬头练习。这样的训练不仅可以促进孩子早日抬头，还可以锻炼孩子胸、背部的肌肉，增大孩子的肺活量，对孩子的大脑发育也很有好处。

翻身训练

到了这个月，许多孩子会尝试翻身，但大多数不能自己完成翻身动作。这时，父母可以给孩子帮帮忙：先让孩子仰卧在床上，帮孩子把左腿放在右腿上，握住孩子的手轻轻拉拽，然后用右手指轻轻刺激孩子的背部，促使孩子主动向右翻身，翻至侧卧位，再进一步至俯卧位。如果想让孩子向左翻身，则换一个方向操作。

抓握训练

这时孩子还不会握东西，但父母应该积极开展对孩子的抓握训练，帮助孩子早日形成这种能力。

● 在孩子清醒时，父母可以将一些带把并能晃出声响的玩具送到孩子手里，让孩子学着抓住它们。

● 在孩子能看得见的地方悬挂一些颜色鲜艳、能摇出响声的玩具，扶着孩子靠近那些玩具，并把着孩子的手去够取、抓握、拍打它们，每次3～5分钟，每日数次，也能起到训练孩子抓握能力的作用。

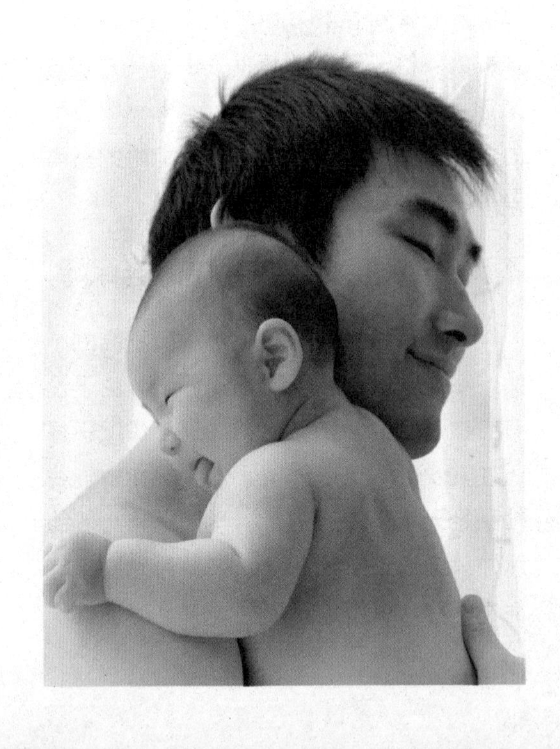

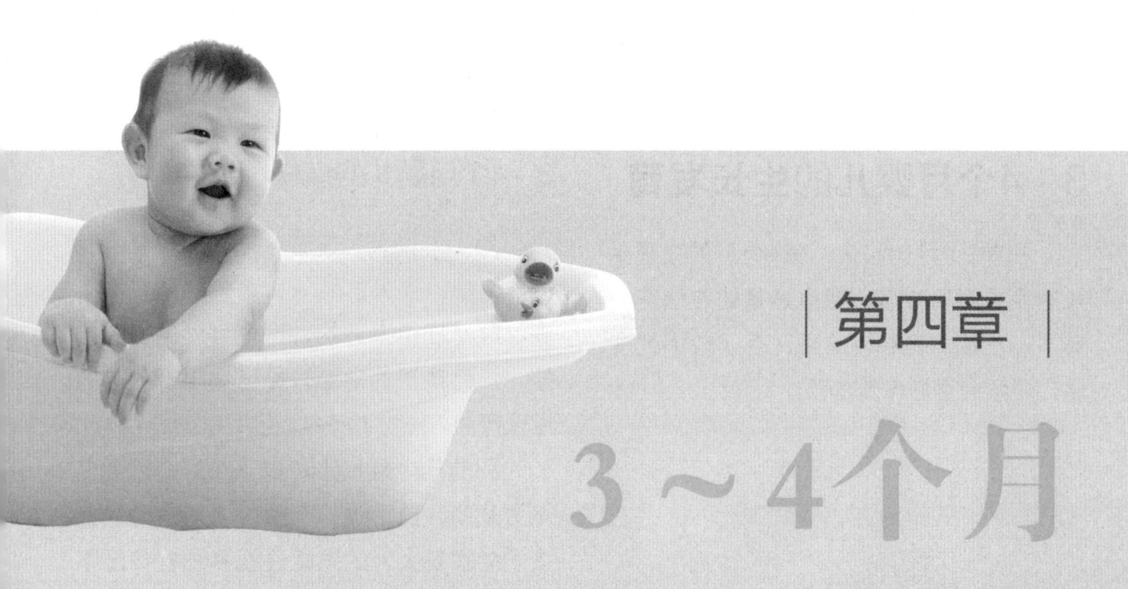

第四章 3～4个月

4个月大的孩子的颈部脊椎已经出现向前的生理弯曲，睡觉时该枕枕头了。

此时孩子对淀粉有了一定消化能力，人工喂养的孩子可以尝试着添加米粉、米汤等稀糊状的淀粉类食物了，但不要一下子加得过多、过快。

感冒、肺炎、中暑、败血症、肠套叠都是可以致孩子死亡的疾病，应当特别注意预防和治疗。

4个月的孩子已经能够翻身，父母可帮助其进行翻身等动作练习。

坠床是这个月的孩子非常容易发生的意外，必须时刻注意提防。

过度呵护对孩子有害无益，一定要注意避免。

意外事故的发生是没有先兆的，唯一的对策是小心、小心、再小心。

成长与发育进程

3～4个月婴儿的生长发育

和前3个月比起来，第4个月的孩子生长速度虽有所减慢，但也还是处在快速发育期，不但相貌和以前相比有了较大的变化，还学会了许多新本领。

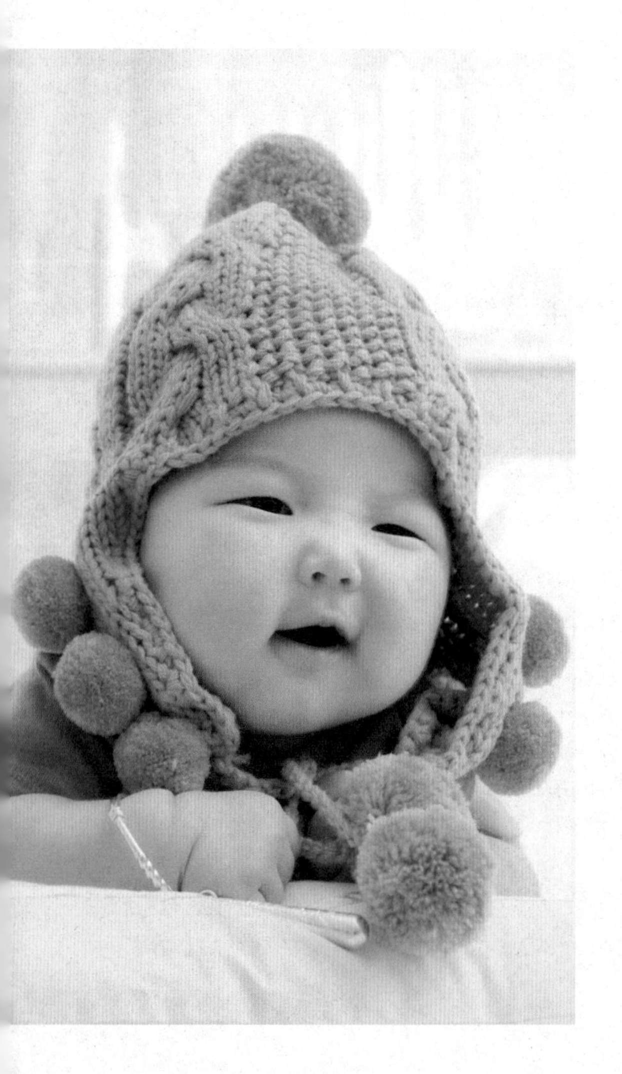

3～4个月婴儿的模样

到了“百天”左右，孩子的模样会变得非常招人喜爱：脑袋大大的，额头很丰满，脖子挺得直直的，像个可爱的大头娃娃。这时孩子的颈部脊椎已经出现向前的生理弯曲，睡觉时该枕枕头了。

和前几个月相比，孩子在这个月会变得更开朗、更活泼。有陌生人来的时候，孩子会瞪着大大的眼睛注视着那些自己不认识的人。如果父母对孩子微笑，孩子通常也会回赠给父母一个快乐的笑容。如果父母做滑稽的动作逗他，孩子更会开心地咯咯大笑起来。

3～4个月婴儿的基本发育指标

这个月的孩子生长发育仍然较快，身长、体重等发育指标在本月都会出现比较明显的增长。

体重：男孩6.8～9.0千克，女孩5.3～8.3千克。本月增加600～700克。

身长：男孩59.7～69.3厘米，女孩58.5～67.7厘米。本月增加1.5～2.0厘米。

头围：男孩平均约41.25厘米，女孩平均约39.90厘米。

胸围：男孩平均约41.75厘米，女孩平均约40.10厘米。

牙齿：个别孩子在本月萌出第一颗乳牙（一般为下边的门牙）。

3~4个月婴儿的生理特点

唾液腺发育，消化淀粉的能力增强

在前3个月的基础上，这个月的孩子唾液腺的发育已经良好，不仅唾液的量增多了，唾液中淀粉酶的活性也增强了。这意味着孩子对淀粉类食物有了比较好的消化能力，父母可以尝试着开始给孩子添加米粉、米汤等稀糊状的淀粉类食物了。父母在添加淀粉类食物时要注意控制节奏，不要一下子加得过多、过快，否则孩子的肠胃受不了，还是会引起消化不良或腹泻，影响孩子的生长发育。

食量差距拉开了

孩子与孩子之间的食量差距在这个月会表现得尤为明显。母乳喂养的孩子因为是按需喂哺，只能从吃奶次数上看出分别。人工喂养的孩子则可以从每一次吃奶中感觉到不同：食量大的孩子一次可以吃200毫升，食量少的孩子每次仅仅吃120毫升就够了(有的甚至吃不到120毫升)。

睡觉时间推后，睡眠时间变短

4个月的孩子每天睡14～16个小时，比起新生儿时期要短得多。现在孩子晚上睡觉的时间也大大推后了，以往一到七八点钟就困倦不已的孩子，到这个月居然可以一直等到10点钟左右和父母一起入睡。

情感需求增加，社交欲望增强

虽然才100多天大，还是个十足的“小不点”，父母也别忽视了孩子的心理需求。这时，孩子已经有了属于自己的情感需求，看见父母和喜欢的人知道主动要求抱抱，清醒的时候更渴望和亲近的人接触了。如果父母能多陪孩子玩一玩，多逗逗孩子，对孩子的情感发育和社交能力培养都是非常有好处的。

3~4个月婴儿的能力

这个月孩子的进步很大，不仅各种感觉能力继续发展，视听等不同感觉之间也开始建立联系，语言、动作能力也大大提高了。

视觉发展、视听联系及手眼协调性的发展

4个月的孩子可以看到2～3米范围内的物体，还会随着物体的移动进行追视。此时的孩子最喜欢看色彩鲜艳的物体，尤其喜欢红、橙、黄等暖色调颜色，对红色更是情有独钟。

此时孩子的视觉和听觉也已经形成了联系，听到声音知道转过头去寻找声源。看到眼前有东西时，大部分孩子的反应是伸手去抓。父母在孩子的小床周围悬挂一些色彩鲜艳、触感好、会发出声响的玩具，或经常往孩子的手里递一些玩具让孩子玩，对刺激孩子的感官，促进孩子视、听、触觉和动作的发展都是很有益的。

动作的发展

在这个月里，孩子会学会许多新动作，令爱子心切的父母们激动不已。

头部动作

在这个月里，孩子的头能够随自己的意愿转来转去，眼睛也会随着头的转动而左顾右盼，孩子显得越发聪明、活泼。将孩子趴着放在床上，孩子可以用两臂支撑起前半身，把头稳稳地抬起来。

拉坐、扶坐

如果孩子仰卧在床上，父母用双手抓住孩子的手腕，轻轻向上拉，孩子会随着父母的力量坐起来。这时孩子的颈部已经有力量支撑头部，头也会随着抬起来。如果父母扶着孩子的腋下和髋部，孩子还可以坐上一会儿。

侧身

这个月的孩子还会出现一个巨大的进步，就是学会了侧身。仰卧在床上时，孩子可以凭自己的力量把身体侧过来，甚至从侧卧变成俯卧，但还不会从俯卧位变回侧卧或仰卧位。因此，父母不能让孩子俯卧睡觉，以免发生窒息。如果孩子自己从仰卧翻成了俯卧，父母应在旁边看着，及时帮孩子把身翻过来。

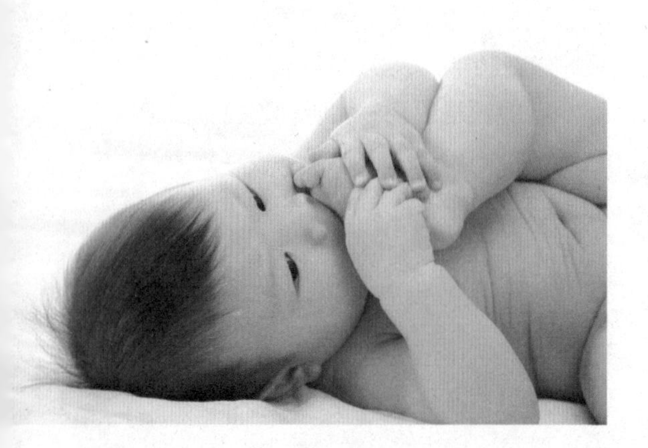

手部动作

这时孩子对自己的小手很感兴趣，独自躺在床上时，经常把双手放在眼前观看，还会把两手握在一起，或用一只手抓另一只手玩耍。到第4个月末，孩子的小手已经可以自由地合拢和张开，握持反射会在这个月渐渐消失。

腿部动作

有的孩子在这个月会喜欢上蹬跳：两手放在孩子腋下，扶着孩子站在父母的腿上，孩子会一蹬一蹬地跳跃。

原有的行走反射在这个月仍然没有消失。时不时地扶着孩子在床上“走一走”，对促进孩子早日学会走路无疑是有好处的。

语言能力的发展

第4个月是孩子咿呀学语的重要阶段。当孩子感到高兴，或父母和孩子亲昵而温柔地说话时，孩子会露出甜蜜的微笑，嘴里不断发出“哦哦啊啊”的学语声。此时父母应多和孩子说说话，鼓励孩子和自己“长篇大论”地“对话”，或让孩子多听轻松愉快的音乐和歌曲，对孩子听力和语言的发展都是很有益的。

孩子的常见疾病

感冒

感冒是人们最熟悉的常见病，不但大人容易得，孩子也无法避免。90%以上的感冒都是由病毒引起的。普通感冒是由以冠状病毒为主的多种病毒引起的，流感是由流感病毒引起的。普通感冒对孩子的威胁性不大，经过4～7天的发病过程（有时会持续到10天），通常会自行痊愈。流感对孩子的危害比较大，除了起病急、病情重外，还很容易引起中耳炎、肺炎、支气管炎、心肌炎、脑膜炎等并发症，甚至会给孩子造成生命危险。

感冒的临床症状

孩子患普通感冒的症状主要有发热、流鼻涕、咳嗽、鼻塞、易烦躁、哭闹增加等。患流行性感冒后，孩子会迅速出现高烧、爱发脾气、食欲大减、扁桃体红肿、全身无力等症状，接着会咳嗽、流鼻涕，严重时还会出现腹痛、呕吐等肠胃症状。流感引起的发烧可能持续3～5天，对孩子的威胁比较大，父母一定要注意。

如何预防感冒

对流感来说，接种流感疫苗是增强孩子对流感病毒抵抗力最有效的方法。鉴于流感多在秋冬季节发生，每年的10月份是接种流感疫苗的最佳时机，父母应该及时带孩子到医院或防疫站接种流感疫苗。

除此之外，父母最应该做的就是切断病毒的传播途径了。感冒病毒主要通过飞沫、“口—手”和“手—手”传播。为阻断病毒传播，父母应该经常开窗通风，保持孩子居室的空气流通，还要注意在抱孩子前彻底洗净双手。如果母亲患了感冒，给孩子喂奶时要戴口罩，尽量降低孩子受传染的概率。感冒流行的季节，父母应少带孩子到公共场所去，更不要让孩子接触感冒病人。

为增强孩子的抵抗力，6个月以下的孩子最好进行母乳喂养，并带孩子进行适度的室外活动。天气变化时，父母应及时为孩子增减衣物，以免使孩子受凉，诱发感冒。

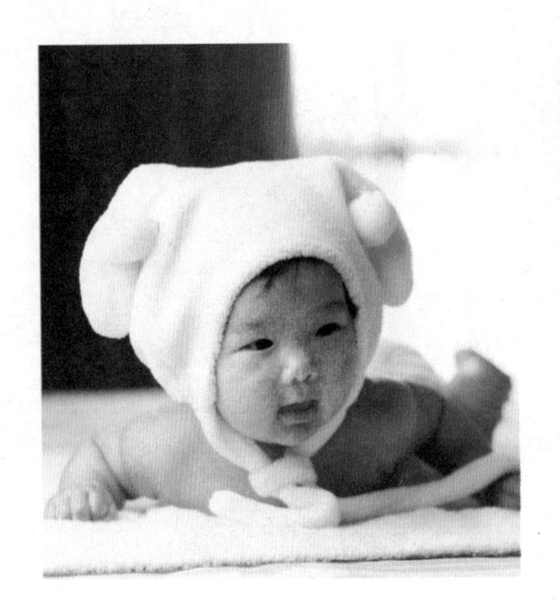

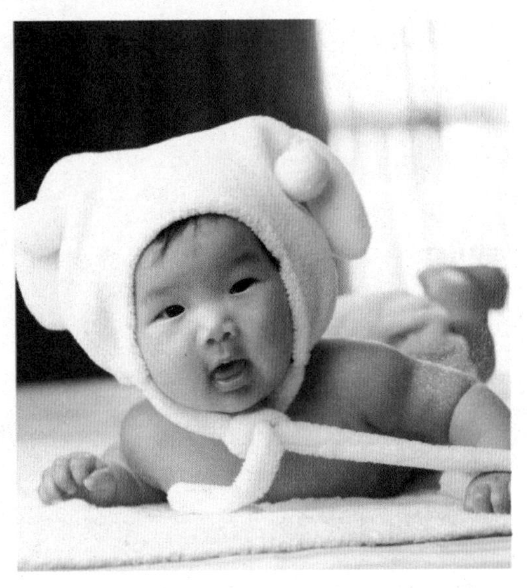

患感冒后的护理

普通感冒

孩子患了感冒，父母一定要注意观察孩子的体温，最好每隔2个小时测量一次。一旦孩子的体温超过39℃，应当尽快采取措施退热。如果不想让孩子口服退热药物，父母可以用冷毛巾敷额头、冰枕、冷水擦浴等方式为孩子进行物理降温。

除了及时为孩子处理鼻塞和鼻涕，父母可让孩子多喝水，多休息，还可适当喂孩子一些果汁或蔬菜水，为孩子补充维生素C。

发热期间尽量不要给孩子洗澡，以免加重病情。

流感

孩子患了流感，父母应立即对孩子的卧室和孩子的日常用品进行消毒，以保证孩子生活环境的安全、清洁。孩子的卧室可用食醋熏蒸法进行消毒，孩子的日常用品可用开水、甲酚皂溶液（来苏水）浸泡，也可以用碘酒擦拭消毒。

流感容易引起高热，父母应每隔1小时为孩子测量一次体温。如果出现高热，要及时采取降温措施。

保持充沛的体能是孩子提升免疫力、战胜流感的重要条件。感染流感期间，父母应让孩子多卧床休息。孩子盖的被褥、穿的衣服厚薄要适宜，既不要让孩子受寒，也不要让孩子大量出汗。

对孩子进行护理时，父母还应多观察孩子的呼吸、脉搏等情况。如果发现情况不对，要赶紧带孩子去医院。

哪些情况需要立即就医

- 发热超过4天。
- 出现惊厥。
- 扁桃体周围脓肿。
- 并发中耳炎。

肺炎

肺炎是2岁以下的婴幼儿很容易患的呼吸系统疾病。和新生儿肺炎不同的是，孩子在婴幼儿期患肺炎通常是由细菌或病毒感染引起的。患感冒、水痘等疾病的孩子也很容易发生肺炎。肺炎对孩子的危害性比较大，严重的肺炎会使孩子出现心功能不全，甚至造成死亡。

肺炎的典型症状

肺炎通常是上呼吸道感染向下蔓延所致，主要症状有咳嗽、呼吸急促、流涕、发热（有时会出现高热，且会持续2～3天）等。发病3～6天后，大多数孩子会出现咳嗽加重、发绀（口唇青紫，有时候甚至连舌头都会发青）、呼吸困难等症状；有的孩子还会出现食欲减退、呕吐、腹泻、精神萎靡或嗜睡症状。

怎样确定孩子是否患了肺炎

轻度的肺炎和感冒有些类似，父母们很容易把这两者相混淆。其实，只要掌握了“四看一数”的简易诊断法，父母们可以很轻松地把肺炎和感冒区别开来。

“四看”

一看发热。肺炎发热孩子体温多在38℃以上，并持续三四天不退；感冒发热则很少出现如此高热，持续时间也比较短。

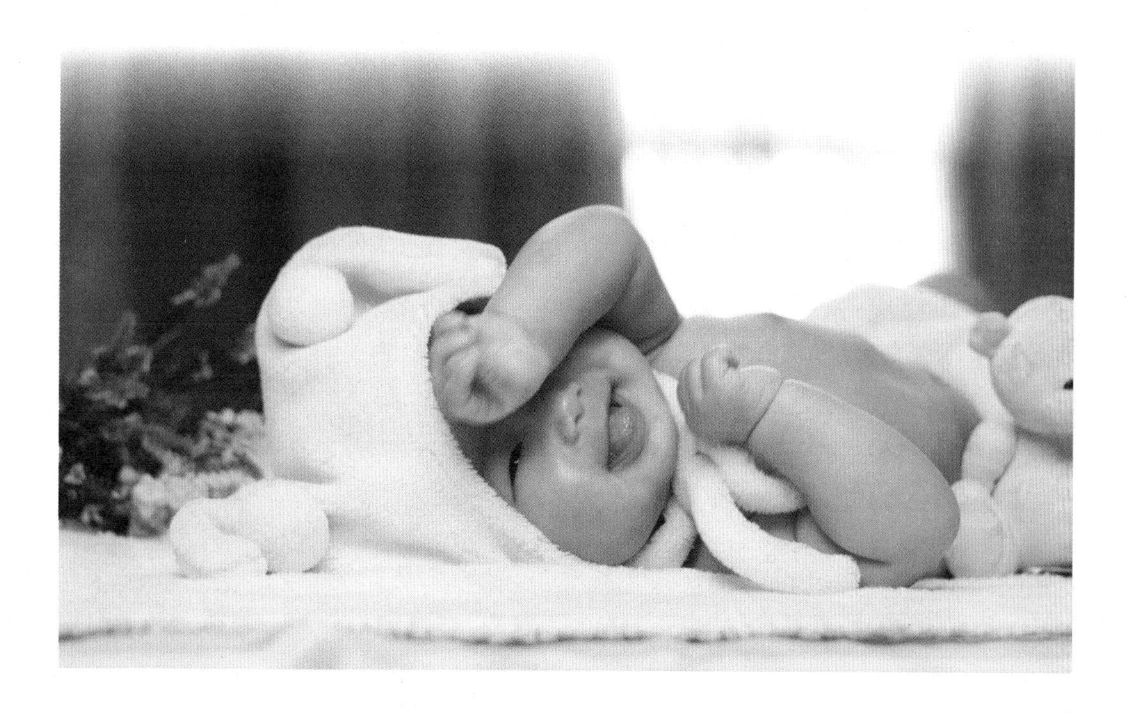

二看孩子的咳嗽及呼吸情况。肺炎引起的咳嗽比较严重，孩子多有呼吸困难、喘气现象；感冒引起的咳嗽一般较轻，很少引起呼吸困难。

三看精神。感冒对孩子的精神影响不大，孩子患感冒后玩耍、睡眠几乎和平时一样，不会发生很大的变化；如果孩子在发热、咳嗽的同时有精神萎靡、烦躁的情况，发生肺炎的可能性比较大。

四看饮食。感冒对孩子的饮食影响较小，即使因此减少吃奶量，也不会减很多；肺炎则会使孩子的食欲明显下降，甚至使孩子拒食。如果孩子一吃奶就哭闹，并具有以上所说的肺炎症状，发生肺炎的可能性比较大。

“一数”

“一数”是数呼吸次数。肺炎可以使孩子的呼吸变快。如果孩子的呼吸每分钟大于50次，就可能是患上了肺炎。

如何预防

1 预防肺炎的第一个要点是远离感染源。秋冬流感流行季节一定要少带孩子到公共场所去，以免无意中传染孩子。家里有人患了感冒一定要远离孩子。如果母亲患了感冒，喂奶时最好戴上口罩，防止通过呼吸道传染给孩子。

2 被动吸烟很容易引发肺炎、气管炎，为了孩子的健康，父亲和其他男性成员一定不要在家中吸烟。为保持室内空气清新，父母应定时开窗通风透气，并注意尽量使室内的温度、湿度保持在适合孩子生长发育的水平上。

3 增强体质、提高孩子对疾病的抵抗力也是预防肺炎的一个重要方面。遇到天气晴朗的时候，父母应多带孩子到室外进行空气浴、日光浴。平时在家时，父母可以多帮助孩子活动活动手脚，做做婴儿体操，或勤给孩子洗澡，通过运动和洗浴刺激增强孩子的体质，提高孩子的抗病能力。

4 经常感冒的孩子可适当服用黄芪、转移因子口服液等提高免疫力的药物，但一定要在医生指导下服用。

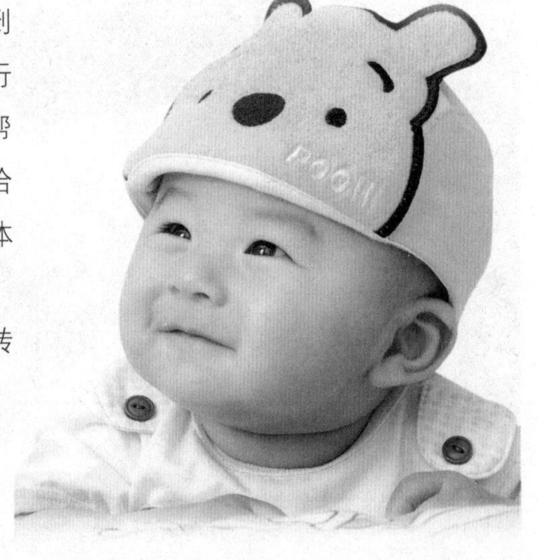

肺炎的家庭护理

孩子患了肺炎应尽快到医院诊治。如果不需要住院，父母应在家小心护理，促使孩子早日痊愈。

环境： 孩子住的房间室温应该保持在18～22℃，湿度应保持在50%～60%为宜。如果天气好，父母应注意打开窗户进行通风，同时借阳光中的紫外线杀灭房间内的病毒和细菌。

衣物： 不要给孩子穿、盖太多衣物，以防孩子过热，诱发呼吸困难。

休息： 一定要让孩子休息好。孩子安静时可以平卧，父母要注意每隔2～3小时帮孩子翻一次身，仰卧、左右侧卧交替进行，以防肺部长时间受压。帮孩子翻身时，父母应轻轻拍打孩子背部，帮助孩子排痰，促进炎症的吸收。如果孩子咳嗽或气喘，父母可将孩子抱起来，或用枕头等物将孩子背部垫高，使孩子呈半躺半坐位，减轻孩子的呼吸困难。

饮食： 3～4个月的孩子如果患了肺炎，最好吃母乳。如果是人工喂养，可将配方奶调得稀一点，少量、多次地喂给孩子，同时给孩子补充果汁、菜水等富含维生素的流质辅食。不管是母乳喂养还是人工喂养，都要注意多给孩子喝水。

症状监测： 在家休养时，父母应注意观察孩子的体温、脉搏、呼吸、血压、皮肤、神志、精神状态的变化。如果发现孩子出现烦躁不安、面色发灰或青紫、喘憋、出汗、口周青紫、脉搏明显加快等异常，应立即通知医生采取措施救治。

中暑

中暑的表现

孩子中暑的典型表现是不出汗的高热。如果通过测量肛温和耳温发现孩子的体温达到38℃以上，孩子的皮肤发红、发热、干燥、无汗，孩子表现得十分烦躁，爱哭闹，呼吸及脉搏加速，就说明孩子已经中了暑。如果不能及时处理，孩子会变得更加萎靡或烦躁，甚至进入抽搐或昏迷状态。

婴幼儿容易中暑的原因

2岁以下的孩子体表面积相对较大，容易吸收环境中的热量，排汗功能和循环能力却比较差，比较难以排出体内的热量，因而很容易发生中暑。

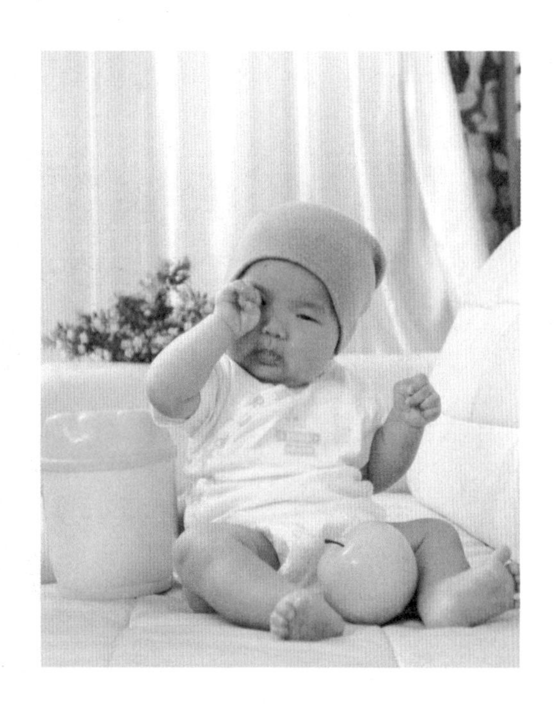

中暑后的紧急处理

1.发现孩子中暑后，父母应尽快把孩子转移到阴凉通风的地方，并将孩子的衣服解开。如果孩子呕吐，父母应及时将孩子口中的呕吐物清理干净，尽量帮孩子保持呼吸通畅。

2.想办法让孩子的体温尽快降下来，可以将孩子包在浸过冷水的毛巾里，也可以用凉水为孩子擦洗身体，但是不要用冰块为孩子降温，也不要用电扇直接对着孩子吹。当孩子的体温降到39℃左右时，父母应停下来观察孩子的体温是否继续下降。如果孩子的体温下降，可以不用继续采取降温措施，让它自然恢复正常。如果再次上升，不但要继续降温，还应该尽快向医院求援。

3.如果孩子昏迷，清醒前不要让孩子进食或喝水。孩子意识清醒后，父母可喂孩子一些绿豆汤、淡盐水解暑，但要注意少量多次，每次的饮水量不能超过300毫升。

怎样预防中暑

预防中暑的关键在于让孩子远离高温环境。如果天气炎热，孩子的卧室一定要注意保持通风，并将室温保持在30℃以下。如果气温太高，中午和下午2点以前不要带孩子外出，并注意勤为孩子洗澡。

即使开了冷气，孩子在密闭的车内也很容易中暑。所以，父母们要牢记这一点，千万不要把孩子单独留在车内。

如果孩子出现发烧或腹泻症状，父母要注意为孩子补充水分，以免导致孩子脱水，进而引起中暑。

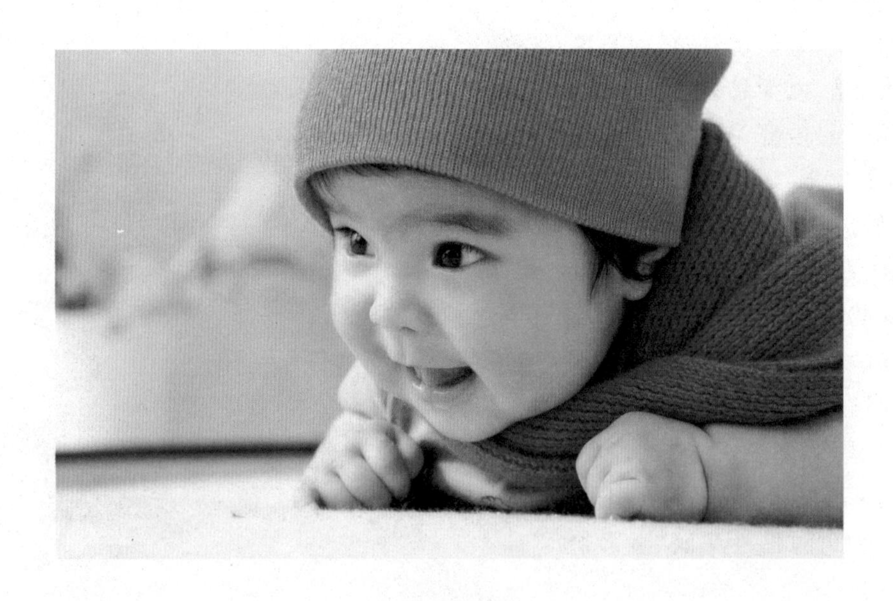

败血症

败血症是由金黄色葡萄球菌、革兰阴性杆菌等致病菌侵入血液并生长繁殖，在血液中释放毒素造成全身感染的重症感染性疾病。婴幼儿因为年龄小，机体免疫力差，一旦受到感染很容易扩散，引起败血症。

败血症容易引起中毒性肠麻痹、中毒性肝炎、心肌炎、心力衰竭、弥散性血管内凝血（DIC）、休克等严重并发症，一旦确诊应尽快住院治疗。

败血症的临床症状

败血症并非一开始就病势凶猛。实际上，只有少数孩子在发病初期才表现出高热、寒战等病情发展迅猛的症状。大多数孩子发病初期只是有些精神不好，四肢无力，脸色不如以前红润，吃奶少，呕吐，还会莫名其妙地哭闹和嗜睡，呼吸急促，体温也会有些不正常。如果孩子出现面色苍白、发绀、呻吟、呼吸困难或皮肤出现花纹、硬肿等症状时，往往已经不是早期了。

所以，父母应该多观察孩子，一旦发现孩子出现无法解释的异常现象，应考虑到患败血症的可能，并尽快带孩子到医院检查诊治。

怎样预防

败血症是由致病菌感染扩散至全身血液引起的，想预防败血症，一定要尽量避免感染。

3岁以下的孩子皮肤尚未发育完全，皮肤屏障比较薄弱，一定要注意避免皮肤损伤，防止致病菌通过孩子的皮肤黏膜引起感染。父母可以这样来保护孩子的皮肤：

- 经常带孩子到户外活动。借助阳光中的紫外线杀灭孩子体表的病菌，增强孩子皮肤的坚韧性，帮孩子提高抵抗力。
- 经常给孩子洗温水澡。经常洗澡（每周2次以上）可以清除孩子皮肤表面的病菌和污垢，促进血液循环，保护上皮组织细胞，增强孩子皮肤的防御能力。
- 孩子的衣着应柔软、宽松。质料粗糙、剪裁过紧的衣裤容易使孩子的皮肤受到磨擦，从而引起破损和感染。
- 不要让孩子玩有尖角的玩具或棍棒，以防戳破孩子的皮肤，引起病菌侵入而发病。
- 如果发现皮肤破损，应及时用消炎药水为孩子清洗、消毒，以防感染。

肠套叠

肠套叠是一部分肠管套入相邻的肠管中导致肠道梗阻的病变。急性肠套叠是一种常见的小儿急腹症，不但发病急、症状重、进展快，还容易误诊。如果治疗不及时，极有可能造成肠坏死，危及孩子的生命。

肠套叠的临床症状

肠套叠的发生一般没有预兆。发生时，孩子会因为突然出现的腹痛而大声啼哭、双膝蜷曲，表情痛苦，有时还会呕吐。这种剧烈疼痛只持续一小会儿，过一会儿孩子又会和平时一样玩笑。但是，第二轮疼痛袭来时，孩子又会开始大哭大闹，并很难平静下来。发病前12个小时，孩子还可以解出正常的大便，随着套叠时间的延长，孩子会排出血便或形如果酱的黏性大便。父母如果触摸孩子的腹部，还可以在孩子的上腹部摸到类似腊肠的包块。

婴儿极易发生肠套叠

与成人相比，婴儿的肠管长度与身体的比例相对较大（成人的肠管长度大约是身体的4.5倍，婴儿的肠管长度大约是身体的6倍），再加上孩子肠道的回盲部系膜还没有固定完善，使肠道容易出现大幅度游离，如果孩子因为消化不良而出现肠蠕动紊乱，就会发生肠套叠。

如何预防

1.预防肠套叠的主要任务是尽量保持孩子肠道蠕动正常。平时，父母要注意保护孩子的腹部，避免孩子因着凉而出现肠功能失调。

2.为防止病从口入，孩子的食具一定要严格消毒，并要注意防止交叉感染。给孩子哺乳时，母亲应注意洗净双手和乳房。

3.给孩子添加辅食时，应严格遵守循序渐进的添加原则，一次只添加一种食物，并坚持从少量开始，不要急于求成，使孩子肠道功能出现异常。

4.为避免诱发肠道蠕动紊乱，父母最好不要擅自给孩子使用驱虫药驱除肠道寄生虫。

怎样护理

肠套叠是急症，处理不当很容易引起肠梗阻和肠坏死，父母一旦发现孩子有类似肠套叠的症状，一定要迅速带孩子到医院诊治。带孩子去医院时，父母应注意观察和记录孩子的病情变化（如呕吐物、大便的次数、量等），以便到医院后向医生陈述病情。送孩子去医院前，父母应给孩子禁食禁水，以减轻孩子肠内的压力；不要给孩子服用止痛药，以免掩盖症状，影响诊断。

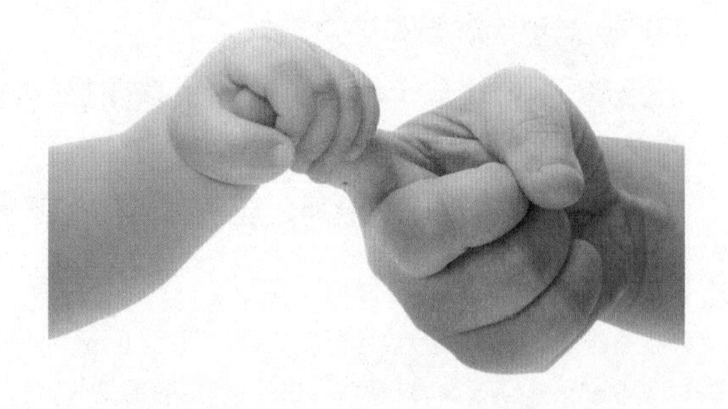

喂养的常识与方法

3～4个月婴儿的喂养方法

母乳足够的可不必添加辅食

如果以前一直是纯母乳喂养，这个月仍然可以继续这种喂养方式，不必给孩子添加辅食。如果孩子的体重每天能增加20克左右，10天能增加200克，说明母乳完全足够，不需要添加任何代乳品。如果孩子的体重平均每天只增加10克左右，或孩子夜间经常因饥饿哭闹时，就要适当添加一些代乳品，以免影响孩子的生长发育。

此阶段，若宝宝夜间经常因饥饿哭闹，就要适当添加一些配方奶粉了。

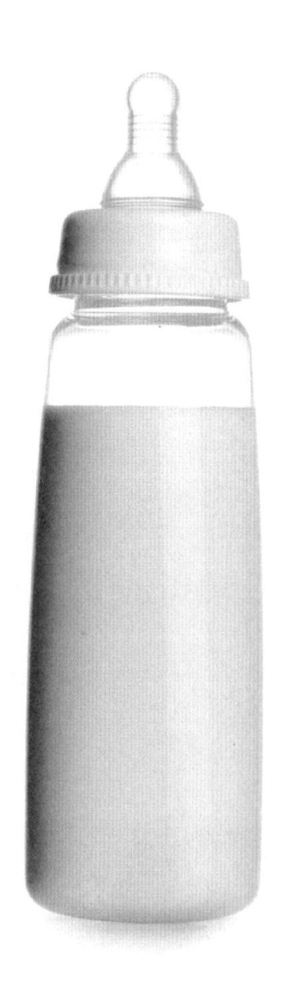

吃奶的次数和量

到了这个月，大部分孩子已经养成了固定的吃奶习惯。白天一般会隔4个小时吃一次奶，每天只要喂5次就可以了。夜间的吃奶情况视孩子的不同而不同：有的孩子可能在半夜醒来吃一次奶，有的孩子则可以一觉睡到天亮，一次奶都不吃。这时的孩子已经知道饥饱，如果半夜饿了会自动醒来要奶吃。如果孩子不醒，母亲不必特意叫醒孩子喂奶。

人工喂养的孩子每天可以喂5～6次配方奶，每次喂180～200毫升，每天的总奶量保持在1000毫升左右。

不要担心孩子的大便

母乳喂养的孩子大便一般不规律。孩子的吃奶量、母亲吃的食物的变化都会对孩子的大便产生影响，使孩子的大便次数、性状发生变化。如果孩子的精神好，吃奶、睡眠都比较正常，即使有时候大便次数比较多，或大便很稀，也没有什么问题，不必过分担心。

3～4个月婴儿一日饮食安排

这个月的孩子已经初步具备消化淀粉的能力，人工喂养的孩子可以适当添加米粉、米汤等淀粉类辅食，也可以适当添加果泥、菜泥等食物，为孩子补充维生素和矿物质。母乳喂养的孩子可继续坚持母乳喂养，不需要添加任何辅食。这个月已经进入孩子大脑发育的关键期，父母可适当为孩子添加鱼泥等有益智功效的食物，促进孩子的大脑发育。

本月孩子一日饮食对照表

<table>
<tr><td>主要食物</td><td colspan="2">母乳或配方奶</td></tr>
<tr><td>辅助食物</td><td colspan="2">米粉、米汤、果泥、菜泥、鱼肝油（维生素A、D比例为3：1）</td></tr>
<tr><td>餐次</td><td colspan="2">每4～5小时1次，每天5次</td></tr>
<tr><td rowspan="3">喂养时间</td><td>上午</td><td>6:00母乳喂养10～15分钟或配方奶180毫升
8:00水适量
10:00喂鱼肝油1～2滴，米粉少许
12:00母乳喂养10～15分钟或配方奶180毫升</td></tr>
<tr><td>下午</td><td>15:00母乳喂养10～15分钟或配方奶180毫升
16:00水适量，果泥或菜泥少许</td></tr>
<tr><td>夜间</td><td>20:00母乳喂养10～15分钟或配方奶180毫升
0:00母乳喂养10～15分钟或配方奶180毫升</td></tr>
<tr><td>备注</td><td colspan="2">人工喂养的孩子每天需加喂100～150毫升白开水，可在两次喂奶的中间喂给孩子</td></tr>
</table>

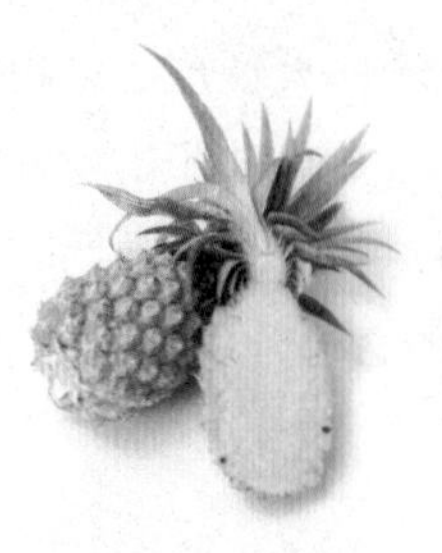
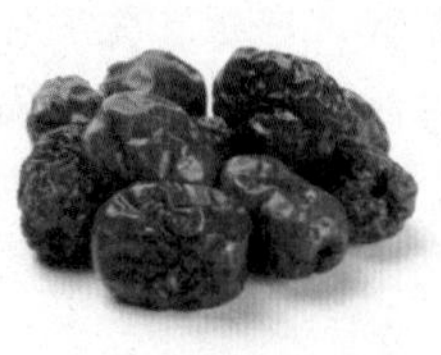
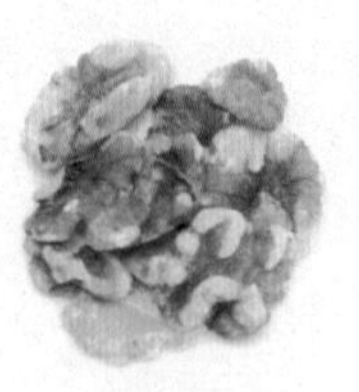
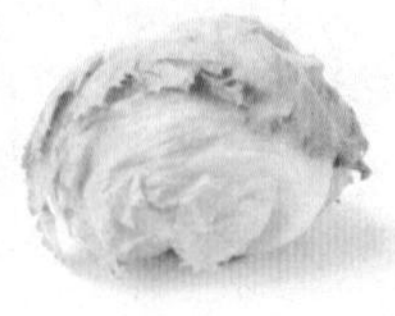

3~4个月婴儿的营养食谱

米粉糊

原材料：含铁婴儿米粉适量、温水适量。

做法：在消过毒的碗中倒入温开水，一边倒入米粉一边搅拌，调成稀糊状，质感应该和原味酸奶的稀稠度差不多。

注意事项：第一次的尝试只是浅尝，不是为了吃饱哦，妈妈要掌握好量。不建议用奶、米汤冲调婴儿配方米粉，这是因为用奶冲调婴儿配方米粉会增加宝宝的胃肠和代谢压力，造成消化不良的问题。

苹果泥

原材料：中等大小的苹果1/8个，清水适量。

做法：

1.把苹果洗净，去皮、除籽，然后切成薄薄的片。

2.锅中加入少量清水，将苹果片放入锅内，用中火煮至熟软。

3.停火，加入白糖，用勺子将苹果捣碎，再和汤汁一起搅成糊状。

喂食方法：晾至微温后，用小匙喂给孩子。

注意事项：如果孩子肠胃比较好，父母又不想那么麻烦，可选购些熟透的“黄香蕉”等比较“面”的苹果，直接用小勺刮下果泥喂孩子吃。喂的时候一定要注意卫生。

土豆泥

原材料：土豆2～3小片，米汤1大匙。

做法：

1.土豆洗净去皮，放入锅中煮熟或蒸熟。

2.用勺子将土豆研成泥。

3.加入米汤，搅拌成糊即可。

注意事项：

1.发芽、腐烂、表皮发绿的土豆一定不要给孩子吃，以免引起中毒。

2.土豆皮不容易消化，还容易引起呛咳和呕吐，用土豆给孩子做辅食时一定要去皮。

3.给孩子添加土豆泥时，父母应多观察孩子的反应，发现腹泻、湿疹等过敏现象要立即停喂。

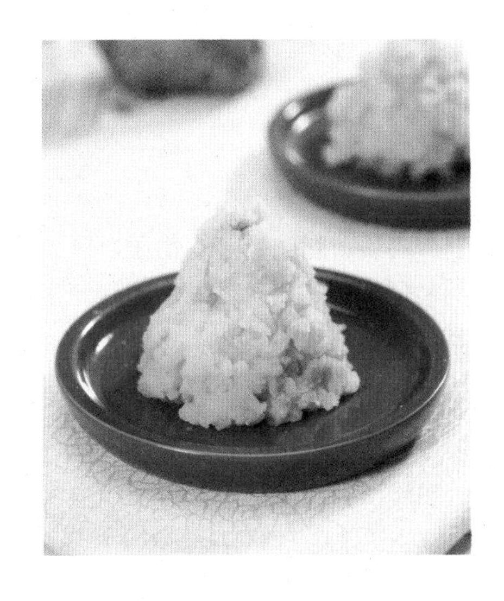

3～4个月婴儿的常见喂养难题

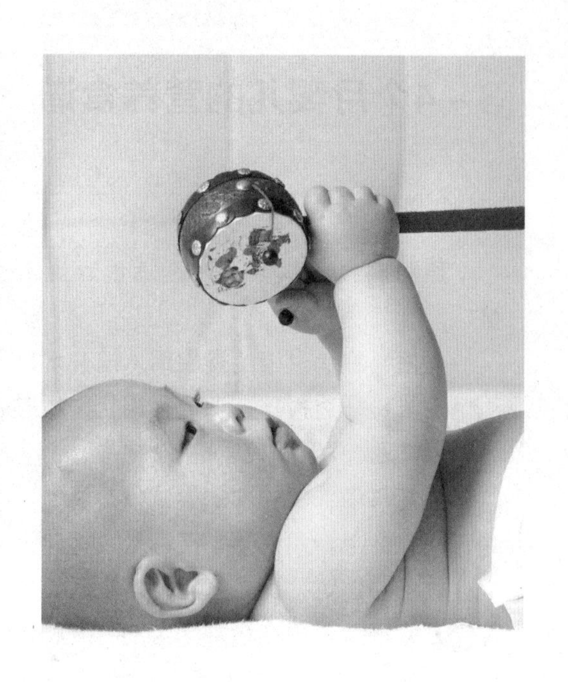

母乳喂养时妈妈能吃味精吗

味精的主要成分为“谷氨酸钠”，进入人体后，其中的谷氨酸容易和人体内的锌结合生成不能被吸收的谷氨酸锌，经过新陈代谢随尿液排出体外，导致孩子缺锌。缺锌会导致孩子智力减退、厌食、发育迟缓及性晚熟，对孩子的生长发育具有非常严重的影响。如果母亲吃味精过多，味精中的谷氨酸钠就会通过乳汁进入孩子体内，造成孩子缺锌。为了孩子的健康成长，母亲一定要少吃味精，以免对孩子产生不良影响。

用高汤冲奶粉更有营养吗

用高汤、鸡汤冲奶粉很容易发生在迫切想为孩子增加营养的家庭中，爱孙心切、传统思想比较严重的爷爷奶奶、外公外婆们一般喜欢这么做。其实，这种做法是非常错误的，不但起不到多少增加营养的作用，时间长了，还会对孩子的健康产生危害。

高汤、鸡汤等传统营养汤水中除了含有蛋白质、脂肪等营养物质，还含有盐分和各种矿物质。如果用它们来冲奶粉，等于将奶粉中的盐分和矿物质浓度增加了一倍或几倍。3～4个月的孩子新陈代谢能力比较弱，长期吃这种高盐、高矿物质含量的奶粉，会给孩子的肾脏造成很大负担，甚至使孩子患上肾结石。

所以，孩子的奶粉最好用白开水冲泡，冲泡时应严格按照奶粉说明书上的比例来冲，不要随便改变奶粉的浓度，以免对孩子产生不利影响。

孩子可以吃牛初乳吗

牛初乳一般指母牛产犊后3天内所分泌的乳汁。牛初乳中含有丰富的优质蛋白质、维生素和矿物质等营养成分，还含有大量免疫球蛋白、生长因子等活性成分，初生牛犊喝了之后可以增强免疫力，提高对外来病毒、细菌的抵御能力，保证牛犊的健康。很多父母认为牛初乳营养丰富，还含有可以帮小牛提高免疫能力的活性成分，营养价值高于配方奶，因此用牛初乳作为主食喂养母乳不足的孩子。其实这种做法是错误的，有使孩子出现营养不良的危险。

牛初乳的营养和免疫价值分析

从营养方面讲，牛初乳中的营养成分是以促进小牛的生长发育为原则进行搭配的，虽然小牛喝了可以有益于发育，但对孩子来说牛初乳中的酪蛋白、磷比例过高，铁、叶酸等营养物质的含量偏低，如果作为主食长期食用，孩子容易出现消化不良和铁、叶酸缺乏，不利于孩子的成长。

从免疫功能方面讲，牛初乳中的抗体对帮助小牛抵抗疾病很有好处。但是，由于人和牛是两个不同物种，牛初乳的免疫谱跟人的免疫领域虽然有交叉，却只是很小的一部分，靠喝牛初乳来预防人类疾病是不现实的。

牛初乳应该怎么吃

首先我们应该明白一点，母乳喂养的孩子是不用吃牛初乳的。人工喂养的孩子可以适当地吃牛初乳，但最好将牛初乳作为一种辅食，和营养成分接近母乳的配方奶搭配食用，不能用来作为孩子的主食。

选购牛初乳时，父母应该选择以无污染牧场出产的安全可靠的牛初乳为原料，采用低温喷雾干燥技术等先进工艺生产，蛋白质含量不低于40%、免疫球蛋白含量不低于10%的牛初乳产品。如果给孩子添加生鲜牛初乳，应该注意选择免疫球蛋白(IgG)含量每毫升不低于12毫克，从挤出至贮存不超过30分钟，在零下18℃下冷藏，在4℃下冷藏运输的牛初乳。

孩子厌奶的应对措施

3个月前后是孩子厌奶的高发期。这种厌食往往发作得很突然：不久前孩子还很喜欢吃，每次吃的量都不少，某一天突然就不喜欢吃了。父母遇到这种情况通常会想尽各种办法哄孩子多吃一口奶，越急孩子越不吃，只要看到奶瓶就会哭闹起来，很多父母会误以为孩子生了病，带着孩子到处求医，结果是浪费了钱财，孩子的情况也得不到改善。孩子的这种厌奶现象称为生理性厌奶，大致有三方面原因：一是此时孩子的成长速度变慢，对营养和热量的需求不像原来那么大了；二是开始给孩子添加辅食，孩子在吃了与奶不同的食物之后变得“喜新厌旧”；三是这个阶段的孩子对周围的事物充满了好奇，容易被其他事物吸引而无法专心吃奶。

孩子出现厌奶症状时，父母不要强迫孩子吃奶，可以尝试着把奶冲淡一些，或给孩子换一换奶嘴，或换一种不同口味的奶粉，也可以给孩子添加一些其他辅食，少喂一些奶粉。经过一段时间的调整，孩子的新陈代谢功能有所增强后，会重新接受奶粉的。

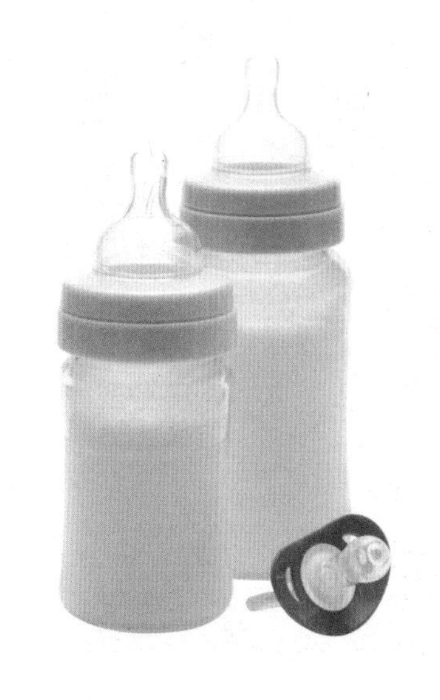

环境与异常情况

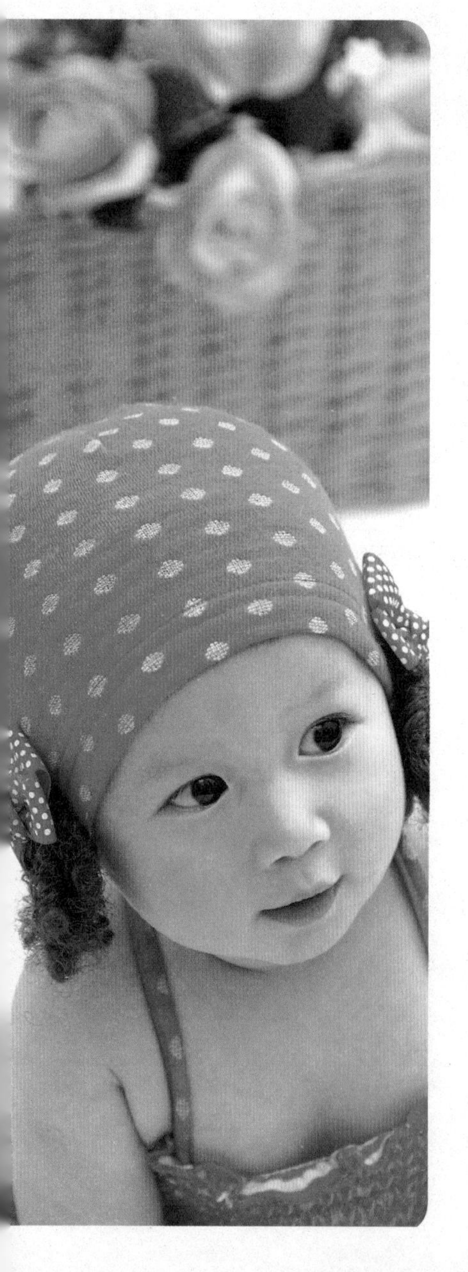

3～4个月婴儿不同季节的护理要点

阳光明媚的春天、生机勃勃的夏天、凉爽干燥的秋天、寒冷肃杀的冬天……不同的季节带给了孩子不同的生长环境，同样，孩子的护理也必将随着四季的转变而不断变化。

春季：多到户外活动

春天阳光明媚，气候温和，空气清新，景色宜人，是带孩子进行户外活动的好季节。如果天气好，父母每天可带孩子出去两次，每次活动1小时左右，可选择在上午9～10点、下午4～5点进行。

带孩子到户外后，父母可以把孩子从婴儿车里抱出来，让孩子多看看周围的景色，还可以拿着孩子的小手让孩子摸一摸花瓣和树叶，抱着孩子闻一闻花草的香气，让孩子多感受一下大自然中的美。丰富多彩的大自然会对孩子的视觉、听觉、触觉、嗅觉等感官产生强烈而丰富的刺激，促进孩子智能的全面发展。

春天是一个气候复杂多变的季节，除了户外活动，父母还应注意当地春季的一些不良气候因素，尽量避免它们对孩子生长发育产生不良影响。初春寒气比较重，下雨、刮风时孩子尤其容易受凉，此时父母应注意为孩子加减衣物，避风避雨，避免孩子受寒生病。有些地方的春天气候比较干燥，父母要注意多让孩子喝水，还要注意加强孩子的皮肤护理。为了减少过敏现象，母乳喂养的母亲要少吃海鲜和辛辣食物。如果遇到扬沙天，父母一定不要把孩子带到户外去，以免空气中的悬浮物刺激孩子的呼吸道，诱发哮喘。如果阳光太强烈，父母还应注意为孩子做好防晒措施，避免孩子被晒伤。

示例 错误时间带孩子外出，导致孩子被晒伤

妮妮妈是一位很有责任心的妈妈。为了让妮妮充分享受阳光和新鲜空气，只要天气好，妮妮妈都会带妮妮到小区的公共绿地进行户外活动。有一天，妮妮妈一早出去采购，回家时已经10点多了，看到外面太阳很好，再加上前几天下雨，妮妮好几天没有晒到太阳，尽管已经有点晚了，妮妮妈还是决定带妮妮到楼下晒晒太阳。由于惦记着回家做午饭，妮妮妈并没有带妮妮到离家较远的公共绿地去，只是用小车推着妮妮在楼下便道上走了一圈就回家了。谁知，这么短短的十几分钟就出了问题。回家后，妮妮的脸开始发红、起皮，妮妮疼得直哭，妮妮妈也心疼得不得了，于是就急匆匆地带上妮妮到医院看病。医生说，妮妮已经被晒伤了。

专家点评：

因为户外活动被晒伤的孩子很多，大部分都和妮妮的遭遇相似。很多事实摆在眼前，父母们一定要随时给自己敲响警钟：带孩子外出一定要选择合适的时机，并尽可能做好防护工作！妮妮被晒伤，一方面是妮妮妈急于求成，选择了错误的外出时机，一方面也是大意的结果。她以为妮妮躺在有遮阳篷的婴儿车中会很安全，却忘了这时候孩子离地面比较近，虽然可以躲过天上直射的阳光，却逃不过地面上反射上来的阳光——阳光强烈时，光是地面上反射的阳光就已经足够晒伤孩子了。可见，那种以为孩子坐上有遮阳篷的婴儿车就可以避免晒伤的想法是十分错误的。想避免孩子晒伤，最好的办法还是避开强烈的阳光，不要在中午前后带孩子出门，更不要让孩子在直射的阳光下停留过久，否则，只能是孩子遭罪，大人受累，得不偿失。

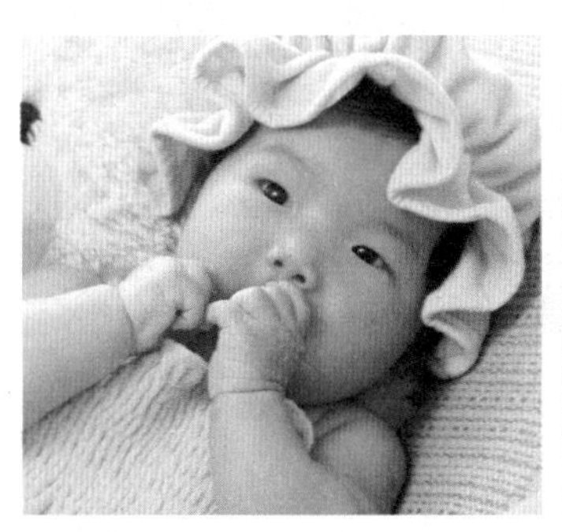
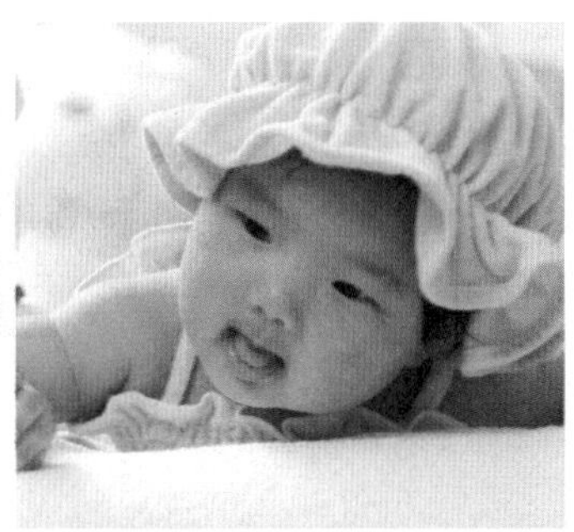
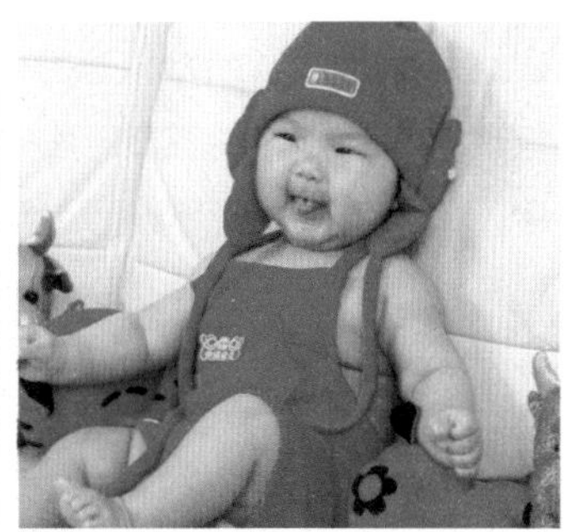

夏季：防暑降温，预防脱水热

夏季天气炎热，孩子很容易中暑，父母应注意为孩子降温：每天可给孩子洗1～2次澡，还应努力将室温保持在26℃～28℃。

此时孩子的汗腺已经开始发育，如果室内气温太高，孩子会因为出汗太多而脱水。如果父母不及时为孩子补充水分，就容易使孩子出现脱水热。预防脱水热有两个关键，一是注意保持适当的室温，二是让孩子多喝水。如果孩子出现体温升高、尿量减少、烦躁不安的症状，父母应考虑发生脱水热的可能性。此时最应该做的是为孩子补充水分，或采取洗温水澡、温水擦浴等方法帮孩子把体温降下来，而不是急匆匆地给孩子吃退烧药，促使孩子大量排汗，使孩子的体温升得更高。

秋季：锻炼孩子的耐寒能力

秋季天气开始变凉，有些孩子还会咳嗽或变得痰多起来。有些父母怕孩子着凉，不但急忙替孩子加衣服，连户外活动也不让孩子参加了。其实这样做是不对的，不但不利于增强孩子的耐寒能力，还会使孩子因为过暖而容易出汗，反而增加孩子感冒的风险。正确的做法是：不要给孩子穿得太多、盖得太厚（尤其是早上和夜间，父母最容易给孩子穿、盖太多）、包裹得太严密，给孩子一些接触寒冷的机会；每天坚持让孩子进行2小时户外活动；勤开窗通风，不要紧闭门窗，使室内外温差过大；即使天气变冷，也应该带孩子进行一些户外活动。

孩子的耐寒能力都是锻炼出来的。坚持“春捂秋冻”，对孩子健身防病具有十分积极的意义，父母们一定要重视！

冬季：在气温最高、阳光最暖时带孩子出门

冬天气候寒冷，大部分家庭都要用暖气或空调取暖。在气温比较低的北方地区，室外气温经常低于0℃，室内温度又大多保持在20℃以上，这就使室内外温差经常达到20℃～30℃。这时，最忌讳的事情就是贸然带孩子出门。即使给孩子穿得很厚、很暖和，突然暴露在温差20℃～30℃的低温环境中，大部分孩子的呼吸道也会经受不住，于是就会感冒，甚至患上肺炎。所以，父母在冬天最好在室外温度最高、阳光最充足的时候带孩子出门，并且出门前最好先抱着孩子在打开的窗户边站一会儿，让孩子适应一下室外的冷空气，这对预防孩子冬季感冒是非常关键的，父母们一定要重视。

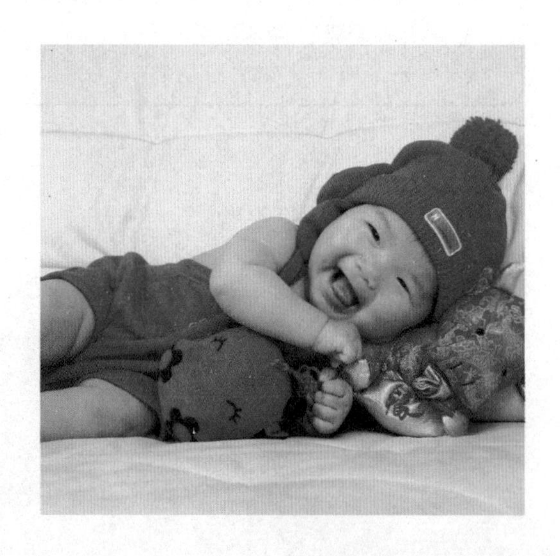

3～4个月夜啼婴儿的护理

很多原因都可以引起夜啼，父母只要仔细观察，找到使孩子不舒服的地方，并采取相应的应对方法，问题就能迎刃而解。

憋尿引起的夜啼

如果睡前饮水太多，孩子到了夜间会被尿憋醒，由于不会说话，只好用啼哭来表达，就出现了夜啼现象。这时父母可以为孩子把一下尿，只要孩子顺利地排了尿就会安然入睡。

应对措施

为预防孩子夜啼，父母在睡前不要给孩子多喝水，也不要把奶粉冲得太稀喂孩子。为避免孩子被灯光刺激得没了睡意，父母可以事先准备一盏不太亮的小夜灯，给孩子把尿或换尿不湿的时候就开这盏灯，以便孩子把过尿后能顺利地入睡。

大小便刺激引起的夜啼

如果孩子的尿布上有东西，孩子会感到很不舒服，如果父母不及时给孩子换尿布，孩子就会委屈地哭起来。孩子本来睡得很好，半夜突然醒来啼哭多半是这个原因。

应对措施

这时，父母只要检查一下孩子的尿布，及时处理完孩子的大小便就可以了。

饥饿引起的夜啼

如果孩子肚子饿了，自然会通过啼哭要求母亲给自己喂奶或奶粉。这种啼哭相信母亲们已经可以辨别：到了平时的喂奶时间还没有给孩子喂奶，孩子一边哭一边摇晃着头寻找乳头的啼哭就属于这一类。

应对措施

如果母亲将乳头或奶嘴送到孩子嘴边，孩子会含住吮吸，啼哭也会随之停止。

过度疲倦引起的夜啼

白天或睡前嬉戏过度，孩子的神经过分兴奋、紧张，就会难以入睡或睡着后容易惊醒。如果已经很困却睡不着，孩子就会大声啼哭。

应对措施

这时，父母需要抱起孩子哄一哄，使孩子尽快平静下来（可以顺便喂孩子吃几口奶），也可以让孩子依偎在母亲的怀里入睡。

缺钙引起的夜啼

缺钙也会引起孩子夜啼。这种啼哭大多伴有多汗、枕秃、颅骨软化等症状，比较容易识别。

应对措施

如果是这种原因引起的夜啼，父母应及时为孩子补充维生素D，如果孩子体内的钙水平比较低，还要为孩子补钙。

肠道痉挛引起的夜啼

如果孩子的肠道里有空气聚集，常会引起肠道痉挛，使孩子感到腹痛，于是孩子就会大哭起来。肠道痉挛引起的夜啼常常在夜间发作，发作时孩子下肢蜷曲，表情痛苦，啼哭声也很尖利。

应对措施

这时，父母应该让孩子俯卧，在孩子腹部垫个枕头帮助孩子尽快排出肠道内的空气，才能使孩子止哭。

寄生虫引起的夜啼

蛔虫、蛲虫等肠道寄生虫会引起腹痛或肛门刺痒，也会使孩子啼哭不止。这种夜啼往往在半夜发生，同时父母可以在孩子的肛门周围发现虫卵，有时可在孩子的大便中发现活虫。

应对措施

如果确定是寄生虫引起的夜啼，父母应在医生指导下为孩子服药驱虫。

生活规律颠倒引起的夜啼

有的孩子没有形成正常的生活规律，白天睡得过多，晚上又精神十足无法入睡。如果这时父母因为疲累不陪孩子玩耍，孩子就会哭闹起来。

应对措施

遇到这种情况，父母要做的只能是逐渐纠正孩子的生活规律：早晨早点叫醒孩子，白天多陪孩子玩一会儿，尽量将午睡时间往后推，让孩子白天兴奋晚上困倦，孩子自然会安安稳稳地一觉睡到天明。

母乳过寒或过热引起的夜啼

母亲在哺乳期间不忌口，使母乳发生过寒或过热的变化，也会引起孩子夜啼。如果母亲哺乳期间吃的生冷、冰镇食物过多，母乳就会变成寒性，孩子吃奶后容易被寒气侵袭肚腹，引起腹痛，于是就会夜啼。因为母乳过寒而夜啼的孩子食欲一般较差，同时有脸色青白、四肢发凉、哭声低微等症状。如果母亲吃的辛辣、肥腻食物过多，母乳就会变成热性，孩子吃奶后会产生内热，容易因为热燥而出现夜啼。这类孩子容易长湿疹，也容易出现便秘，比较容易辨别。

应对措施

母亲在哺乳期间一定要注意饮食，少吃寒凉、燥热的食物，少吃辛辣、肥腻、不容易消化的食物，以免孩子夜啼。

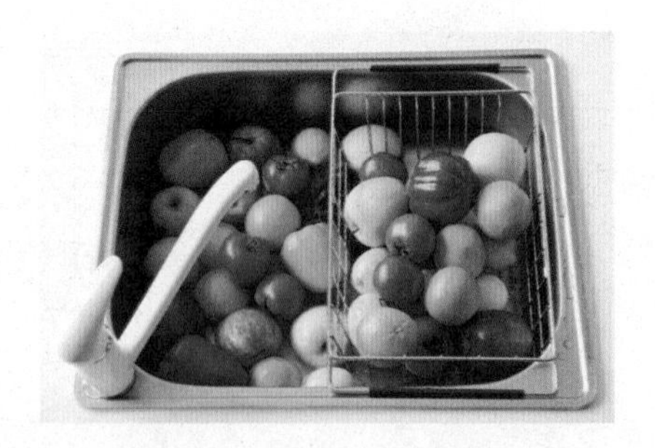

3~4个月的婴儿可以用枕头了

3个月后，孩子颈部的脊椎开始出现向前的生理弯曲，平躺的时候后脑勺已经不能和背处在同一平面上了，这时就应该枕枕头了。这么大的孩子是不能长时间保持一个姿势睡觉的，开始入睡时父母不妨把孩子放在枕头上，至于睡熟后还枕不枕枕头就随孩子的便吧。

给孩子选择合适的枕头

枕头的高度

刚开始枕枕头的孩子可以选高度在1～2厘米范围内的枕头，可用毛巾折叠几层代替。随着孩子的长大，到七八个月时，孩子应该枕高度为3～4厘米的枕头。

枕头的宽度

孩子枕头的宽度应当随月龄变化而调整，以和孩子的肩部同宽最为适宜。

枕头的表布

为预防孩子因为不透气、摩擦刺激而过敏，父母最好为孩子选择用棉布为表布的枕头。选择柔软的白色或浅色棉布作为表布，不要选择任何化纤面料，以免对孩子的皮肤产生刺激，使孩子过敏。

枕头的填充材质

孩子所枕的枕头不能太硬，绿豆、小米等填充物制作的枕头太硬，容易使孩子睡出扁头、偏脸等畸形，还可能把孩子枕部的一圈头发磨掉，使孩子出现枕秃，最好不要给孩子用。羽绒等材料所做的枕头又太软，容易使孩子在翻身时被捂住口鼻而窒息，也不宜选用。泡沫塑料、腈纶、丝棉当填充物，容易引起孩子过敏，而茶叶、蚕沙、中药等材料容易发生霉菌感染，也不建议作为填充材料使用。最好选择柔软、轻便、透气、吸湿性好、软硬适度的灯芯草、荞麦皮、蒲绒作为填充材料的枕头。

多给孩子准备几个枕头

由于孩子的新陈代谢特别旺盛，爱出汗，不但容易滋生螨虫，还容易吸附尘埃和孩子脱落的头皮屑，使孩子过敏，甚至诱发支气管哮喘。所以，父母在给孩子做枕头时不要只做一个，最好准备2~3个用来换洗，以保证孩子所枕枕头的清洁。

如何使用和打理

孩子的新陈代谢特别旺盛，头部出汗多，容易打湿枕头，使枕头散发臭味，滋生螨虫，吸附尘埃。所以，孩子的枕头应勤换洗、勤晾晒，尽可能保持枕头的清洁，才能使孩子免于过敏和皮肤感染。

另外要注意的是，不要使用枕巾。3～4个月的孩子运动能力还是比较低的，如果图方便使用枕巾，一旦枕巾盖住了孩子的脸部，孩子无法自己摆脱枕巾的缠裹，很容易窒息。想为孩子保持枕头的清洁，还是多准备几个枕头，换勤点儿最好。

3～4个月的婴儿容易发生坠床问题

“坠床”是3～4个月的孩子最容易发生的意外。这时候孩子已经学会翻身，也十分好动，却没有随意控制自己行动的能力，一旦父母照顾不周，又把孩子放置得靠近床边，孩子很容易翻到床外，于是就出现了坠床事故。

如何预防

只要会从一侧翻身，孩子就存在潜在的坠床危险。父母千万不要存有侥幸心理，当孩子在床上玩耍时，父母一定要在旁边看护，并让孩子远离床边。如果非要离开孩子，父母可将孩子移到地上(当然要铺地毯)玩耍，并让孩子留在自己的视线范围内。

如果孩子已经有了自己的小床，父母一定要为孩子选择有护栏的婴儿床，并在孩子睡觉或玩耍时拉上床栏。即使是这样，父母也应该在床的四周铺上海绵垫、棉垫、厚毛毯等具有缓冲作用的物品。因为护栏也不能百分之百地保证安全，铺上这些东西，可以在孩子坠床时起到一定的缓冲作用。

坠床后的处理

坠床给孩子造成的伤害有身体创伤和心理惊吓两个方面，相应地，父母也应从这两方面入手进行紧急处理。

身体创伤的处理

身体创伤主要指皮肤破损、肌肉扭伤、关节和骨骼损伤、脑组织损伤等。一旦发现孩子坠床，父母应首先判断孩子身体的着地部位，并检查孩子有没有骨折，头部有没有受伤。

- 如果孩子出现高声哭叫、睡不醒、呕吐、异常兴奋、四肢肌肉紧张、牙关紧闭、斜视等表现，说明孩子可能存在颅脑损伤，需要立即送医院诊治。
- 如果孩子出现四肢活动不对称，大人触摸孩子肢体或关节时哭闹或出现痛苦表情，说明孩子可能骨折，也应及时送医院治疗。如果孩子发生骨折，父母应先用消过毒的纱布绷带、旧报纸、杂志将孩子的受伤部位进行固定，然后再带孩子到医院治疗。
- 如果受伤部位出血，父母可用干净的纱布放在伤口上直接加压止血。如果孩子流鼻血，父母可用手压住孩子鼻根处帮助止血，但不要让孩子仰头，以免血液返流到胃部引起呕吐。
- 如果孩子只是皮肤擦伤，可以不去医院，只需将孩子的受伤部位涂一些碘酒进行消毒，然后再抱起孩子进行哄慰，最大限度地减少孩子的心理损伤。

心理惊吓的处理

心理惊吓指孩子在坠地过程中受到惊吓，引起精神不安、易激惹、恐惧、睡眠障碍等症状。

为避免坠床给孩子造成心理阴影，一旦发现孩子坠床，在进行必要检查后，父母应立即抱起孩子，用手轻轻抚摸孩子的身体，并温柔地和孩子说话，尽量转移孩子的注意力，帮助孩子尽快遗忘坠床造成的恐惧，从而变得安静下来。

3～4个月婴儿的体能与动作训练

翻身训练

大部分孩子将在这个月学会翻身。父母可以根据孩子的动作发展，有意识地帮助孩子练习翻身。

训练时，父母可在大床上或在地上铺好席子，让孩子仰卧在上面，然后用一个有趣的玩具逗引孩子向左侧或右侧转动，直至孩子从仰卧位翻成俯卧位。如果孩子自己翻不过去，父母可以抓住孩子的腿帮孩子使劲，或推一推孩子的腰或背，帮孩子完成翻身动作。

训练孩子翻身时，父母应注意不要给孩子穿太多的衣服，以免影响孩子的活动。但是，父母也要注意给孩子保暖，一定要选择室温相对适宜的时候进行训练。

俯卧支撑训练

孩子翻过身后，父母可在孩子面前5厘米左右放一些小木槌、木圈、带响声的小玩具逗引孩子，训练孩子用前臂和手肘支撑起自己的上半身,为孩子将来的爬行做准备。

俯卧支撑比较耗费体力，父母应注意掌握时间，不要让孩子一次锻炼太久，以免累着孩子。

蹬跳训练

从这个月开始，父母还应注意锻炼孩子的蹬跳能力。

训练时，父母可用一个一碰就响的玩具轻触孩子的脚底，引起孩子的注意，逗引孩子主动蹬脚。

此外，父母还可以扶着孩子的腋下让孩子“站”（父母用双手的力量架住孩子的身体，仅仅让孩子脚尖着地）在床上，并上下颠动，促使孩子蹬跳。一开始孩子的蹬跳可能比较无力，锻炼得多了就会逐渐有力，并能挺立一段时间。

抓取玩具训练

3～4个月的孩子还有一个特点，就是开始喜欢抓东西。这时，父母可将各种玩具放在孩子伸手能够到的地方让孩子抓。抓到手后，父母可以先让孩子玩一会儿，然后慢慢地从孩子手中拿出玩具，再让孩子伸手抓。

抓东西不仅可以锻炼孩子的手眼协调能力，还可以锻炼孩子头、颈、上肢的活动能力，对孩子学用手去探索世界具有重要的促进意义。

训练孩子抓玩具时，父母应多给孩子提供一些玩具，并经常变换种类，从触觉、颜色、形状、大小、声音等方面训练孩子的感官。但是要注意，孩子的玩具应当保证无毒、无锐利的尖。孩子抓到玩具后往往喜欢往嘴里放，父母应保证孩子所抓玩具的清洁，并杜绝让孩子抓取小球等容易咽下去的玩具，以免引起意外。

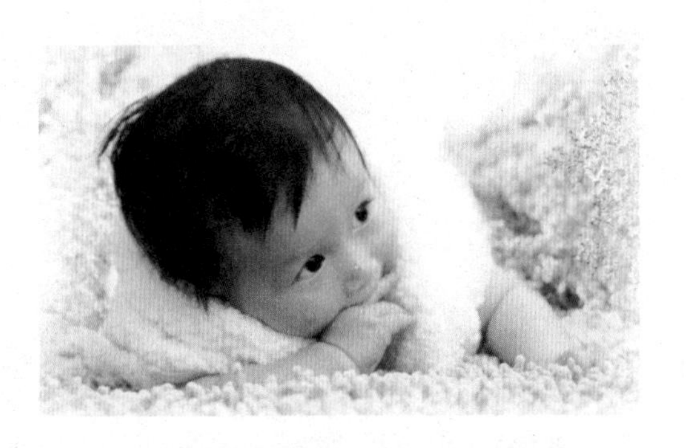

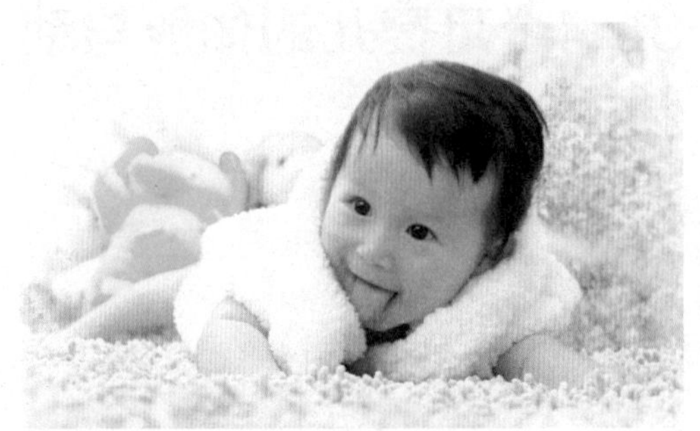

3～4个月婴儿的智能开发游戏

孩子的智能开发是视觉、听觉、触觉等多方面综合训练的结果。有空时和孩子一起做一些既有趣又能促进感官发展的亲子游戏，对孩子的智能开发，无疑是一个很好的促进。

游戏一：滚苹果

游戏目的：发展孩子的追视能力，提高孩子的躯体协调运动能力。

游戏准备：准备一个大苹果，并将它洗净、擦干。

游戏做法：先让孩子俯卧在床上，使孩子的两臂屈曲于胸前，然后将苹果放在孩子正前方，让孩子看一看、摸一摸、闻一闻，吸引孩子的注意。等孩子对苹果产生兴趣后，父母推一下苹果，让苹果向远离孩子的方向滚动，锻炼孩子的追视能力。这时孩子可能尝试着去够苹果，父母可以先让孩子够一会儿，再轻轻地将苹果推回来，不要把孩子惹得哭起来。

游戏二：品尝味道

游戏目的：发展孩子的味觉。

游戏准备：准备一个干净的小勺子，菜汤、果汁等不同味道的汤汁若干（4个月的孩子肾脏功能不发达，还不能将过多的盐排出体外，所以应注意不要让孩子尝太咸的东西），白开水适量。

游戏做法：用小勺舀起一种准备好的汤汁，轻轻送到孩子的嘴里，让孩子尝一尝味道，用白开水给孩子漱一漱口，再舀起另一种汤汁让孩子品尝。

游戏三：举高高

游戏目的：锻炼孩子的平衡感，建立良好的亲情。

游戏准备：给孩子穿好衣服。

游戏做法：在孩子情绪好的时候将孩子抱好，然后一边喊着“坐飞机喽”之类的语言，一边高高地将孩子举起再放下来。孩子们（无论男孩还是女孩）一般都喜欢玩这个游戏，在被高高举起的时候往往会笑出声来。但是，父母在和孩子玩这个游戏时应注意控制速度，不要猛然举高或放下，也不能做抛空和接住的动作，以免吓着孩子。

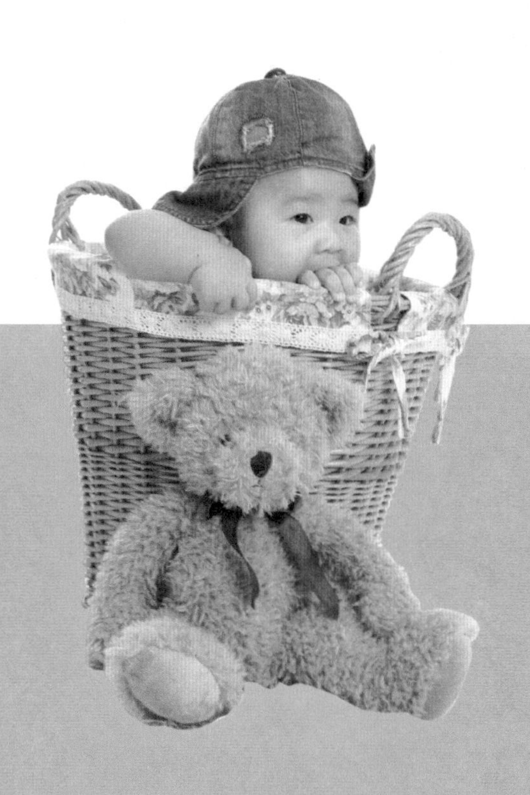

第五章

4～5个月

这个月的孩子已经变成了一个不折不扣的漂亮娃娃，还会通过自己的进步给父母带来更多育儿的欢乐。

这个月的孩子喜欢故意把手中的东西扔在地上，如果大人帮忙捡起来，孩子会再次扔到地上。这是孩子在显示自己的能力，父母不要急着责骂孩子。

这么大的孩子还不能食用盐，父母给孩子做辅食时注意少加盐，以免孩子摄入过多的钠，危害健康。

准备分床睡时，给孩子准备一张合适的婴儿床是父母首先要做的工作。

婴儿车是造成孩子许多意外伤害的元凶，父母在选购和使用时一定要加倍小心，以免给孩子带来伤害。

定期体检对许多潜在疾病的发现和治疗有重大意义，父母别忘了定期带孩子到医院体检。

成长与发育进程

4~5个月婴儿的体格发育

出生4个月后，孩子已经长成了一个不折不扣的漂亮娃娃：不论是乌溜溜的眼睛、红艳艳的小嘴，还是粉嘟嘟的皮肤、圆滚滚的身体，都是那么惹人喜爱。与之相伴的，还有灵活的动作、活泼的性格和开朗的笑声。如果在前几个月父母更多地感受到的是育儿的辛苦，到了这个月，肯定会充分地感受到孩子给家庭带来的欢乐和幸福。

本月婴儿的生长发育特点

这个月孩子的生长发育比前几个月有所减缓，但仍处在快速生长发育期。

身高：这个月的孩子平均身高将增长2厘米左右，个体之间的差异还没有明显地表现出来。

体重：从这个月起，孩子的体重增长会逐步下降。4个月以前的孩子体重每月平均增长0.9～1.25千克；从这个月开始，孩子的体重增长将减少到每月平均增加0.45～0.75千克。

头围：从这个月开始，孩子的头围增长速度也开始放缓，平均每月增长1厘米左右。

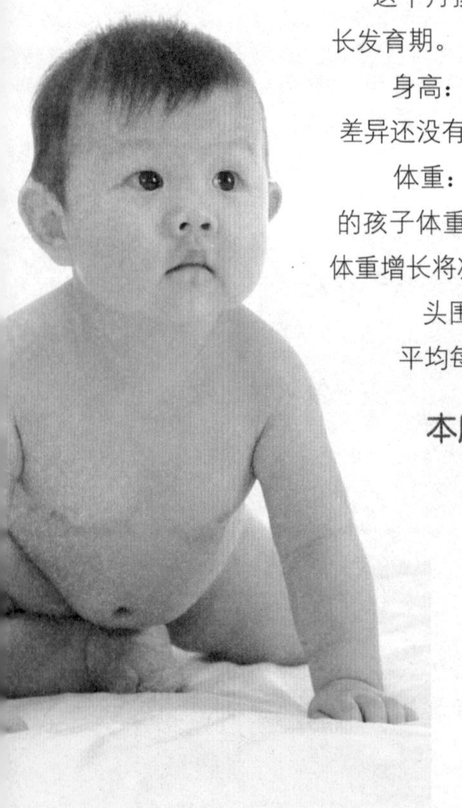

本月婴儿的基本发育指标

体重：男孩6.1～9.5千克；女孩5.6～8.8千克。

身长：男孩59.7～69.3厘米；女孩60.4～69.2厘米。

头围：男孩40.4～45.2厘米；女孩39.4～44.2厘米。

胸围：男孩39.2～46.8厘米；女孩38.1～45.7厘米。

牙齿：少数孩子在本月萌出下边的门牙。

4~5个月婴儿的感官发育

经过几个月的发育，孩子各项感官的机能都有了很大发展，不同感官机能之间的协调性也大大增强了。

视觉

现在孩子已经能看到位置较远的物体，眼睛对视焦距的调节能力已经和成人相差无几了。看到面前有东西时，孩子会尝试着用手去够，这标志着孩子视觉反射的形成。

此时的孩子已经可以区分红、绿、蓝三种颜色，也喜欢看复杂的图形，但对复杂图形辨认能力还很弱。多带孩子到户外活动，让孩子看看丰富多彩的自然，多让孩子看一些有复杂图案的画报，对孩子的视觉发展是很有好处的。

听觉

4～5个月的孩子听觉已很发达，听到声音不但能很快确定出声源，还能区分出悦耳的声音和嘈杂的噪声。听到喜欢的音乐时，孩子还会集中注意力静静地聆听。

这时的孩子在听觉方面还有一个非常有趣的表现，就是能从许多声音中区分出母亲的声音。听到母亲说话时，孩子会迅速把头转向母亲所在的方向，对母亲的话也会做出明显的反应。

准备一些可以发出不同声音的玩具摆在孩子周围，让孩子在翻身、蹬脚时可以碰到它们，经常听到许多种不同的声音，对促进孩子的听觉发展也是很有好处的。

嗅觉和味觉

4～5个月的孩子不但能区分好的和不好的气味，还能比较准确地分辨出酸、甜、苦、辣、咸等不同的味道，对食物的任何细微的味道变化都非常敏感。适当地给孩子添加不同气味、不同味道的辅食，对促进孩子嗅觉和味觉的发展是很有助益的。

触觉

在这个月里，孩子的触觉也会变得更加敏锐。如果父母抱孩子的时候用力过猛，或用力不当，孩子会感到很不舒服，并做出一些动作表示自己的不满。

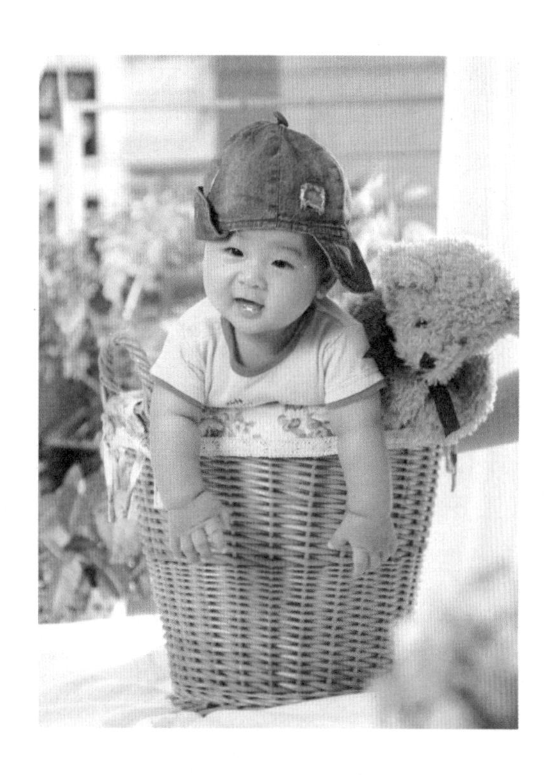

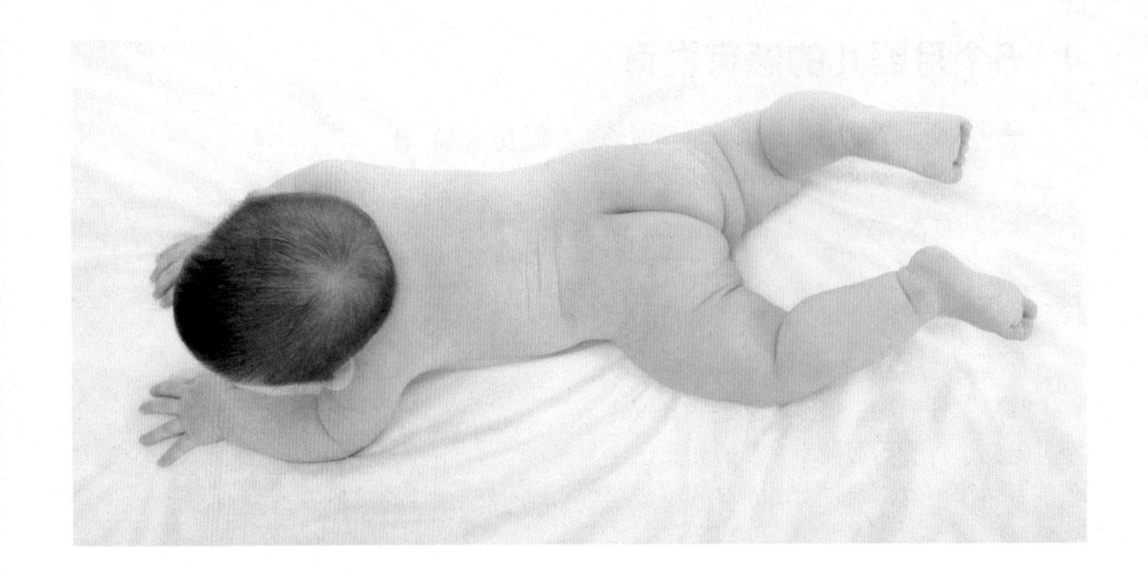

4～5个月婴儿的动作和语言发育

动作发育和运动能力的发展

4～5个月的孩子已经学会了翻身，如果让他仰卧在床上，可以轻松地翻成俯卧位。俯卧在床上时，孩子已经可以用手撑起上身几分钟，并把头抬得很高，发育好的孩子还可能会转头看两边的东西。有的孩子还会尝试往前爬，但由于此时孩子的腹部还不能抬高，还没办法凭自己的力量向前挪动。

在这个月，孩子已经能够坐一会儿，但不能久坐（大约1～2分钟的样子），很快就会向前栽倒。母亲把孩子的双脚放在自己的腿上，孩子会来回跳跃，还能站一会儿。

这时的孩子大多喜欢用一只手去够自己想要的玩具，并抓住它们。洗澡时，孩子还会用手打水玩。

这个月的孩子还有一个特点，喜欢故意把手中的东西扔在地上，如果大人帮孩子捡起来，孩子会再次扔到地上，如此反复，可多达20多次。这其实是孩子在显示自己的能力，父母不要急于责骂孩子。

语言能力的发展

这个月的孩子在语言和感情交流上进步较快。如果大人当着孩子的面呼唤孩子的名字，孩子会对大人微笑。如果大人对着孩子讲话，孩子还会发出“咯咯”“咕咕”“哦哦”“啊啊”的声音，仿佛在跟大人对话。

当孩子高兴时，父母可对着孩子发出“ba—ba”“ma—ma”的声音，让孩子模仿发音。

4~5个月婴儿的心理发育

情绪发展和感情交流

4～5个月的孩子已经能根据自己的需要是否满足产生出喜、怒、哀、乐等情绪，并用相应的动作、表情把它们表现出来。例如，看到父母时，孩子会高兴得手舞足蹈，脸上浮现出欢乐的笑容；正在吃奶的时候突然被打断，孩子会用哭来表示生气和不满；听到父母叫自己的名字，孩子会看着父母微笑；和父母对视时，眼神中会流露出喜悦。

社会交往意愿的发展

这个月的孩子对自己周围的事情很关心，开始表现出强烈的交往欲望。看到自己亲近的人时，孩子会挥手、抬胳膊，表现出要人抱的心理期待；被抱着时，孩子还会紧贴着大人的身体表示亲密。如果父母只顾自己说话不理孩子，孩子会委屈地哭起来；而父母开始关注孩子，孩子又会很快止哭。如果父母试图拿走孩子的玩具，孩子会通过大哭表示抗议。

认生

这个月的孩子已经有了区分熟人与陌生人的能力，有的孩子还会出现“认生”现象：遇到陌生人想抱孩子时，孩子会本能地觉得害怕，不愿被陌生人抱。父母离开并不会引起孩子强烈的反抗，但离开父母时间比较长时，孩子会东张西望地寻找父母，盼望父母回到自己身边。

自我认知

这时孩子已经有了一定的自我意识，因此经常会对自己发出的声音发生兴趣，还会“自言自语”地呢喃。看到镜子中的自己时，孩子会对着镜子微笑。在玩玩具的过程中，孩子会通过推拉玩具使它们不断在靠近和远离自己之间移动，并在这种移动中认识到“我”和“非我”的区别。

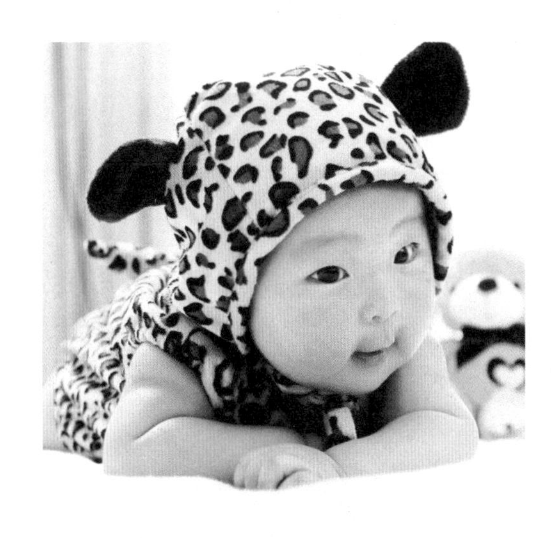

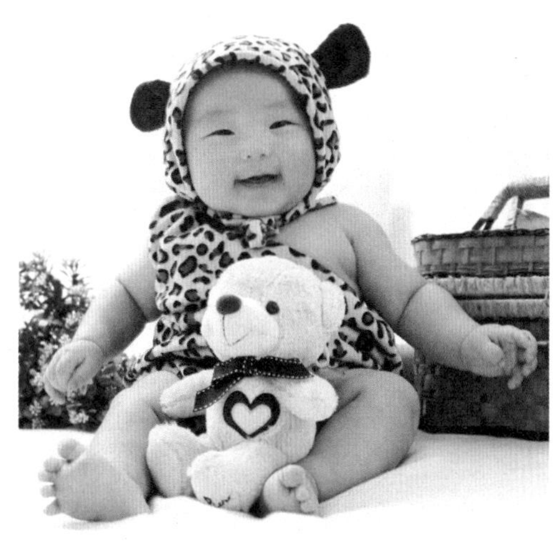

孩子的常见疾病

积食

积食的典型症状

父母可以从这些典型症状入手，判断孩子是否积食：

1.孩子最近胃口明显变小了。

2.孩子睡觉不踏实，睡眠过程中不停地翻身，有时还会咬牙。

3.孩子经常不明原因地哭闹。

4.孩子鼻梁两侧发青，舌苔白厚，呼出的口气中有酸腐味。

积食后的护理

孩子出现积食后，父母应当引起重视，用恰当的护理为孩子减轻痛苦，促进孩子早日痊愈。

饮食：发现孩子积食后，父母应立即为孩子调整饮食。如果是母乳喂养，母亲应注意少吃大鱼大肉，并在喂奶时适当缩短时间，少让孩子吃富含脂肪和蛋白质的后奶。如果是人工喂养，父母可将奶粉冲稀一些，或适当地减少一些奶量，减轻孩子的肠胃负担，促进孩子消化功能的恢复。如果已经开始添加辅食，父母应尽量给孩子吃容易消化的米粥、面汤、菜汤等食物，少让孩子吃蛋黄、肉泥等不容易消化的食物。

运动：适当的运动对孩子消除积食是很有好处的。天气好的时候，父母应带孩子到户外活动半小时至1小时。如果不愿意外出，父母也可在家带着孩子做婴儿操，或为孩子进行腹部按摩，通过被动运动帮助孩子消除积滞，恢复健康。

药物：如果上述方法不能奏效，父母还可以在医生指导下给孩子服用小儿化食丸、小儿消积止咳口服液等具有消积除滞作用的药物。

孩子积食的按摩疗法

积食还可通过按摩来治疗。下面介绍的一种方法比较简便易行，父母在家就可进行，遇到孩子积食时可以试着做一做，对孩子恢复健康应该有很好的帮助。

揉中脘：中脘穴位于胸中与肚脐连线的1/2处，是胃经要穴，具有和胃健脾、降逆利水的功能。父母每天早晚（孩子精神饱满、不太饱也不太饿时）用手掌根按住孩子的中脘穴（稍微用一点力，但不要使孩子感到疼痛）旋转按揉2～5分钟，对消除孩子的积食是很有帮助的。

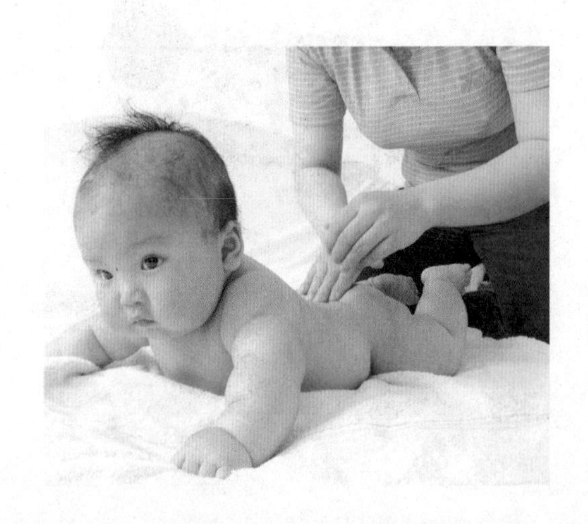

手足口病

手足口病主要侵犯对象是5岁以下的婴幼儿。该病没有免疫性，患一次后还可以再患。

手足口病的通常表现

起初孩子出现咳嗽、流鼻涕、烦躁、哭闹症状，多数不发烧或有低烧。发病1～3天后，宝宝口腔内、口唇内侧、舌、软腭、硬腭、颊部、手足心、肘、膝、臀部和前阴等部位出现小米粒或绿豆大小、周围发红的灰白色小疱疹或红色丘疹，不痒、不痛、不结痂、不结疤，不像蚊虫咬、药物疹、口唇牙龈疱疹，也不像水痘。口腔内的疱疹破溃后即出现溃疡，导致孩子常常流口水，不能吃东西。

重症患儿可伴发热、流涕、咳嗽等症状。如果疱疹破溃，极容易传染。重症患儿病情发展快，甚至可引起心肌炎、肺水肿、无菌性脑膜脑炎等并发症，容易导致死亡。

手足口病的预防：注意卫生

手足口病传播途径多，婴幼儿容易感染，目前还没有治疗手足口病的疫苗，也没有特效药，注意卫生是预防本病的关键：

- 饭前、便后、外出后要用肥皂或洗手液等给孩子洗手。
- 不要让孩子喝生水、吃生冷食物，避免接触患病的孩子。
- 接触孩子前、给孩子更换尿布时、处理粪便后均要洗手，并妥善处理污物。
- 孩子使用的奶瓶、奶嘴使用前后应充分清洗。
- 本病流行期间不要带孩子到人群聚集、空气流通差的公共场所。
- 注意保持家庭环境卫生，居室要经常通风，勤晒衣被。
- 及时对孩子的衣物进行晾晒或消毒。

感染手足口病后的治疗与护理

一旦发现孩子感染了手足口病，应及时就医，同时还需要做好相应的护理工作：

- **隔离消毒**：孩子要避免与外界接触，一般需要隔离2周左右。孩子用过的物品要彻底消毒，可用含氯的消毒液浸泡，不宜浸泡的物品可放在日光下曝晒，有条件的家庭每天可用乳酸熏蒸进行空气消毒。
- **注意营养**：孩子患病后一般不愿进食，宜给清淡、温性、可口、易消化、柔软的流质或半流质食物，禁食冰冷、辛辣、咸等刺激性食物，也不要让孩子吃鱼、虾、蟹等水产品。

如果孩子在夏季得病，容易造成脱水和电解质紊乱，需要给孩子适当补水和营养，多喝温开水。

- **护理口腔**：由于口腔疼痛，孩子会很不舒服，可以饭前饭后用生理盐水漱口，对不会漱口的孩子，可以用棉棒蘸生理盐水轻轻地清洁口腔。
- **护理皮肤**：注意保持孩子的皮肤清洁，防止感染，孩子的衣服、被褥要清洁，防止孩子抓破皮疹。臀部有皮疹的孩子，应注意随时清理大小便，保持臀部的清洁干燥。
- **注意降温**：如果孩子发热，要注意给孩子散热、降温。可以通过多喝温水或洗温水浴等方法降温。

喂养的常识与方法

4～5个月婴儿的喂养方法

继续坚持母乳喂养

如果可能，母亲最好继续坚持母乳喂养。有的母亲可能担心自己的奶水不够，或营养不足，其实这完全是误解。在孩子6个月前，母乳完全可以满足孩子的营养需求。只要母亲能够树立起母乳喂养的信心，合理饮食，采取正确的哺乳方法，完全可以坚持半年甚至更长时间的纯母乳喂养。

在哺乳过程中，母子之间的肌肤亲密接触可以增强母子感情，还可以使母亲及时感知孩子体温是否正常，及早发现某些疾病。

尽量减少外界干扰

这个月的孩子对外界的兴趣增加，开始变得容易受外界变化的干扰。喂奶时，母亲最好找一个安静、不容易受影响的角落来喂奶，以免孩子听到声音后突然转头，拉扯母亲的乳头，使乳头受伤。

慎吃市场上出售的成品辅食

目前市场上有很多专门针对婴儿开发的辅食，如蔬菜泥、肉泥、婴儿罐头、鸡肉松、鱼肉松等，给忙于工作的父母提供了很大的方便。但是，这些辅食却不是最好的辅食添加选择。即使其中不含添加防腐剂、香精等人工添加剂，也会存在“不新鲜”的问题。

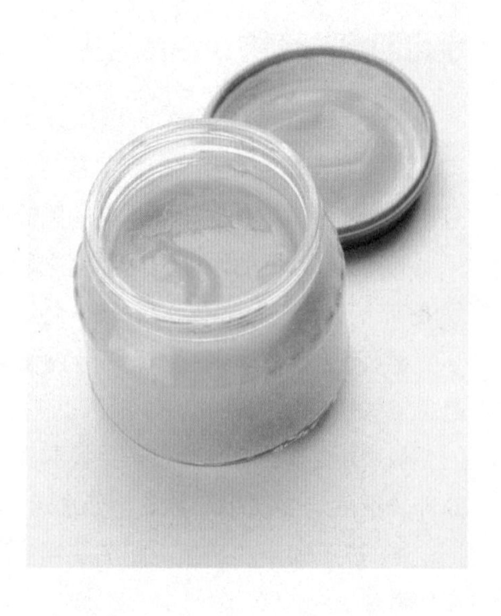

市售辅食大多属于批量生产，生产日期与上架日期之间总会存在一定的时间差，等到被父母购买再喂给孩子，时间又会向后推移。经过一些时日的拖延，这些辅食的新鲜度必定大打折扣。与现做现吃的辅食比起来，孰优孰劣，一目了然。

因此，给孩子添加辅食时，母亲自己制作的辅食才是最佳的选择。如果实在没有条件制作辅食，不妨将添加辅食的时间向后推一推，等自己有条件制作辅食时再给孩子添加。

可以添加的辅食种类

人工喂养的孩子这个月可以添加的辅食种类比上个月有所增加，果菜汁、果菜泥、米粉、稀粥、鱼肉泥等都可以成为孩子的辅食，为孩子的成长提供营养。

适时适量给孩子喂水

什么样的水最适宜

最适合孩子喝的水当然是白开水。煮沸后冷却至20℃～25℃的白开水不但含有对孩子身体有益的钙、镁等元素，还具有特异的生物活性，与人体内细胞液的特性十分接近，比较容易穿透细胞膜进入到细胞，并能促进新陈代谢，增强孩子的免疫功能。所以，人工喂养的孩子应该多喝白开水。

需要注意的是，孩子喝的白开水必须新鲜。在空气中暴露4小时以上的开水、长期贮存的白开水、反复倾倒的开水、反复烧开的水对孩子的健康都没有好处，不应该给孩子喝。

给孩子喝多少

一般说来，正常婴儿每天所需的生理水量为每千克体重150毫升。除去配方奶、辅食中的水，就是孩子一天应喝的水量。这种计算方法比较科学，但是不容易操作。其实，母亲可以通过观察孩子的小便来确定孩子需水量的多少：如果孩子的小便发黄、小便次数明显减少，说明孩子体内缺水，应该让孩子多喝水；如果孩子小便正常，给孩子喂水又不愿意喝，说明孩子体内不缺水，就不必强迫孩子喝。

什么时候喂水

一般情况下，父母应在两次喂奶的中间给孩子喂水。饭前1小时内、吃饭时、睡前都不要给孩子喂水，以免冲淡胃液，影响孩子的消化和睡眠。如果父母发现孩子口唇发干、不断用舌头舔嘴唇，说明孩子感到口渴，就应该给孩子喂水了。此外，带孩子到户外活动时间稍长时，给孩子洗澡后，孩子睡醒后都应该给孩子喂些水，及时满足孩子对水分的需求。

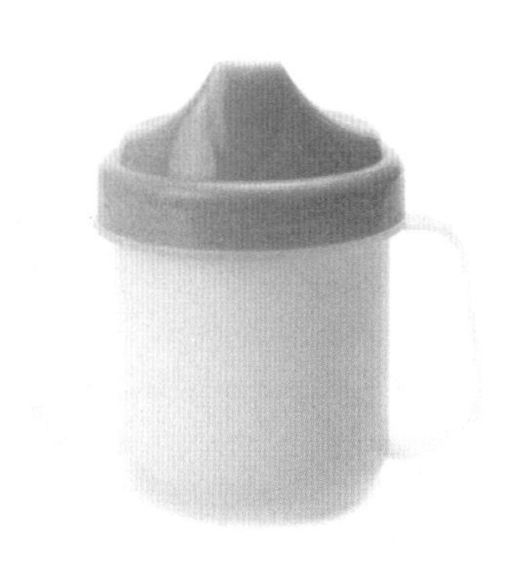

4～5个月婴儿一日饮食安排

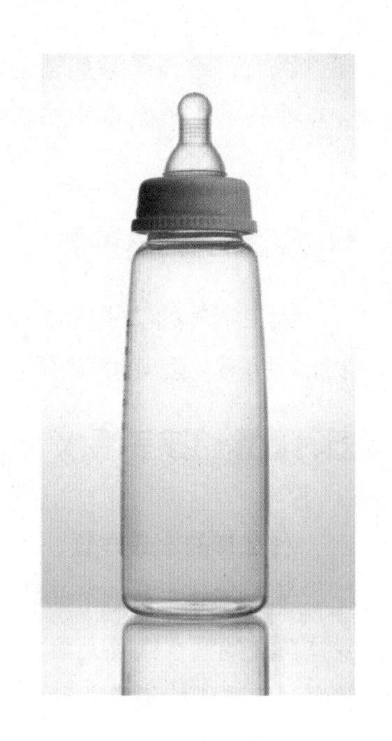

这个月的孩子主食仍然是乳类。如果有条件，最好继续进行纯母乳喂养，不必添加配方奶或其他辅食。如果已经开始进行人工喂养，此时可尝试给孩子添加更多种类的辅食，但仍应以流质、半流质的泥糊状食物为主，因为此时的孩子还没有咀嚼、消化固体食物的能力。在辅食的种类方面，除了原来的米粉、果菜泥，父母可试着为孩子添加一些稀粥和鱼肉泥，为孩子补充更多营养。

添加辅食时，父母应遵循由稀到稠，由少到多，由细到粗，由一种到多种的原则，每增加一种新的食物都要仔细观察孩子的反应。如果出现湿疹或腹泻，应立即停止添加。

本月孩子一日饮食对照表

<table>
<tr><th>主要食物</th><td colspan="2">母乳或配方奶</td></tr>
<tr><th>辅助食物</th><td colspan="2">果泥、菜泥、米粉、稀粥、鱼肉泥、鱼肝油（维生素A、D比例为3：1）</td></tr>
<tr><th>餐次</th><td colspan="2">每4～5小时1次，每天5次</td></tr>
<tr><th rowspan="3">喂养时间</th><td>上午</td><td>6:00母乳喂养10～15分钟或配方奶150～200毫升
8:00温开水90毫升
10:00喂鱼肝油2～3滴（或遵医嘱），米粉少许
12:00母乳喂养10～15分钟或配方奶150～200毫升</td></tr>
<tr><td>下午</td><td>15:00母乳喂养10～15分钟或配方奶配方奶150～200毫升
16:00喂果泥、菜泥或鱼肉泥15～30克，温开水少许</td></tr>
<tr><td>夜间</td><td>21:00母乳喂养10～15分钟或配方奶150～200毫升，鱼肝油2～3滴
0:00母乳喂养10～15分钟或配方奶150～200毫升</td></tr>
<tr><th>备注</th><td colspan="2">如果还在给孩子吃浓鱼肝油滴剂，此时应保持在每天4～6滴的水平上，分2次喂给孩子。如果已经改吃伊可新、贝特令等胶囊，可以一天喂一粒；如果孩子不缺维生素D，则应隔天喂一粒</td></tr>
</table>

4~5个月婴儿的营养食谱

小米汤

原材料：小米30～50克。

做法：将小米用清水淘洗干净，加上适量的水放到锅里，煮成粥即可。

喂食方法：不舀米粒，只取上层的米汤喂给孩子。

注意事项：煮小米粥最好多放些水，大火煮开后用小火，熬的时间长一点，尽量将粥熬得浓稠一些。

鱼肉泥

原材料：鱼肉50克，姜1小片。

做法：

1.将鱼肉去鳞，洗净，放到碗里，放上姜片，上锅蒸10～15分钟。

2.待鱼肉冷却后，用干净的筷子挑去鱼皮和鱼刺，用小勺压成泥状。

喂食方法：直接喂或者拌到米汤里喂孩子均可。

注意事项：选择质地细腻、肉多刺少的鱼类，如鲤鱼、鲳鱼、带鱼等。喂给孩子吃的时候一定要挑净鱼刺。

南瓜泥

原材料：新鲜南瓜1块（大小可以根据宝宝的饭量确定），米汤少许。

做法：

1.将南瓜洗净，削皮、去籽，切成小块，放到一个小碗里，上锅蒸15分钟左右。

2.把蒸好的南瓜用小勺捣成泥，加入米汤，调匀即可。

喂食方法：用小匙喂给孩子。

另一种制作方法：用电饭煲焖饭时，等水差不多干时把南瓜放在米饭上蒸，饭熟后5～10分钟开盖取出南瓜，放入小碗中捣烂即可。

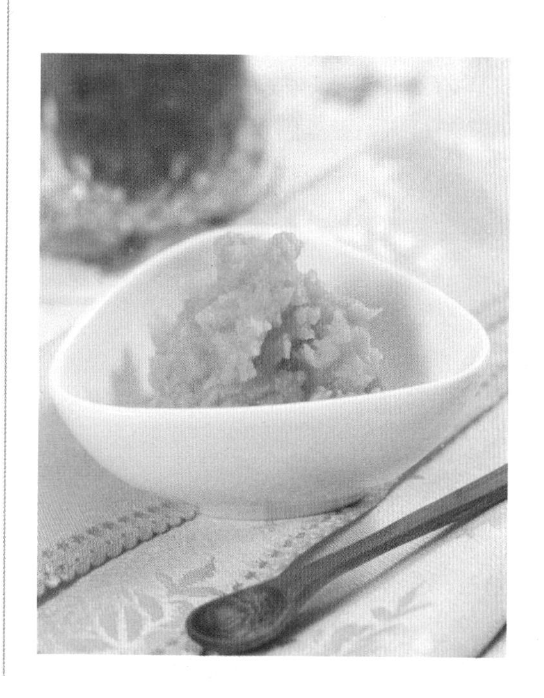

4~5个月婴儿的常见喂养难题

给孩子添加果泥、菜泥要注意什么

应先加菜泥再加果泥，婴儿天生喜欢甜味，而果泥是甜的而菜泥是淡的，若先添加果泥，孩子以后可能不肯吃菜泥。

一开始孩子可能会对新食物有抗拒心理，最好趁孩子心情愉快、较口渴时给予。如果孩子仍不愿接受，也不要勉强，过些天再尝试。

孩子的辅食中能不能加盐

人每天必须摄入一定数量的盐。基于这样的考虑，很多母亲也会在孩子辅食中加盐，其实，这种做法对孩子的生长十分不利，应当马上纠正。

食盐的主要成分是氯化钠，钠和氯的代谢都需要水分来参与。如果吃盐太多，过多的钠和氯就需要更多水分参与才能完成正常的代谢。1岁以内的小婴儿肾脏发育还不健全，很难顺利排出体内过多的水分，这就增加了肾脏的负担。时间久了，必然使孩子的循环系统出现问题。吃盐太多还容易使孩子患高血压，这也是一个不容忽视的问题。

因此，孩子所吃的食物必须尽量清淡。一般说来，1岁以内的孩子每天所需要的盐不超过1克，这还包括食物天然含有的盐分。由于母乳、配方奶以及水果、蔬菜等食物中已经含有一定的盐分，因此给孩子制作辅食时，1周岁以下的孩子是完全不用放盐的。

孩子不肯吃勺里的食物怎么办

孩子不喜欢吃勺里的食物，可能是孩子已经习惯了从乳头或奶嘴中吸吮奶汁，对硬邦邦的勺子感到别扭，也不习惯用舌头接住食品往喉咙里咽的缘故。

解决问题的办法很简单，就是通过多次重复，让孩子对勺子熟悉起来。如果孩子不愿意接受勺子中的食物，父母可以用小勺盛上一些乳汁喂孩子，也可以用勺子给孩子喂食，让孩子慢慢地习惯从勺子中吃东西。等孩子喜欢上用勺子喝奶、喝水时，父母再用小勺给孩子喂食物，孩子就不会再拒绝了。

可以把泥糊和奶混在一起吃吗

有的妈妈为了省事，会把泥糊状食物和奶混在一起喂给宝宝，这是一个误区。给宝宝加泥糊状食物，一方面是为了给他加营养，另外一方面也是帮助他练习咀嚼。咀嚼是需要锻炼的，必须让他训练舌头的搅拌能力才可以。

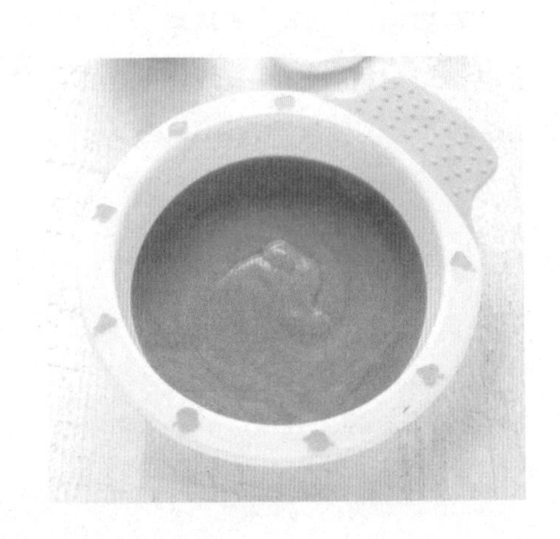

环境与异常情况

4~5个月婴儿要和父母分床睡

如果之前孩子一直是和父母睡一张床，那么随着孩子一天天长大，现在要给孩子准备一张小床，和孩子分床睡了。有些母亲担心孩子独自睡觉会睡不好，其实是在杞人忧天。事实上，无论处在哪个成长阶段，只要父母坚持，孩子独自安睡都是可以做到的。

分床技巧：经常让孩子听到父母的声音

孩子之所以无法接受分床睡，是因为缺乏足够的安全感，尤其是4～6个月的孩子，因为已经对周围环境产生了一定的认识，对环境中人和事的变化也变得比较敏感，如果发现父母离开自己会产生一种紧张情绪，这就会使孩子愈发不愿意自己睡觉。想让孩子独睡，只要培养足够的安全感就可以了。

要做到这一点也不难，只要让孩子经常听到父母的声音就可以了。当孩子一个人待着时，时不时听到父母的声音，因为独处而产生的各种情绪都会得到及时的响应，会使孩子觉得自己时刻处在父母的关注下，并因此产生充分的安全感，这时再尝试让孩子单独在小床上睡觉就容易多了。

早分床的好处

和孩子分床睡的时间越早越好。孩子越小，生活习惯的可塑性越强，对独睡的排斥性越小，分床成功的可能性越大。如果拖到两三岁再分床，孩子已经形成的睡眠习惯很难改掉，还容易因为突然和父母分离而产生恐惧、焦虑等不良心理；再加上这时候孩子已经有了一定的自主行动能力，常常会在半夜偷偷爬上父母的大床，分床成功的难度比早分床要大得多。

给孩子准备一张合适的婴儿床

分床睡必然要给孩子准备婴儿床，在这方面，父母需要考虑的事情很多。

安全性

安全是父母购置婴儿床首先要考虑的问题。这时候的孩子大多活泼好动，如果婴儿床的设计不合理、质量不过关，很容易出现孩子坠床、划伤、被卡等意外。

购买婴儿床时，父母必须对以下几个方面仔细检查，严格把关：

护栏：为避免孩子坠床，父母应购买有护栏的婴儿床。从安全的角度来看，圆柱形的护栏比板条形的护栏安全。护栏的隔条与隔条之间的距离应该在6～9厘米，不能超过9厘米，以防孩子的身体滑出护栏，导致孩子被卡在护栏间。护栏的高度应该不低于60厘米，否则就有使孩子翻过护栏掉到床外的危险。

床体：有些婴儿床的床板和床体、护栏和床头之间有一定间隙，只要间隙不大（不超过5毫米），对使用并没有妨碍。但是，如果这些间隙超过了6毫米，孩子就很容易被夹伤，这样的婴儿床就不应该选购。

连接：如果想为孩子购买可以晃动的摇篮式小床，购买时一定要仔细检查床的连接是否牢固，以免突然脱落摔伤孩子。

调位卡锁：婴儿床两边通常有两个调整高低的卡锁，供父母调节床的高度。购买婴儿床时，父母应仔细检查这个装置，确保具有防范意外松开的固定卡锁，以防孩子在无意中拨动调位装置，造成小床倾斜或下落，使孩子受伤。

材质

婴儿床的制作材料也很重要。在这方面父母不妨相信群众的智慧，选择市场上热门的木质小床。这种小床触摸起来手感比较好，又容易保暖，比较适合孩子。金属材质的小床虽然结实，但质感不佳，冬天容易变得十分冰冷，触摸起来让孩子觉得不舒服。

大小

婴儿床的大小可以视房间的大小而定，最好选择可以调节大小的小床。太小的婴儿床使用1年左右就要被淘汰，似乎有点浪费；太大的婴儿床则不容易给孩子提供足够安全感。因此，折叠起来占地面积不大、可以调节大小的小床才是最佳选择。

配套设施

有的婴儿床附有床垫，此时父母应检查一下床垫与床体的密合度，确保床垫与床架紧密贴合，以防孩子探头或四肢进去时被夹住。

有的婴儿床配有床围、摇篮套等布品，此时父母应检查一下这些布品的质量，确保它们柔软、舒适。

另外，父母最好考虑购买配有纱帐的婴儿床。纱帐既可以挡住蚊蝇对孩子的侵扰，还可以用来调节光线，对孩子的好处很多。

4~5个月婴儿的玩具

4～5个月的孩子手部的动作能力已经有了很大发展，不但能够自由活动，看到东西还想把它们抓在手里。多准备一些玩具让孩子抓一抓、摸一摸，对孩子的动作发展无疑是非常有好处的。接下来的问题是，父母该为孩子准备些什么样的玩具呢？

促进孩子视觉发展的玩具

这个月的孩子已经开始学着区分颜色，父母在选择玩具时应当注意到孩子的视觉发展要求，多为孩子准备一些色彩鲜艳并且红、黄、蓝、绿、黑、白六种颜色界限分明的玩具,以促进孩子的视觉发展。

在具体种类方面，色彩鲜艳的脸谱、洗澡玩具、塑料书、图片、小动物、动物造型等玩具都是很好的选择。

促进孩子听力发展的玩具

选择促进孩子听力发展的玩具应当注意玩具的音质和音色，小摇铃、拨浪鼓、八音盒、风铃能发出悦耳动听声音的玩具都比较适合孩子；声音过大、过高或发出刺耳声音的玩具容易损害孩子的听力，最好不要给孩子玩。

促进孩子触觉能力发展的玩具

发展孩子的触觉需要让孩子多接触不同质地、不同手感的玩具，各种材质的玩具人偶、纸片、积木、气球、塑料制品、玻璃制品、金属制品，甚至沙子、水都可以成为孩子的玩具。但是需要注意，这些玩具的体积都不能太小，以免孩子把它们放到嘴里，引起孩子呛咳或窒息。此外，孩子在玩这些玩具时父母应该陪伴在孩子身边，以免出现意外。

发展孩子社会认知能力的玩具——镜子

这个月的孩子已经喜欢上了照镜子，这是孩子社会意识初步形成的表现。当看到镜子中的自己时，孩子往往表现得很高兴，这是孩子误以为镜子中的人是自己的小伙伴的缘故。对镜中人亲昵友爱的反应，实际上是孩子对他人、对周围环境的信任和安全感的体现。经常带孩子照镜子，对培养孩子良好的社会交往意愿、丰富孩子的视觉体验都是很有好处的。

父母让宝宝多玩积木，可以促进宝宝触觉的发展。

婴儿车的乘坐安全

在很多家庭里，婴儿车已经成了养育孩子的必备设施——用它推着孩子到户外活动，确实给父母们提供了许多方便。但是，如果不注意，婴儿车也会成为伤害孩子的“罪魁祸首”。美国《育儿》杂志报道说，美国每年有1万多名孩子因为婴儿手推车而受伤。我国虽然没有相关的数据统计，父母应该也经常听说邻居家的孩子被婴儿车夹伤、刺伤、摔伤、翻车或滑脱失控的事例，总括起来应该也不在少数。

婴儿车容易造成的伤害

总结起来，孩子很容易因为以下这些婴儿车问题和父母们的不当操作而受到伤害：

- 婴儿车的推杆和调节杆过于脆弱，容易在紧急情况下折断，导致孩子跌伤。
- 婴儿车表面不光滑，锋利的尖角、突出物、容易脱落的小部件，容易使孩子被划伤。
- 孩子手脚能触及的夹缝过大或过小，使孩子的手脚被卡伤。
- 车座兜和扶手之间的深度过浅，容易在孩子翻身或扭动时翻车。
- 有折叠功能的婴儿车保险装置失

灵，使用过程中意外折叠，造成孩子被夹伤。

- 遮阳篷使用不当，造成孩子被晒伤。
- 在颠簸不平的路上长时间推行，造成孩子脑震荡。
- 将车停在斜坡上不细心看管，车子滑下斜坡，甚至在滑行过程中翻倒。
- 将6个月以内的孩子放进坐式婴儿车中推行，损伤孩子的颈椎和脊柱。

怎样保证孩子安全乘坐婴儿车

乘坐婴儿车虽然有风险，却不是无法预防的。只要父母们在选购、使用婴儿车时多加小心，婴儿车仍然不失为带孩子外出的一个好帮手。

选购婴儿车时的注意事项

1.购买信誉良好、质量过关的正规厂家生产的婴儿车。

2.注意检查车身及所有零部件，确保婴儿车的主体结构坚固可靠，推车的推杆、扶手表面光滑、结实耐用、不宜脱落，没有锋利的锐边、尖角、突出物、铆钉和容易脱落的小部件。

3.婴儿车的车座兜和扶手之间的深度不要过浅。

4.婴儿车的车垫凹陷度应小于5厘米。

5.透气性好，舒适，轻便。

6.车上的布品材质环保、安全、不刺激孩子皮肤。

7.为8个月以下的孩子购买婴儿车，最好选择能够折叠、展开如一张婴儿床、外带遮阳罩的类型。

使用婴儿车时的注意事项

1.使用前先进行安全检查，确定车内的螺丝没有松动，车体连接牢固，转向灵活正常，刹车装置灵活有效。如果发现问题必须妥善处理，然后再带孩子出门。

2.让孩子的颈部始终处于最舒适的状态，背部尽量舒展，腰部与座席间没有空隙。

3.孩子坐在车上时，要全程系上安全带。

4.不要在车内和把手上挂重物。

5.孩子坐在车内时，两侧的滑轮锁必须处于完全锁好的状态。

7.遇到楼梯、电梯或有高低差异的地方时，要把孩子先从婴儿车里抱出来，不要连人带车一起推。需要提车时也一样，孩子坐在车内时，不要连人带车一起提起，应该一手抱孩子，一手拎起推车。

8.不要在颠簸不平的路上长时间推行。

9.尽量避免在马路边、快慢车道上推行，以免孩子吸入大量灰尘、汽车尾气。

10.不要把婴儿车停在有坡度的地方。

11.不要把孩子一个人留在车内。如果必须转身或短暂离开，必须固定好刹车闸，确认不会移动后再离开。

12.不要抬起前轮用后轮推行，以免造成后车架弯曲、断裂，使孩子受伤。

13.用婴儿车推着孩子散步，速度不宜过快，否则容易出意外。

14.婴儿车应该用清水擦洗，不要使用挥发性溶剂，清洗后要及时擦干。

4~5个月婴儿的体能与动作训练

4~5个月孩子的体能和动作训练仍应该以全身肌肉运动训练为主，主要包括手部动作训练、脚部动作训练、翻身、爬行和靠坐等。

手部动作训练

训练孩子的手部肌肉运动能力时，父母可将孩子抱成坐位，在面前放一些色彩鲜艳的玩具，一边告诉孩子各种玩具的名称，一边引导孩子伸手去抓握。刚开始时父母可将玩具放在孩子一伸手就能抓到的地方。如果孩子已经能够轻松地抓起玩具，再慢慢地移到稍远的地方。如果孩子已经做得很熟练，父母还可以将孩子不喜欢的玩具放到孩子身边，让孩子练习推开的动作。

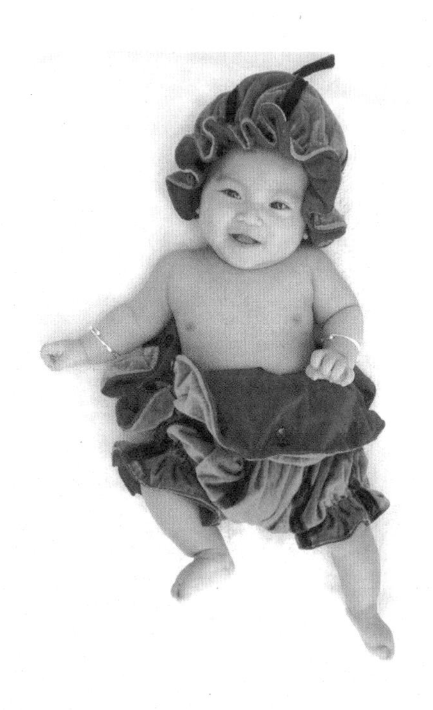

脚部动作训练

以前做过的婴儿体操、蹬跳训练可以继续进行。此外，还可以让孩子练习仰卧抬腿动作：先让孩子仰卧在床上，用绳子拴上一些孩子喜欢的玩具吊在孩子脚部上方让孩子踢，以此锻炼孩子的抬腿能力。

翻身训练

如果孩子到这个月还不能很好地翻身，父母就应该加紧训练。可以在床上、沙发上或地上铺好毯子，让孩子仰卧在上面，用孩子喜欢的玩具逗他，孩子伸手想抓玩具时，将玩具向左侧或右侧移动，慢慢地引导孩子向左侧或右侧翻动。经过反复练习，孩子就自然而然地学会了翻身。

爬行训练

这个月的孩子趴在床上的时候已经可以神气十足地挺胸、抬头，有时还会以腹部为支点在床上打转，这时就可以训练孩子爬行了。开始时，父母可以在孩子面前不太远的地方放上玩具，然后鼓励孩子去抓玩具。孩子向前使劲时，父母可以用手抵住孩子的足底，帮助孩子前进。

靠坐训练

4~5个月的孩子已经可以单独坐一会儿，但持续时间很短。在孩子精神好的时候，父母可以将孩子放在有扶手的沙发或椅子上，让孩子练习靠坐。如果孩子自己坐不住，父母可先用手扶住孩子，等孩子坐稳了再松开手。每天让孩子练习靠坐5分钟左右，对锻炼孩子腰部肌肉，促进孩子早日学会独坐是很有帮助的。

4～5个月婴儿智力开发小游戏

在这个月里，孩子的视力、听力、运动、语言、交流、情感等智能将发生巨大的变化，父母应该尽量给孩子创造新奇、安全、丰富多彩的环境，让孩子通过自由感知、自由活动、自由探索来实现智能的飞跃发展。要做到这一点并不难，除了必要的物质准备，父母还可以用一些有智能开发作用的游戏来帮忙。

游戏一：滚小球

游戏目的：培养孩子的注意力，促进孩子视觉远近调节能力的发展。

游戏准备：一些颜色鲜艳的彩色小球。

游戏做法：父母对坐在床上，母亲将孩子抱坐在怀里。母亲先拿起一个小球引逗孩子，然后将小球放在床上，使它滚向父亲；父亲拿到球后，再将小球放在床上滚回母亲身边。如此反复进行，直至滚玩所有小球。

游戏二：奇妙的声音

游戏目的：发展孩子的视听能力，培养孩子追踪声源的能力。

游戏准备：一款音质好、音色优美的音乐手机。

游戏做法：让孩子仰卧（或俯卧）在床上，父母手拿手机停在孩子面前20厘米处，把手机打开放出音乐(手机音量不要开得太大，以免吓着孩子)，再拿着手机从孩子的左侧慢慢向右侧移动，然后再从右侧慢慢向左侧移动。如此重复几次，让孩子的目光随着音乐声的移动而移动。

游戏三：认识早和晚

游戏目的：培养孩子的时间观念，让孩子体会到白昼和黑夜之间的差别，培养孩子良好的作息规律。

游戏准备：不需特别准备，只要确定好时间就可以了。

游戏做法：清晨孩子睡醒后，父母抱着孩子走到窗边，让孩子感到阳光的照射，并告诉孩子：“天亮了，太阳出来了，现在是白天，宝宝该清醒了。”天黑后，父母抱着孩子走到窗边，让孩子看窗外的黑暗，天上的月亮和星星，地上的灯火，并告诉孩子：“天黑了，太阳落山了，月亮、星星出来了，宝宝该睡觉了。”然后再抱着孩子回到床边，帮孩子脱掉衣服，哄孩子入睡。

游戏四：藏猫猫

游戏目的：引发孩子寻找消失了的东西的冲动，培养孩子的动脑能力，培养孩子的耐性。

游戏准备：准备一块布或一张纸（用来遮脸）。

游戏做法：让孩子坐在床上，母亲（或父亲）坐在孩子对面，先和孩子说一些话，调动孩子的情绪，再拿起准备好的布蒙在自己头上（如果准备的是纸，则用纸遮住自己的脸），让孩子寻找自己。如果孩子没有反应，母亲（或父亲）则自己揭开蒙在头上的布（或遮在面前的纸），同时发出“喵”的声音，让孩子意识到他要寻找的人出现了。

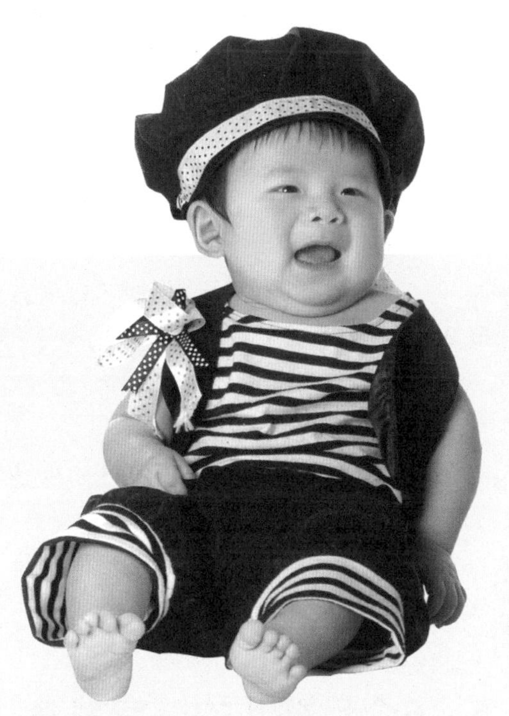

第六章

5～6个月

由于个体差异的影响，孩子之间的体重差异开始表现得明显起来，这是孩子生长过程中的正常现象，只要不超出正常的波动范围就无须担心，更不必盲目给孩子减肥或增加饮食。

这个月是孩子形成亲子依恋心理的关键时期，父母应该多陪陪孩子，不要把孩子交给陌生人，以免破坏孩子刚刚建立起来的安全感和对世界的信任，阻碍孩子探索欲的形成。

秋季腹泻可能导致孩子死亡，一旦发现应尽快治疗。

孩子出牙期间会出现牙床疼痛、发烧、烦躁等不适，父母应细心护理，帮助孩子顺利度过出牙期。

安抚奶嘴有利也有弊，父母应辩证看待，科学使用，不要对它依赖太多。

成长与发育进程

5~6个月婴儿的体格发育

这个月的孩子头部与身体的比例变得更接近正常，身材更加匀称，由于腹部脂肪的增厚，看起来也更加丰满了。由于个体因素的差异，有的孩子看起来很胖，有的则非常瘦。父母应该认识到，这是孩子生长过程中的正常现象，只要孩子的体重不超出正常的波动范围就无须担心，更不必盲目给孩子减肥或拼命喂食。

本月婴儿的基本发育指标

体重：男孩6.5～10.3千克；女孩6.0～9.6千克。

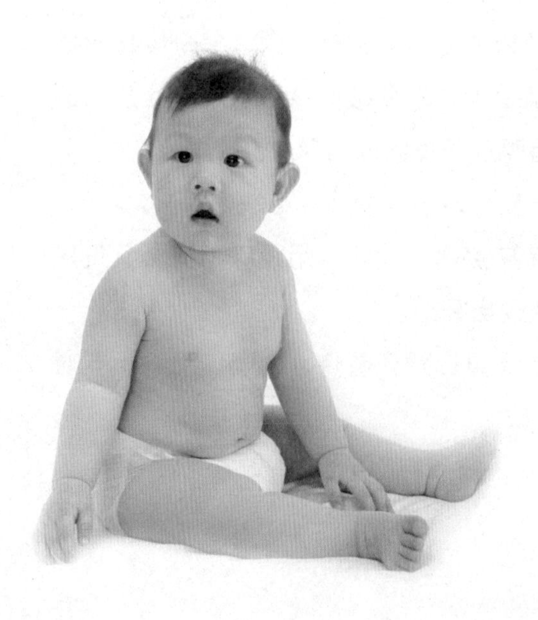

身长：男孩62.7～73.8厘米；女孩62.0～72.0厘米。

头围：男孩41.3～46.5厘米；女孩40.4～45.2厘米。

胸围：男孩39.7～48.1厘米；女孩38.9～46.9厘米。

牙齿：大多数孩子在本月萌出2颗乳牙（下边的门牙）。

5~6个月婴儿的感官发育

到了第6个月，孩子的各种感觉在前几个月发展的基础上进一步完善：不但能稳定、清楚地看东西，盯着物体“定视”，还能听出父母和亲近的人的声音；由于嗅觉和味觉的发展，此时的孩子已经可以分辨出许多不同的气味，能比较精确地分辨出食物的味道，并对食物表现出明显的好恶；在触觉方面，嘴唇和手都是孩子接触外界事物的重要器官，并且已经发展到了很灵敏的地步。

视觉

这个月的孩子视野进一步扩大，对进入自己视线范围内的事物表现出强烈的兴趣。由于手眼协调能力进一步发展，孩子看到一件东西后，往往喜欢用手抓一抓、摸一摸。即使有些东西离自己较远，自己够不到（比如天上的飞机、月亮，街上的行人等），孩子也会静静地注视，并积极地进行观察。

听觉

这个月的孩子听力比以前更灵敏，能够分辨各种不同的声音(特别是熟人和陌生人的说话声)，并对它们做出不同的反应：如果听到刺耳的声音，孩子会害怕或啼哭；如果听到父母和蔼的话语声，孩子表现得高兴，或向父母微笑。这时孩子已经可以将听觉和视觉进一步联系起来，如果母亲起来叫孩子的名字，孩子会转头寻找母亲身在何处。

处在这个阶段的孩子大都喜欢听风铃的声音。听到自己喜欢的音乐声时，孩子会变得高兴起来，并静静地听很长一段时间。

味觉和嗅觉

这个月孩子已经可以精确地辨别许多种味道和气味，特别是自己喜欢吃的食物和母亲身上的气味。适当给孩子添加多种不同味道的辅食，多让孩子闻一闻各种花香、蔬菜和水果的气味，以及家中各种日常用品的气味，对促进孩子的味觉和嗅觉发展是很有好处的。

触觉

孩子的触觉在这个月会变得很灵敏，并且开始喜欢与父母、经常看护自己的亲人接触，不喜欢与陌生人接触。经常抱抱孩子，让孩子充分感觉到被爱，可以促进孩子放心去探索、学习世界上的事物，从而促进孩子触觉的发展。

5~6个月婴儿的动作和语言发育

动作和运动能力的发育

这个月，孩子已经可以熟练地翻身了。当孩子躺在床上时，父母想拉着孩子的双手使孩子坐起来，孩子可以主动抬头，不摇晃，坐起来时腰背也挺得比较直。当孩子坐在硬板床（或椅子）上时，他的双臂能伸展，使自己的两只手支撑在平面上，身体可以伸展到与平面成45度角以上。父母用双手扶住孩子腋下使孩子站起来，孩子能反复屈曲膝关节自动跳跃。把玩具放在孩子面前，孩子会伸手去拿，并把它们塞入自己口中。

语言能力的发展

此时的孩子有着惊人的语言接受能力，会将自己听到的许多话语储存在自己的大脑中，并在它们的刺激下促进自己听觉和发音器官的发展，促使自己早日学会说话。

此时的孩子已经可以发一些简单的音节，如“ma”“da”“ba”等，很喜欢咿咿呀呀地和大人“对话”，独处时也喜欢自言自语。为了促进孩子的语言学习，父母应抓住一切机会多和孩子说话。给孩子喂奶和护理时，母亲可以教孩子认识奶瓶、小被子、衣服、手绢等物品；晚上，父母可以教孩子认识灯；和孩子一起玩玩具时，父母还可以教孩子认识玩具，给孩子讲一讲各种玩具的特点和玩法。此外，父母可以多给孩子唱歌、念童谣，甚至可以给孩子讲一些儿童故事，朗读一些文学作品等，尽量使孩子接受丰富的语言刺激，这对促进孩子早日学会说话是很有帮助的。

5~6个月婴儿的心理发育

5~6个月的孩子心理活动已经比较复杂，不但可以用面部表情表现出高兴、愤怒等心理活动，还能听懂严厉或柔和的声音。当父母离开时，孩子还会表现出害怕的情绪。

情绪发展

这时的孩子正处于情绪发展的敏感期。这个月孩子的脸就像一幅多彩的图画，随时都能表现出孩子的内心活动：高兴时，孩子会眉开眼笑；不高兴时，孩子会“怒发冲冠”，又哭又叫。当父母亲切地和孩子说话时，孩子会表现出愉悦；当父母训斥孩子时，孩子会表现得很不安，甚至很愤怒。

依恋心理

这个月的孩子有个突出的特点，就是对亲近的人产生了依恋的感情，这是孩子建立对世界信任的关键时期。良好的依恋关系可以促进孩子对环境积极的探索，父母最好多陪陪孩子，不要突然把孩子交给陌生人，以免使孩子刚开始形成的依恋心理遭到破坏，阻碍了孩子安全感的形成和对世界探索欲的发展。

对世界的探索

这时的孩子对自己周围的各种物品都很感兴趣，喜欢触摸、敲打东西，并把拿在手里的所有东西都放进嘴里去品尝一下。

由于味觉的发展，孩子对食物的任何变化都能产生非常敏锐的感觉，有时还会出现恐惧新食物的现象。如果孩子在这个月前一直吃母乳，父母尝试给孩子吃配方奶时通常会遭到孩子的拒绝。

人际交往的发展

这时的孩子依然怕事，不喜欢和陌生人交往。看到熟悉的人时，孩子会通过微笑来表示友好，还喜欢和亲近的人一起玩耍。这时孩子已经可以区分大人和孩子，看到其他孩子会伸手去拍，还会在照镜子时用小手去拍打镜中的自己。

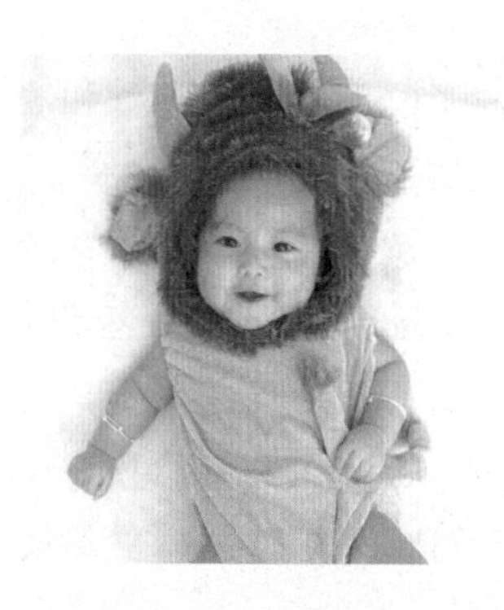

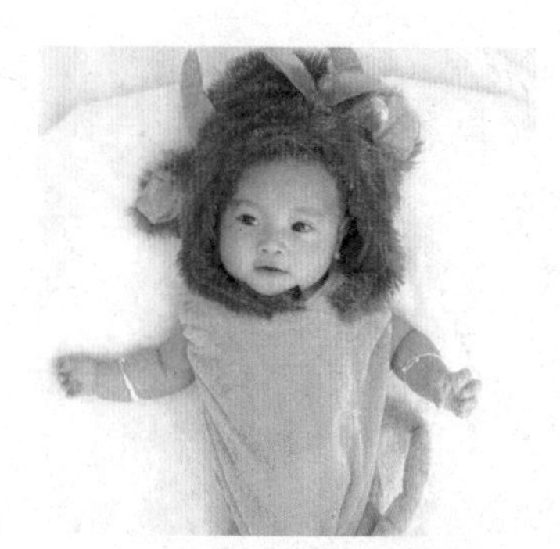

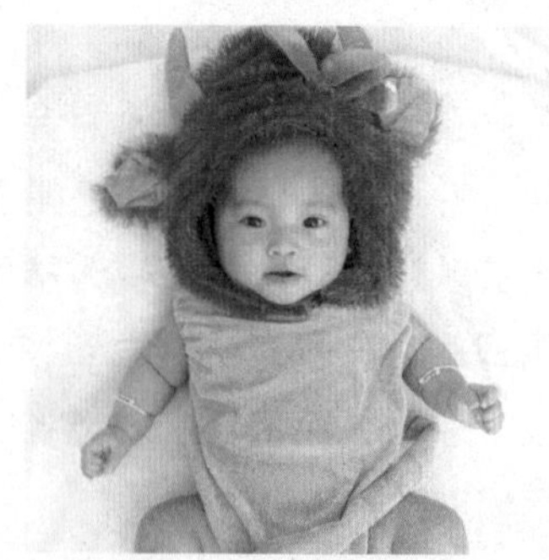

孩子的常见疾病

麻疹

麻疹是由麻疹病毒引起的急性呼吸道传染病，一般多发于冬末春初（多集中在3～4月），传染性非常强，如果孩子没有经过免疫，一旦接触了麻疹病毒几乎会全部感染上麻疹。

麻疹的传播途径

麻疹患者是麻疹的主要传染源，从出疹的前5天到出疹后5天都有传染性，病毒主要通过飞沫传播，经过被传染者的鼻、口、咽、气管等途径进入体内，引起发病。父母等与孩子密切接触的人如果与麻疹患者接触，也容易通过被污染的双手使孩子染上麻疹。孩子得过一次麻疹后，会获得终身免疫，不会再发病。

麻疹的临床症状

孩子感染麻疹病毒后，一般先经过大约10天的潜伏期，然后开始发热(体温在38℃～39℃)，同时出现流鼻涕、流眼泪、频繁咳嗽、打喷嚏、眼睛发红、怕光、流泪等类似感冒的症状，然后会在口腔内第一磨牙位置的颊黏膜上长出针尖大小、周围有红晕、发白的斑点（医学上称为麻疹黏膜斑），并不断增多。

发热3～4天后，孩子的耳后、颈部会出现红色斑丘疹。这些斑丘疹会不断向下发展，最终使孩子的躯干、四肢、手足心等部位都出现疹子。4～5天后，这些斑丘疹会慢慢退去，体温下降至正常水平，麻疹的发病过程即告结束。

麻疹的危害在于并发症

麻疹本身的危害性并不大，但是容易引起比较严重的并发症，严重威胁孩子的生命安全。麻疹最常见的并发症是肺炎和喉炎，严重者还有失明、脑炎、严重腹泻、严重呼吸道感染等。在发展中国家，麻疹的致死率一般为1%~5%，但在容易发生营养不良的贫困地区和卫生保健设施匮乏的地方，麻疹患儿的致死率可高达25%。

如何预防

接种疫苗：麻疹最重要的预防方法是接种麻疹疫苗。如果孩子所在的地区坚持8个月后初种，父母可在孩子接触麻疹病人后一天内进行应急接种，避免发病或减轻病情。体弱多病或有慢性病的孩子在接触麻疹病人后可采用注射丙种球蛋白的方法进行被动免疫，5天内可制止发病，5～9天内可减轻症状。

日常护理：每年的3—4月是麻疹发病率最高的时期，这时父母最好不要带孩子到人比较多的地方活动，平时生活中也要注意保持孩子口、眼、鼻的清洁，注意室内通风，接触孩子之前先洗手，尽可能切断麻疹病毒传播的途径，保证孩子的安全。如果母亲患了麻疹，要立即停止哺乳，以免使孩子感染。

如何护理患了麻疹的孩子

发现孩子患麻疹后，父母应尽快带孩子到医院诊治，以便于控制病情，预防新的传染。

1.麻疹护理的首要任务是透疹。只要孩子身上的皮疹能顺利出齐，疹毒可以充分发散，病程发展就比较顺利，孩子很快就会痊愈。如果由于受风、受寒、并发其他疾病等原因使孩子无法出疹，疹毒内陷，病情就要加重，甚至危及孩子的生命。为促进透疹，父母可以在医生指导下让孩子服用一些促进透疹的中药，同时注意保持孩子居室适宜的温度与湿度(冬季室温保持在16℃～18℃，湿度保持在30%～40%；夏季室温保持在21℃～26℃，湿度保持在30%～70%)，并注意每天开窗透气1小时以上(冬季每天开窗半小时至1小时)。但是要注意，不要把孩子安置在受风直吹的门窗下，以免孩子受风，无法透疹。

2.孩子发烧期间，父母可以通过用温水擦身、服退热药物等方法帮孩子降低体温，防止高烧引起抽搐和惊厥。

3.出疹期间孩子的鼻涕、眼睛分泌物多，精神不佳，父母可经常用淡盐开水给孩子擦洗眼、鼻，并多给孩子喂奶、温开水、果汁、菜汤，为孩子补充水分。

4.如果孩子出汗较多，父母应及时为孩子擦去身上的汗渍，以免着凉。孩子的被褥应及时晾晒，以免使孩子感到不适。

秋季腹泻

秋季腹泻是一种轮状病毒感染引起的肠道疾病，以腹泻和呕吐为主要症状，因为好发于秋季而得名。秋季腹泻的传染性很强，主要感染对象为5岁以下的婴幼儿，6～24个月的婴幼儿是秋季腹泻的高危人群。秋季腹泻导致的呕吐和腹泻往往特别严重，如果不及时治疗，甚至会导致孩子死亡。

秋季腹泻的临床症状

秋季腹泻通常有1～3天的潜伏期，然后孩子会出现发热、呕吐，有些孩子会出现流涕、打喷嚏、咳嗽等类似感冒的症状。呕吐持续2～3天后，孩子便开始腹泻。

秋季腹泻的腹泻症状比较有特点：首先是次数很多，多的能达到20多次，次数少者每天也可达10次左右；这种腹泻一般是喷射状泻出，每次的大便量比较多，呈水样或蛋花汤样，颜色为淡黄色或乳白色，没有脓血；如果父母取孩子的大便到医院化验，结果一般显示为正常（或有少量白细胞）。

秋季腹泻的病程为8～10天，腹泻期间孩子很容易出现脱水和电解质紊乱，严重时会引起中毒性脑炎、心肌炎、肠套叠等并发症。一旦孩子患上秋季腹泻，父母应密切观察孩子的大便形状、次数，以及有无口渴、尿少、眼窝及囟门凹陷、皮肤弹性差、精神萎靡等脱水表现，最好尽早带孩子到医院诊治，以免引发危险。

怎样护理患了秋季腹泻的孩子

秋季腹泻很容易引起脱水等并发症，严重时甚至会危及孩子生命，所以必须做好护理，以防出现不必要的危险。

补水：为避免脱水和电解质紊乱，父母最好勤给孩子喂服医院配制好的补盐溶液。只要孩子不呕吐，父母就应该耐心地频频地给孩子喂服，以减轻孩子的腹水症状。如果孩子不喜欢喝，父母还可以去医院通过静脉滴注的方式为孩子补充水分和电解质。只要孩子不出现脱水，病情一般不会恶化。

饮食调理：孩子患了秋季腹泻后最好不要禁食，只需适当地调整饮食就可以了。如果一直在吃母乳，父母最好继续坚持母乳喂养，因为母乳有助于帮孩子提高免疫力，促进孩子早日恢复。如果孩子已经开始吃配方奶，父母应适当减少孩子的吃奶量，加喂一些容易消化的面汤、米汤等淀粉类食物，以减轻孩子的肠胃负担，减少因乳糖酶缺乏而导致的腹泻。

如果孩子已经开始吃辅食，蛋、菜、水果等辅食最好停喂，待腹泻减轻再开始食用。熬得黏稠的米汤有收敛止泻的作用，父母可以适当地喂孩子吃一些，帮助孩子减少腹泻的次数。

臀部护理：频繁腹泻容易使孩子出现“红屁股”，所以父母一定要做好孩子的臀部护理。每次大便后，父母都要用温水为孩子清洗干净臀部，并为孩子涂上护臀膏进行保护。孩子的尿布要及时更换，以免被尿粪浸渍的尿布摩擦孩子的皮肤，使孩子臀部出现破皮。孩子用过的尿布要及时清洗，并进行消毒，以免出现交叉感染。

用药：秋季腹泻是病毒感染，使用抗生素治疗效果一般不明显，还容易使孩子肠道的正常菌群比例失调，加重腹泻症状。所以，发现孩子患秋季腹泻后，父母最好不要盲目使用抗生素，最好带孩子到医院诊治，在医生的指导下服药，以免延误或加重病情。

如何预防

秋季腹泻虽然是一个影响孩子健康的重要问题，但只要采取适当的措施，仍然是可以预防的。

只要父母在以下几个方面加以注意，就可以帮助孩子预防秋季腹泻的袭击：

- **卫生习惯：**把好“病从口入”这一关，不给孩子吃受过污染的食物，给孩子做辅食时一定要洗净双手，并做好食物、炊具的消毒工作，避免污染。
- **远离传染源：**秋天是秋季腹泻的流行季节，此时父母应做好消毒隔离工作，尽量少带孩子到腹泻患儿家串门，减少交叉感染的机会。
- **科学喂养：**父母应按科学方法喂养孩子，保证孩子摄入充足、均衡的营养，增强自己的抵抗力，减少被病毒感染的机会。
- **主动防疫：**必要时，父母可以让孩子口服轮状病毒活疫苗，以预防该病的发生。

喂养的常识与方法

5~6个月婴儿的营养需求

补充促进孩子牙齿生长的营养素

5~6个月的孩子已经开始长乳牙。为了促进乳牙的生长，维护孩子的牙齿健康，父母还可以给孩子添加一些富含对乳牙有益的食物，帮助孩子长出一口漂亮坚固的小牙齿。

钙、磷

钙、磷是孩子牙齿生长必不可少的营养素，一旦缺乏就会使孩子的牙齿生长缓慢、硬度不够，还比较容易断，所以，孩子长牙期间应摄入足够的钙和磷。虾仁、骨头、海带、紫菜、鱼松、蛋黄、奶制品中所含的钙比较丰富，肉、鱼、奶、豆类、谷类、各类蔬菜中含的磷比较丰富，父母可以根据孩子的实际进行搭配，制作出既让孩子爱吃、营养又丰富的食物，帮助孩子补充钙和磷。

蛋白质

蛋白质摄入不足会造成孩子出牙延迟、牙齿排列不齐，甚至引起牙周组织病变和龋齿，所以必须充分保证摄入。母乳、配方奶、鱼、肉、豆制品等食物中含有丰富的蛋白质，应该让孩子多吃。

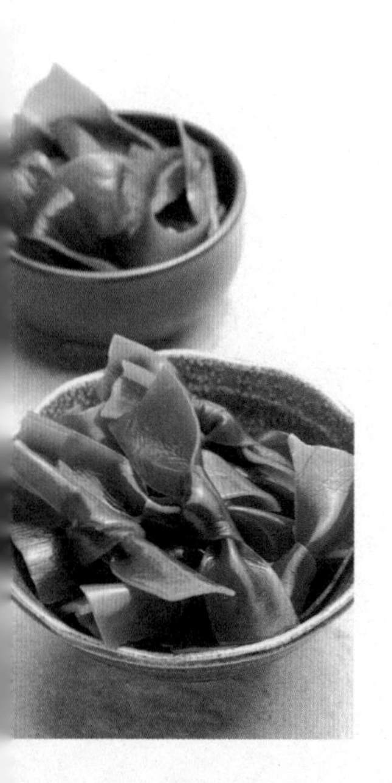

维生素A

维生素A能维持孩子全身上皮细胞的完整性，如果缺乏，孩子的上皮细胞会过度角化，导致出牙延迟，还会影响牙釉质细胞的发育，使孩子的牙齿变成白垩色。鱼肝油中含有丰富的维生素A，父母可酌情为孩子补充。此外，胡萝卜、雪里蕻、油菜等蔬菜中也含有一定的维生素A。

维生素C

缺乏维生素C会造成孩子牙齿发育不良，牙龈容易水肿。苹果、山楂、圆白菜、大白菜、菠菜、西红柿、土豆等新鲜水果、蔬菜含有丰富的维生素C，父母可根据实际情况用它们为孩子制作辅食食用。

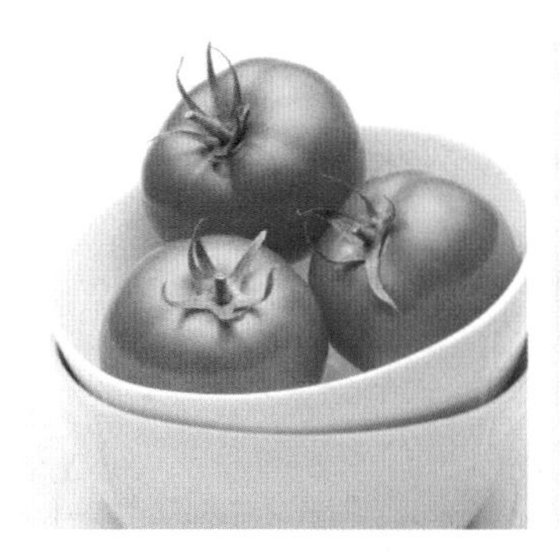
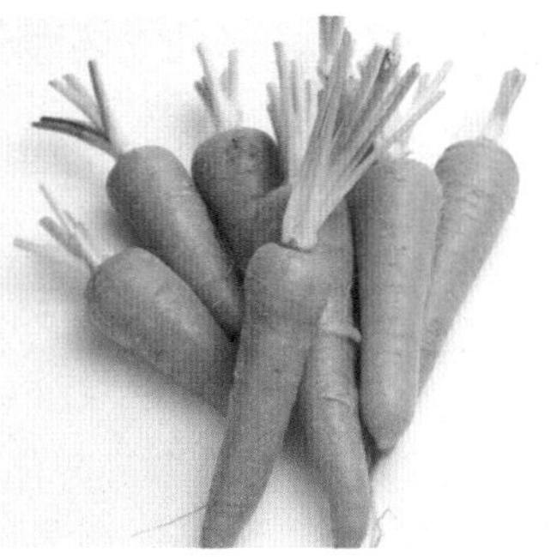
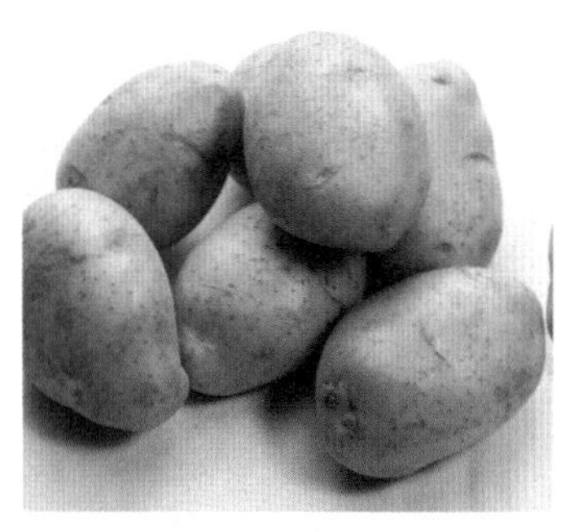

5~6个月婴儿一日饮食安排

出生5个月后，孩子开始对乳汁以外的食物感兴趣了，即使是纯母乳喂养，孩子看见大人吃饭时也会伸出小手去够面前的食物，还会流口水，表现出很想吃的样子。这时，父母可以适当地为孩子添加些辅食，为将来的断奶做准备。

这个月的孩子大多已经长出乳牙，给孩子添加辅食时，可以加一些比较粗的颗粒状食物，如蔬菜丁、豆腐等，帮助孩子锻炼咀嚼能力。以前的菜泥、肉泥可以继续添加，但是不要让孩子吃肝泥和全蛋。

本月婴儿一日饮食对照表

主要食物	母乳或配方奶	
辅助食物	果汁、菜水、果泥、菜泥、米粉、稀粥、鱼肉泥、肉泥、豆腐、鱼肝油（维生素A、维生素D比例为3：1）	
餐次	每4～5小时1次，每天5次	
喂养时间	上午	6:00母乳喂养10～15分钟或配方奶150～200毫升 9:00喂蛋黄1/4个，米粉少许 10:00喂鱼肝油2～3滴（或遵医嘱），温开水50～100毫升 12:00母乳喂养10～15分钟或配方奶150～200毫升
	下午	15:00母乳喂养10～15分钟或配方奶150～200毫升 18:00喂果泥、菜泥或鱼肉泥15～30克，稀粥半碗
	夜间	21:00母乳喂养10～15分钟或配方奶150～200毫升，鱼肝油2～3滴 0:00母乳喂养10～15分钟或配方奶150～200毫升
备注	如果还在给孩子吃浓鱼肝油滴剂，此时应保持在每天4～6滴的水平上，分2次喂给孩子。如果已经改吃伊可新、贝特令等胶囊，可以一天喂一粒；如果孩子不缺维生素D，则应隔天喂一粒	

5~6个月婴儿的喂养方法

增加白天的奶量

到了第6个月，孩子白天的睡眠大大减少，一般上午睡1～2个小时，下午睡2～3个小时，夜间甚至可以一觉睡到天明。喂奶时也应加强白天的喂奶量，晚上如果孩子不醒，可以直接断掉夜奶。

人工喂养时，仍以配方奶为主食

虽然已经可以添加许多辅食，配方奶还是5～6个月孩子的主食。为了不使孩子长得太胖，父母应注意控制孩子的饮奶量，每天孩子饮奶总量不要超过1000毫升。父母可以每隔10天称一次孩子的体重，如果每次孩子的体重增加保持在150～200克，说明孩子的饮奶量比较适宜，如果超出200克，就要加以控制了。

不要用水果代替蔬菜

有些孩子只喜欢吃水果，不喜欢吃蔬菜，父母就只让孩子吃水果，不给孩子吃蔬菜。这种做法是不恰当的。虽然水果和蔬菜里面都含有丰富的维生素和矿物质，二者之间仍有很大差别。蔬菜中的纤维素、无机盐含量比水果要高很多，不但能为孩子提供更多营养，还有促进孩子肠蠕动，保证大便通畅，预防便秘的作用。蔬菜中的一些特殊物质还具有促进蛋白质吸收的作用。如果用水果代替蔬菜，很可能导致孩子营养不良，影响孩子的身体发育。由此可见，水果、蔬菜这两类食物只能互相补充，不能互相取代。

用蔬菜制作辅食要充分清洗浸泡

蔬菜中大多含有一定量的硝酸盐，如果储存不当，硝酸盐就会在硝酸还原酶的作用下产生亚硝酸盐，危害孩子的生命和健康。现在的蔬菜种植时大部分使用化肥，其中所含的硝酸盐更多，生成亚硝酸盐的可能性也更大。为了孩子的健康，父母用蔬菜给孩子做辅食前，一定要选择新鲜蔬菜，并充分清洗、浸泡，尽量减少孩子摄入亚硝酸盐的机会。到市场购买成品菜泥时，要注意选择知名品牌的产品，并注意看标签成分，让孩子的健康多一层保障。

为孩子准备些磨牙小食品

5～6个月的孩子已经开始长牙，为了减轻牙龈的肿胀感，咬东西是孩子再正常不过的喜好了。这时，父母可以为孩子准备一些小食品，比如柔韧的条形地瓜干、手指饼、新鲜水果条（苹果、梨等有些硬度的水果）、蔬菜条（黄瓜、胡萝卜等都可以），让孩子磨牙，同时还可以锻炼孩子的咀嚼能力，应该说是一举两得吧。

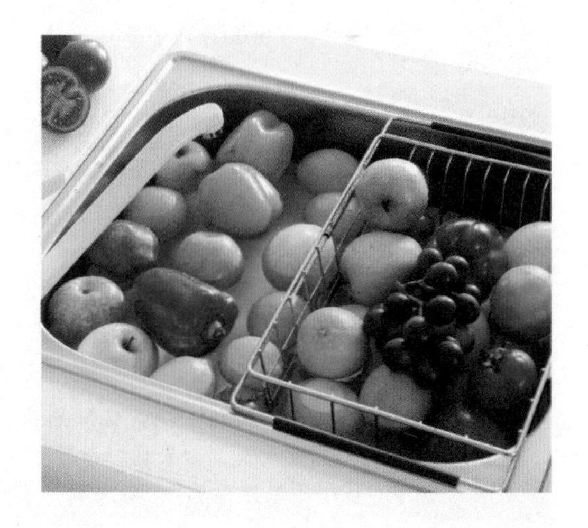

5~6个月婴儿的常见喂养难题

孩子只吃一边的奶怎么办

如果只吃一边能让孩子吃饱，孩子的体重增加正常，其实没有什么大问题。但是，如果长期这样，母亲的乳房就会变得不对称。为了避免这种结果，母亲可采取交替哺乳的方法给孩子喂奶，这次给孩子吃左侧乳房的话，下次就用右侧乳房给孩子喂奶。

孩子吃母乳为什么也便秘

一般情况下，吃奶粉的孩子比较容易便秘，吃母乳的孩子大便稀的比较多。但是，有些吃母乳的孩子也会便秘，这是为什么呢？

有两个原因，一是母乳中的蛋白质含量过高，二是母乳不足。母乳蛋白质含量过高主要发生在母亲吃了过多的高蛋白食物之后，食物中的蛋白质大量进入乳汁，孩子吃了之后大便偏碱性，变得比较干硬，不易排出，于是就发生了便秘。此时母亲应及时调整饮食，多吃蔬菜、水果和粗粮，使乳汁中的蛋白质水平迅速降到正常水平，孩子就不会再便秘了。母乳不足引起的大便异常其实是排便减少。如果母乳不够孩子吃，孩子总是处于半饥饿状态，排便自然减少，甚至2～3天排一次大便。如果父母经验不足，就会把这种情况误认为是便秘。母乳不足的对策是给孩子添加代乳品。如果不想加奶粉，也可以让孩子吃辅食。

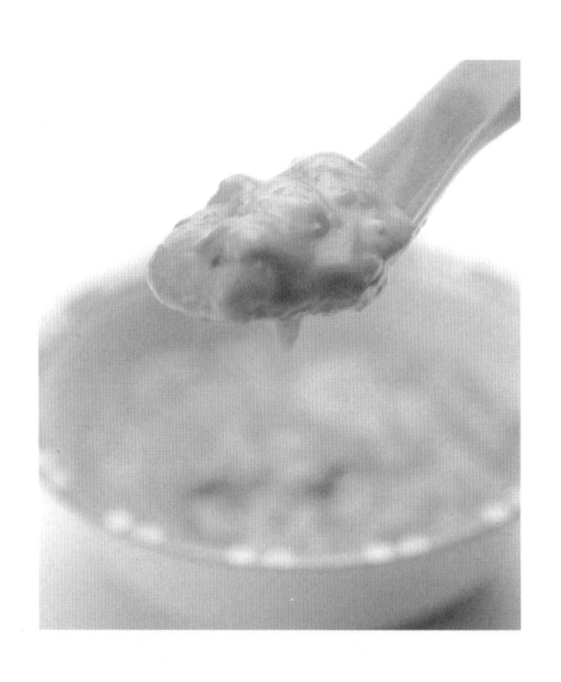

几种蔬菜混合做成菜泥好不好

把几种蔬菜混合在一起虽然可以实现营养互补，却会使食物的味道变得很复杂，不利于孩子细细品味每种食物的特有味道，培养起对食物的认知和兴趣。如果孩子出现过敏，相对复杂的成分也会给父母寻找致敏源造成困难。所以，如果是刚开始添加辅食，最好一次只让孩子吃一种菜泥，待孩子熟悉了蔬菜的味道，又没有过敏反应后，再尝试把几种蔬菜混合到一起做菜泥。

蒸食物和微波炉加工哪种方式好

蒸食物，食物在蒸汽的作用下慢慢变熟，食物大部分的营养元素能够得以保存，应该说是非常适合孩子的一种烹饪方式。用微波炉制作食物虽然省时省力，却容易破坏食物中的营养（主要是维生素C和B族维生素），最好不用微波炉给孩子做辅食。

环境与异常情况

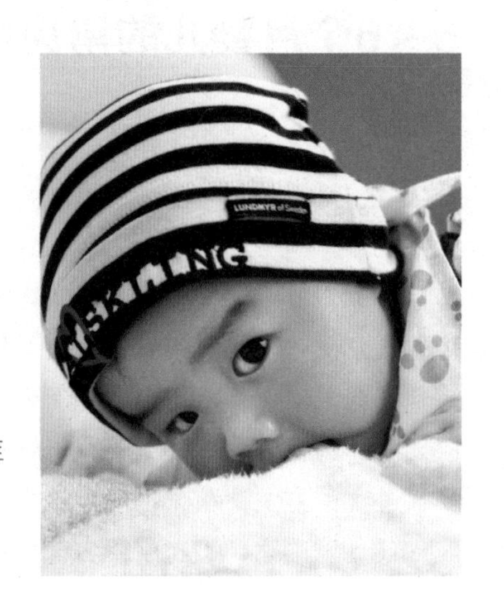

5～6个月婴儿的衣物被褥和玩具

5～6个月的孩子已经可以在床上做很多活动了。为了使孩子活动起来更加舒适、安全，父母为孩子准备衣物时，还需要精挑细选，好好地下一番功夫。

衣服：安全、易穿脱

5～6个月的孩子活动的欲望很强，身体的各种感觉也比以前更加灵敏，如果感觉衣服妨碍了自己的活动，或是穿着不舒服，就会难过地哭起来。从另一个方面看，太瘦小的衣服会影响孩子的生长发育，触感太硬的衣服会伤及孩子稚嫩的皮肤，对孩子的生长发育都有不利影响。这个月的孩子所穿的衣服一定要宽大、柔软。为了不至于使孩子感到闷热，也为了保护孩子的皮肤健康，孩子的衣服还应该具有良好的透气性和吸水性。

这个月的孩子好奇心很强，并且正处在用嘴唇感受世界的时期，不管拿到什么东西都喜欢把它们放到嘴里。为避免孩子将衣服上的纽扣、小饰物放到嘴里，引起孩子呛咳或窒息，此时的孩子还应该穿系带式衣服，不要让孩子穿有纽扣和小饰物的宝宝服。

被褥、床

5～6个月的孩子对被褥、床的要求和上个月没太大区别，完全可以用以前的被褥，睡原来的小床。这时的孩子已经不习惯于安静地躺在床上，更喜欢坐着或玩玩具。为避免孩子感到寂寞，父母可在床上多放些玩具，并不断更换。

玩具

到了这个月，大部分孩子都会拥有一大堆玩具。但是，这时的孩子也许已经表现出对原有玩具的厌倦，总是把玩熟的玩具扔到一边。其实，到了这个月龄，孩子真正感兴趣的不是父母为自己买的玩具，而是家里的各种日常用品。如果孩子已经不喜欢原来的玩具，父母不必着急，也不用再急着给孩子买一堆新玩具，大可以将一些安全无害的日常用品放到孩子面前，让孩子一边观察一边玩，在玩中学，学中玩。

婴儿出牙期间的护理

到了这个月，大部分孩子已经开始出牙了。出牙会引起孩子牙床疼痛、流口水等一系列不适，父母应注意做好护理，为孩子减轻痛苦。

出牙期间容易出现的状况及对策

流口水：大多数孩子在出牙前2个月左右就会流口水。过多的口水容易刺激孩子的皮肤，使孩子长湿疹。如果发现孩子开始流口水，父母可以用软布为孩子做几个围嘴，并经常更换，用来吸附多余的口水。为孩子擦口水时，父母的动作要轻一些，并注意使用干净、柔软的毛巾，以免擦破孩子的皮肤。

啃咬：孩子出牙期最大的特点就是喜欢咬东西，这是孩子转移牙床不适的一种特殊方法。当孩子变得爱咬东西时，父母可以给孩子一些磨牙饼、水果条等可以磨牙的食物，也可以让孩子咬牙胶，帮助孩子减轻出牙带来的不适。

哭闹、烦躁不安：出牙引起的不适会使孩子变得更爱哭闹，更容易烦躁。这时，父母可以通过给孩子新玩具、带孩子和其他小朋友做游戏等方式安抚孩子，还可以给孩子一些可以啃咬的东西让孩子啃咬，以此来转移孩子的注意力。

拒绝进食：出牙期的孩子在吃奶时很容易变得烦躁，有时因为很想把某个东西塞进嘴巴而显得很想吸奶，开始吸奶后又会因为吸吮使牙床疼痛而拒绝进食。这时，父母可以将洗干净的手指伸进孩子的口腔内帮孩子按摩一下牙床，也可以让孩子咬一咬。牙床的疼痛减轻后，孩子会安静下来并开始吃奶。

牙床出血、血肿：有的孩子出牙时牙床会出血，有时还会形成瘀青色的血肿。这种血肿千万不能挑，否则容易引起感染。用冰块为孩子进行一下冷敷，可以起到减轻疼痛、促进内出血吸收的作用。如果出现溃烂，父母应及时带孩子到口腔科请医生诊治，防止继发感染。

注意保持口腔清洁

出牙期间孩子的口腔极易感染病菌，父母一定要注意为孩子做好口腔清洁，帮助孩子顺利度过长牙期。

为保持孩子在牙齿萌出期间的口腔卫生，父母应在每次哺乳或喂食后为孩子喂一些温开水，以起到冲洗残留的乳汁和食物残渣的作用。孩子牙齿萌出后，父母可以将干净的纱布缠在手指上，帮助孩子擦洗牙龈和刚刚露出的小牙。如果孩子已经开始吃奶粉，父母应避免让孩子含着盛有奶液的奶瓶入睡，避免残留在孩子口腔内的奶汁成为培养细菌的温床，诱发孩子的口腔感染。

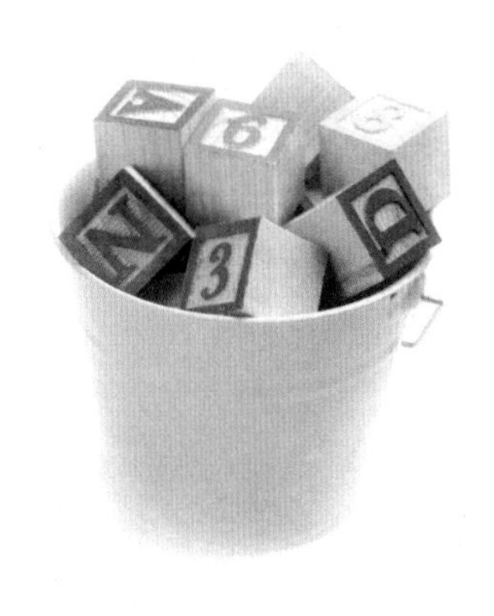

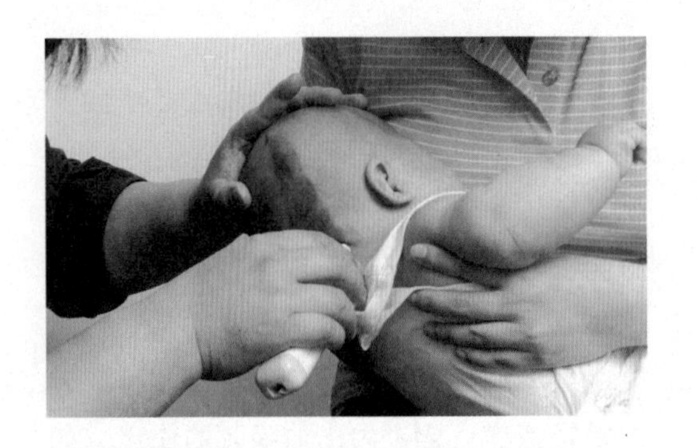

如何自己在家给孩子理发

在家里理发的准备

首先，父母需要购买一套专门的婴幼儿理发工具。目前市面上专门针对婴幼儿的理发工具很多，父母所要做的是选择正规厂家生产的安全产品。如果不具备这方面的专业知识，父母可以向在美发行业工作的亲友请教，或在育儿论坛上向有经验的人取取经。

准备好理发用具后，父母还应该用酒精棉球将它们彻底消毒，然后用香皂和清水彻底洗干净自己的双手，确保杜绝理发过程中可能发生的一切感染。

做好这些准备后，父母就可以开始给孩子理发了。

具体操作指导

理发时，父母应互相配合，一人抱着孩子，一人拿着推子给孩子理发。理发时最好按前额—后脑勺—两侧的顺序进行。理前额时，母亲可以让孩子用最舒服的姿势仰面斜躺在自己怀里，然后由父亲用推子为孩子剃掉多余的头发。理后脑勺时，母亲要让孩子趴在自己的小臂上，同时将孩子抱稳，以防孩子乱动而受伤。理发过程中，父亲最好用一只手扶住孩子的头部（力道不要过大，以防弄痛孩子），防止孩子乱动。如果孩子发丝较硬，理发时推子要离孩子的头皮近一些；如果孩子的发丝较软，推子则要离得相对远一些，以防划伤孩子的头皮。将大块头发剃掉后，剩下的短发更要慢慢地、一点一点地弄，千万不能性急。

全部理好后，父母可以用极软的毛刷将掉在孩子脖子、肩膀上的碎头发轻轻扫掉，并给孩子洗洗头，避免碎发扎到孩子。

在家理发时的注意事项

给孩子理发时，父母还应注意到以下几点，才能避免给孩子造成许多不必要的伤害：

- 理发应该选择在孩子心情好的时候进行。
- 如果孩子理发时表现得不高兴、想哭闹，应立刻停止理发，用玩具逗弄孩子，等孩子情绪好转时再继续。
- 父母在理发过程中应不断与孩子进行交流，分散孩子的注意力，以达到和孩子相互配合的目的。
- 父母应顺着孩子的动作进行，不可和孩子较劲。
- 理完发最好让孩子仰面洗头，并注意不要把碎头发和洗发水弄到孩子的眼睛里。
- 如果孩子有头垢，最好先用婴儿油涂在孩子头部24小时，待头垢软化后，用婴儿洗发露清洗干净头垢，然后再理发。
- 如果孩子头部长了湿疹，理发时要让推子离孩子的头皮远一些，防止刺激湿疹。

5～6个月婴儿的体能与动作训练

这个月的孩子能很容易地从仰卧位翻到侧卧位，再从侧卧位翻到俯卧位，还学会了抓东西。虽然还不能坐直，孩子也已经可以靠着东西坐一会儿了。当孩子坐着时，身体不由自主地向前倾斜，前胸几乎贴在下肢上，嘴能啃到小脚。为了孩子的发育，父母还应坚持训练孩子做一些有助于促进体能和运动能力发展的动作，不要轻易放松。

翻身

翻身训练还和以前一样，将孩子仰卧着放在床上，在孩子附近放一些色彩鲜艳的玩具，用玩具引逗孩子由俯卧翻成侧卧，再从侧卧翻成俯卧。如果孩子练习得好，还可以从俯卧翻回到仰卧，甚至在床上翻身打滚。

跳跃

孩子的跳跃练习也和以前一样。父母可以坐在床上或椅子上，扶着孩子腋下让他站在大人大腿上，将孩子提起、放下，同时可以念一些与跳跃有关的童谣，引导孩子跳跃。

扶坐

练习扶坐时，父母可先让孩子仰卧在床上，将大拇指放到孩子手心让孩子握住，自己抓住孩子的手腕，另一只手后托住孩子的头，一手拉、一手托帮孩子坐起来，再让孩子躺下，重新开始。这种练习可以锻炼孩子的腹部肌肉，增加孩子的握力和臂力，为孩子日后独坐打基础。

独坐

独坐需要在靠坐的基础上进行。父母可先把孩子抱起来，放在有靠垫的硬沙发上，让孩子靠着沙发垫坐一会儿（也可以放在床上，让孩子靠着自己的身体），然后慢慢地撤去沙发垫，让孩子独坐。

独坐练习可以锻炼孩子颈、背、腰的肌肉力量，为孩子长时间独坐打下基础。5～6个月的孩子独坐的时间很短，锻炼时一定要注意循序渐进，发现孩子力气不支时要及时帮孩子变换体位。

爬行

这个月的孩子还不会爬，但父母可以试着帮孩子做一做爬行动作，为以后学会爬打基础。

练习时，父母可将孩子俯卧着放在床上，将手放在孩子脚底，利用孩子腹部着床和原地打转的动作，帮助孩子一点点地向前滑行。经过一段时间的训练后，父母可以手拿玩具在孩子正前方引逗孩子，鼓励孩子试着向前爬。

抓东西

抓东西可以锻炼孩子双手的协调性和灵活性，增强孩子手部精细动作能力。练习时，父母可让孩子坐在床上，在孩子周围摆一些孩子能抓住的小玩具，如积木、小球、手摇铃等，先拿起玩具递到孩子手中让孩子抓（应该一件一件地给，让孩子用两只手轮流抓），再拿掉孩子手中的玩具，让孩子尝试从床上直接抓起玩具。

5～6个月婴儿智力开发小游戏

5～6个月的孩子的感知能力、情感、交际意识和交流能力都有了很大的提高，语言能力也出现了很大进步，已经变得很“能干”了。这时候，父母需要进一步对孩子进行感官训练，通过各种探索活动和智力游戏来刺激孩子的感知觉，引导孩子用自己的眼睛、耳朵、鼻子、身体、双手来接触和认识世界，促进孩子智能的进一步发展。

游戏一：抓住它们

游戏目的：发展孩子手部的抓握能力，促进孩子手眼协调性的发展。

游戏准备：准备一些色彩鲜艳的丝带和宝宝熟悉的、带声音的玩具。

游戏做法：将玩具系在丝带上，在孩子面前来回晃动，引导孩子去抓丝带和玩具。如果孩子不会用手抓丝带，父母可以先把孩子的手摊开，把丝带放到孩子手中，让孩子握住手，让孩子体验把丝带抓在手里的感觉，教孩子学会抓丝带。

游戏二：照镜子

游戏目的：发展宝宝的自我意识。

游戏准备：大穿衣镜一面。

游戏做法：抱着孩子走到镜前，指着镜子中的孩子影像，对孩子说：“快看，这里面有个小朋友。”孩子看到镜中的自己往往很高兴，父母可以引导孩子用手去摸镜子中的自己，还可以对着镜子吐舌头、眨眼、微笑，并引导孩子去模仿，让孩子观察镜子中的自己，学会发现镜中人和自己的关系，帮孩子建立起初步的自我意识。

游戏三：骑大马

游戏目的：培养孩子的平衡感和韵律性。

游戏准备：先学一些和骑马有关的童谣。

游戏做法：将孩子放在自己膝上，让孩子面朝前方，背靠自己，用双手扶稳宝宝，让孩子有骑在马上的感觉，一面用腿按节拍上下抖动，一面对着孩子唱儿歌：“骑大马，骑大马，上高山，跨大河，咯噔咯噔，跨过河！”

做这个游戏时，父母最好在念过几个音节后停顿一下，并在停顿时做一个有趣的动作(比如将孩子往起提一提)，让孩子体会游戏的节奏。做过几次后，孩子会记住游戏的韵律和停顿时机，在停顿时主动做出动作，配合父母将游戏进行下去。

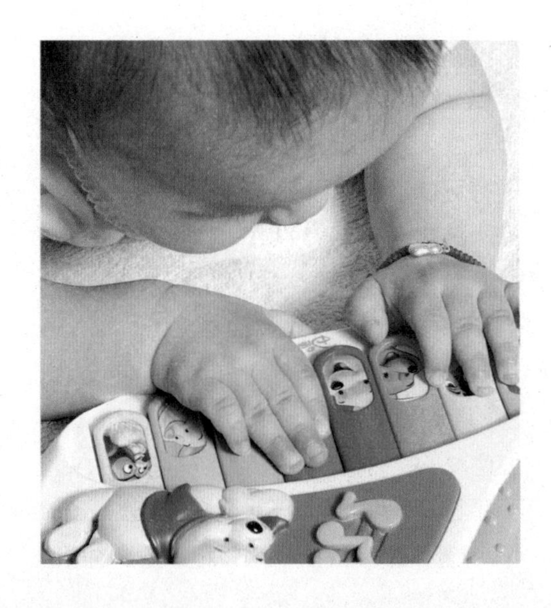

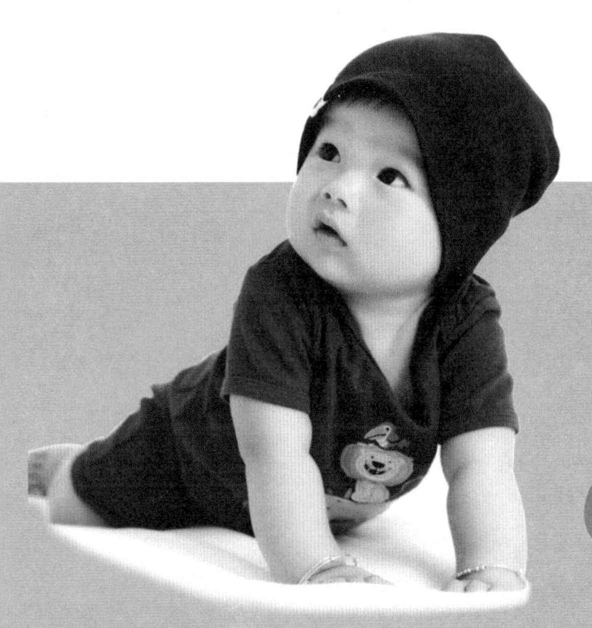

第七章

6～7个月

这个月的孩子生长速度明显放缓，但仍需要比较多的营养。

在这个月里，孩子的情感智能有了很大发展，开始不满足于单纯的照顾，而是和父母有更多的情感互动，并渴望得到更多欢乐。

啼哭异常、入睡困难、吮吸及吞咽困难、四肢僵硬、站立时脚尖着地、“剪刀脚”是脑瘫早期的典型症状，父母一旦发现应尽快带孩子到医院诊治。

婴儿泌尿系统感染通常表现为不明原因的高热，遇到这种情况父母要特别当心。

补钙过度容易引起泌尿系统结石。

第7个月正是孩子学习爬行的时候，父母千万不要让孩子跳过学爬直接学走。

不要随便捏孩子的鼻子，否则会给孩子带来痛苦和疾病。

成长与发育进程

6～7个月婴儿的体格发育

随着皮下脂肪的增多，第7个月的孩子身材变得更加匀称、丰满，看上去也更加“圆润”了。

本月婴儿的基本发育指标

体重：男孩平均8.8千克；女孩平均8.0千克。

身长：男孩平均70厘米；女孩平均68厘米。

头围：男孩平均44.8厘米；女孩平均43.7厘米。

囟门：随着头骨的发育与骨化，孩子的前囟大大缩小，有的孩子前囟已经缩小成1.5厘米×1.5厘米的菱形，有的则比较大，为2.0厘米×2.0厘米的菱形。

胸围：男孩平均44.8厘米；女孩平均43.9厘米。

牙齿：大多数孩子已萌出2颗下门牙，有的孩子已经长出上门牙。

6～7个月孩子的生长发育规律

到了第7个月，孩子的生长速度明显放缓：体重每月平均增长300克左右，身高平均每月增长1.3～1.4厘米，头围平均每月增长0.5厘米左右，胸围则只增长0.4～0.5厘米，和前6个月的高速增长已经不能同日而语。

6～7个月婴儿的感官发育

视觉

出生满6个月后，孩子的远距离视觉开始发展，对远处活动的东西有了注意的能力和观察的意愿。这时的孩子还具有了一些细节观察能力，拿到东西后会翻来覆去地看、摸、摇摇，表现出积极的感知倾向。

听觉

这个月的孩子已经逐步学会倾听声音，还可以根据声音来调节、控制自己的行动，而不是立即去寻找声音的来源。父母呼唤孩子的名字时，孩子会有所反应。

味觉

6～7个月的孩子已经可以记住吃过的各种食物的味道，同时开始表现出对食物的偏好。遇到自己喜欢吃的食物，孩子会表达出强烈的想吃的欲望。此时，孩子对咸味开始产生兴趣，父母在做辅食时可以稍微加一点盐，以促进孩子的味觉发展。

触觉

这个月的孩子仍然喜欢触摸、吮吸一切能拿到手的东西，手和嘴唇仍是孩子探索世界的好“工具”。

6~7个月婴儿的动作和语言发育

动作和运动能力的发育

第7个月的孩子已经学会了翻身，但是还不会爬，只会用胳膊撑着自己将身体抬高成爬行姿势，还会以腹部为中心来回转动和倒退。

现在，大部分孩子已经学会独坐了，有的孩子还可以自己从俯卧位坐起来。如果大人扶着孩子腋下让孩子站在自己腿上，孩子可以站得很直，还喜欢托着大人的手跳跃。

语言能力的发展

在这个月里，孩子已经可以发出类似“ba-ba”“ma-ma”的双唇音，但是还不明白这些声音所代表的意思。

此外，孩子还可以模仿大人的动作自己制造出咳嗽声、咂舌声等各种不同的声音，还喜欢兴致勃勃地耍弄自己的口水，聆听嘴里含着唾液时发出的与平时不一样的声音，对自己制造出来的“咯咯”声也特别感兴趣。

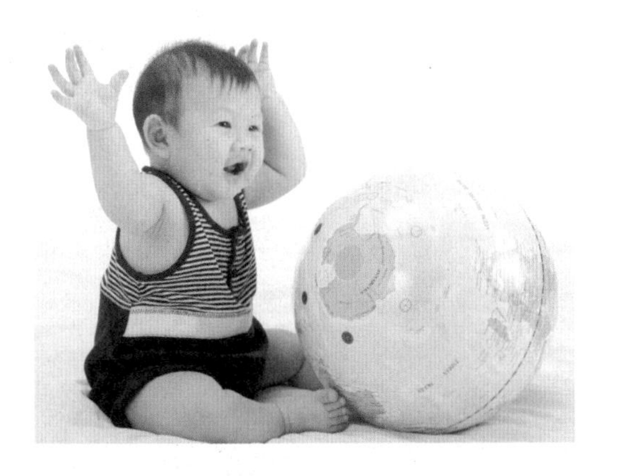

6~7个月婴儿的心理发育

认生和依恋

这时候的孩子会变得更依恋父母，同时能更敏锐地辨认陌生人、陌生环境和陌生事物。如果父母不在身边，陌生人靠近或抱孩子，孩子就会哇哇大哭。

好奇心理产生

在这个月里，孩子开始对周围环境产生好奇心：不但喜欢观察自己周围的各种人和各种事物，还喜欢到处摸、到处看，用自己的各种感觉尽情探索世界。有时，孩子还会用手指捅自己的耳朵、鼻子、嘴和肚脐眼,表现出强烈的探索自己身体的兴趣。

渴望快乐，要求情感互动

到了第7个月，孩子的情感智能有了很大发展，开始不满足父母对自己单纯的照顾，而是希望得到一些欢乐。如果父母只忙于在孩子的吃喝拉撒等生活需要方面满足孩子，孩子可能会变得不开心。如果父母能多陪孩子玩，多在情感方面满足孩子，对提高孩子的情商，培养孩子健康、健全的心理人格，无疑是十分有帮助的。

记忆和思维发展

在这个月里，孩子的记忆力会出现进一步发展，即使和经常照顾自己的人隔一周不见面也仍然不会忘记。

孩子的常见疾病

疥疮

疥疮是由疥虫（又名疥螨）感染引起的一种具有传染性的皮肤病，主要通过接触传播，传染性极强。1岁以下的孩子皮肤比较娇嫩，角质层比较薄，免疫力低下，抵抗感染和疥虫入侵的能力都比较差，一旦与疥疮患者或患者用过的物品接触就很容易被感染。

疥疮会引起剧烈的瘙痒，而且多在夜间发作，这不但会使孩子感到巨大的痛苦，影响孩子的睡眠，还容易引起过敏性的皮疹、湿疹样改变，对孩子的身心成长造成十分不利的影响。

婴儿疥疮的典型症状

婴儿疥疮的表现比较特殊，十分容易误诊。所以，了解婴儿疥疮的典型症状，时刻提高警惕，对避免误诊、早日采取合理治疗为孩子减轻痛苦是十分必要的。

婴儿疥疮发作时，往往全身都会出现皮疹，头、身体、四肢、手掌、脚趾都会出现水疱或丘疱疹，并且常发生细菌感染或湿疹样变化，手掌和脚底则多出现疥虫在孩子皮肤表面穿凿出来的隧道(灰色或浅黑色，长0.5～1厘米，顶端与丘疹或水疱、脓疱相连)。有些男孩的阴茎、阴囊、皮肤等部位会出现疥疮结节。

疥疮引起的瘙痒十分强烈，经常会使孩子烦躁不安或哭闹，夜间尤其厉害。如果父母发现孩子夜间经常哭闹、烦躁不安，全身出现类似湿疹的皮疹，就应该考虑到孩子患疥疮的可能，尽快带孩子到医院诊治。

治疗和护理

治疗婴儿疥疮不能选择毒性较强的药物，也不宜使用抗过敏及激素乳膏外涂治疗，可选择5%硫黄软膏（需要注意的是，一般市售硫磺软膏浓度多为10%，不能直接用于孩子的治疗）进行全身涂抹（由于疥虫生存和繁殖都在皮下，并能自由活动，治疗时一定要用药物并将全身都涂抹到，否则容易出现反复），以3天为1个疗程。

涂药后，为防止孩子通过吮吸手指、揉眼将药物带入口中和眼睛里，父母最好用干净的双层纱布包住孩子的双手。

对孩子进行治疗的同时，家中如果有人患病，也应同时进行治疗。治疗期间，孩子所穿用的衣物、被褥应每天换洗，并进行曝晒或煮烫消毒。

1个疗程结束后，孩子和其他家人穿用过的衣服、被褥要全部清洗、消毒、在阳光下晒干，然后再重新投入使用。

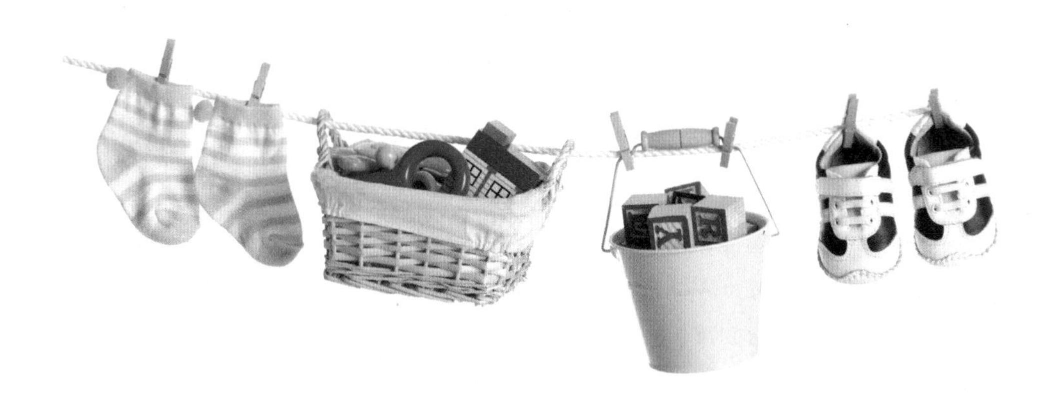

不宜使用含有1%丙体六六六的疥疮药

“疥灵霜”“疥宁霜”“疥得治软膏”等也是治疗疥疮的常用药物。但是，这些药物中都含有1%丙体六六六，如果大面积涂擦，容易经皮肤吸收产生中枢神经系统中毒(妇女、婴儿皮肤破损外用后更易引起中毒)。这种成分还可以通过母乳传给孩子，引起变应性湿疹、哮喘，所以不宜使用。成人常用的林旦乳膏毒性比较大，也不要给孩子使用。

如何预防

预防疥疮最好的办法是切断传染源。鉴于孩子对家人和护理人员的生活依赖，父母和家中的所有人员都应当注意个人卫生，尽量避免被传染上疥疮。如果母亲、保姆或其他护理人员患了疥疮，最好不要接触孩子，并积极治疗，争取早日痊愈。

平时，父母应多带孩子到户外活动，增强孩子的抵抗力。勤给孩子洗澡、换衣服，注意保持孩子皮肤的干爽、清洁，对帮助孩子预防疥疮也是很必要的。

泌尿系统感染

泌尿系统感染的症状和特征

成人和年龄大一点的孩子发生泌尿系统感染后一般会出现尿频、尿急、尿痛、血尿等典型症状，婴幼儿期的则没有这些特征，而是以发热、食欲不振、脸色差、精神萎靡、嗜睡、睡眠不安、烦躁不安、呕吐、腹泻、尿臭、生长发育迟缓、惊厥等中毒性症状代之。特别是不明原因的高热，如果没有其他伴随症状的话，很可能预示着孩子已经出现了泌尿系统感染。有些孩子在排尿时会感到疼痛，也有些孩子会出现尿急、尿频症状。

经常哭闹、不吃奶：可能是尿道不适、疼痛的表现。

抗拒排尿、排尿哭闹：排尿疼痛的表现。

尿布需要不断更换，每次排尿量却不多：可能是尿频、尿急的表现。

会阴部位常有尿布疹，尿布有臭味：尿路感染的明显特征。

治疗和护理

确定孩子患泌尿系统感染后，父母可在医生指导下进行抗菌治疗。这里需要注意的是，治疗一定要进行彻底，最好在孩子临床症状消失、尿液检查正常后再遵医嘱用药2～6周，并经2～3次尿液检查正常再停止治疗。这时，孩子的泌尿系统感染才算是彻底治愈。不管是否彻底痊愈，看到孩子症状消失就认为病治好了，对医生的建议或治疗方案敷衍了事或擅自停药往往会使急性感染转为慢性，甚至导致病情进一步发展，对孩子的肾脏组织造成更重的损伤。

治疗的同时，父母还应让孩子多喝水，增加排尿量，通过排尿对尿道的冲刷作用帮孩子祛除病菌，促进孩子早日康复。

治疗期间，父母还应注意观察孩子尿色、尿量、排尿次数变化（孩子用的尿布和接小便用的痰盂最好为白色，其他颜色不利于直接观察尿液颜色，也不容易尽快发现孩子尿液中的异常），发现异常要及时向医生反映。

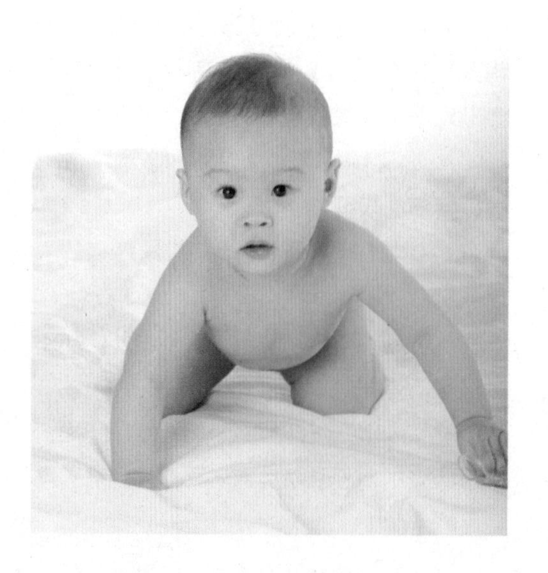

如何预防

为预防泌尿系统感染，父母一定要帮孩子保持好会阴和外阴部位的清洁卫生：及时更换、清洗孩子的尿布，并定期消毒；每次大便后要由前向后为孩子擦干净肛门，经常为孩子清洗臀部；从小给孩子穿内裤，尽量不穿开裆裤；不要让孩子爬坐在地面上玩耍。

此外，父母还应加强孩子的营养和身体锻炼，帮助孩子增强体质，提高抗病能力。

泌尿系统结石

泌尿系统结石是指发生在婴幼儿的肾、输尿管、膀胱等泌尿器官内的结石。“三聚氰胺”事件发生以来，父母们对肾结石开始有所了解。其实，除了肾结石，膀胱结石和尿道结石也是1岁以下的孩子容易出现的疾病。由于女孩的尿道比较短、比较宽，小结石容易排出，所以膀胱及尿道结石大多发生在男孩身上。肾结石及输尿管结石则没有性别差异。

婴儿泌尿系统结石的形成原因

婴儿泌尿系统结石的形成原因是多方面的，孩子本身的因素（如营养代谢疾病、遗传、感染）和外部环境（如地理环境、水质等）都可以引起结石。孩子长期饮用含有三聚氰胺的配方奶、营养不良、维生素A缺乏、过量补充蛋白质、维生素C和食盐摄入过量等都会导致泌尿系统结石的形成。有的父母担心孩子缺钙，过度给孩子补钙，导致孩子尿液中的钙浓度过高，也会增加孩子患泌尿系统结石的风险。

过度补钙孩子容易患结石

除了问题奶粉导致的结石，大部分孩子所患的泌尿系统结石是由过度补钙引起的。这里必须提醒父母的是，孩子对钙的吸收量是有限的，如果不论孩子缺不缺钙一味补充，多余的钙就会在孩子的体内沉积，沉积在肾脏就会引起肾结石，如果沉积在膀胱、尿道，就会引起膀胱结石和尿道结石。

一般情况下，只要孩子不挑食、偏食，每天从食物中摄取的钙至少可以达到孩子每天需要量的2/3，只要额外补充少量的钙就可以达标。父母在为孩子补钙前，最好带孩子到医院进行一下检测，确定孩子确实需要补钙，再在医生指导下科学补充，千万不要胡乱补充，以免影响孩子的生长发育和健康。

泌尿系统结石的症状

肾结石多有血尿发生，但有时表现得并不明显，肉眼看不出来，只有在显微镜下才可以看到许多红细胞。肾结石还会引起腰部或腹股沟疼痛，但孩子不会说话，不能用语言表达，往往只能通过哭闹、呕吐、面色苍白、出冷汗等方式表现出来。

输尿管结石除了血尿、腹痛等症状，还有尿频、尿急等类似泌尿道感染的症状。

膀胱结石会引起排尿困难和排尿疼痛。有时，孩子在排尿时会突然中断，直到改变体位才能继续排尿。排尿疼痛则会使孩子(男孩)经常用手牵拉或揉搓阴茎和阴部，使孩子的阴茎经常处在半勃起状态，并比一般同龄孩子阴茎要大。还有些孩子的以上症状表现得并不明显，仅会出现低烧、食欲不振、消瘦、生长发育迟缓等异常表现，直到去医院检查时才会“真相大白”。

平时，父母应多观察孩子，一旦发现孩子出现了上述症状，应想到孩子患泌尿系统结石的可能，并及时带孩子到医院检查，通过尿常规、腹部B超等方法进行明确诊断。

预防和治疗

泌尿系统结石重在预防。

除了在选择奶粉时注意选择正规厂家生产的品牌奶粉，避免孩子因为摄入过量三聚氰胺引起结石，父母还应注意科学看待孩子的营养补充，不要随便给孩子补钙和补磷。平时可以多让孩子喝水、喝汤，增加尿液的排出，通过排尿的冲刷作用及时将小粒未成形的结晶排出体外，避免它们在孩子体内沉积，形成结石。

如果通过B超检查发现孩子体内有了结石，但是程度较轻，孩子也没有不适症状，一般不用做特殊治疗，只要让孩子适当多喝水，多排尿，少则两三天，多则2～3周，结石就会被排出体外。

如果孩子出现了上文所述的不适症状，父母应及时带孩子到医院诊治，争取使结石早日彻底排出。

中草药排石需遵医嘱

金钱草、车前草、茯苓、猪苓、赤芍、泽泻等中药也有排石效果，但父母必须先就孩子的状况咨询医生，并在医生的指导下使用，以免出现意外。

喂养的常识与方法

6～7个月婴儿的喂养方法

继续坚持母乳喂养

这个月，很多母亲已经开始上班，母乳分泌量也会比以前有所减少。尽管如此，如果有可能，母亲最好还是继续坚持母乳喂养。如果母乳量不足，哺乳的次数可以适当减少，还可以适当添加些辅食，但不要贸然断奶，以免孩子无法适应，出现营养不良。

6个月后，母乳中的蛋白质成分少了一些，但仍比其他代乳品的营养价值要高。母乳中的免疫成分并没有减少，母乳对各种病原微生物或其产物的毒素的吸附作用也没有减弱，坚持给孩子喂母乳，对帮助孩子抵抗细菌、病毒的入侵，增强孩子的抵抗力，帮助孩子预防呼吸道和肠道疾病仍然起着十分重要的作用。只要注意补充合适的辅食，坚持母乳喂养，对增强孩子的体质，促进孩子的良好发育，绝对是有利而无弊的。

母乳喂养期间忌吃减肥药

怀孕容易使母亲发胖，长期坚持母乳喂养又要求母亲必须摄入足够的营养来保证乳汁分泌，这就使母亲在哺乳期间很难恢复怀孕前的窈窕身材。为了尽快恢复体形，有些母亲选择通过吃减肥药来减肥。如果正在进行母乳喂养，这种举动是十分错误的。

首先，减肥药主要是通过使人体少吸收营养、加大排泄、消耗体内脂肪来达到减肥目的的。这样减肥会造成一个坏的后果，就是使母亲出现营养不良，相应地，母乳中的营养成分也会大大减少。孩子吃了这样的乳汁，自然也会出现营养不良。其次，减肥药中的某些成分是可以通过乳汁进入孩子体内的。婴儿的肝脏解毒功能较差，经常吃含有减肥药的乳汁，容易使孩子的肝脏负担过重，引起肝功能异常。

母乳喂养期间，母亲最好不要减肥。如果实在想减肥，也应通过合理调整饮食，加强锻炼等方式来达到目的，最好不要吃减肥药。

能吃的辅食种类多起来

此时的孩子可以吃的东西越来越多，除了蛋黄、菜泥、肉泥、米粉、粥等食物外，还可以吃一些碎水果。此时的孩子正处于出牙期，给孩子准备一些较硬的磨牙食品，帮孩子消除不适，促进孩子牙齿萌出和颌骨发育，也是不应被忽视的。

6～7个月的孩子一般可以自己拿勺往嘴里放，满7个月时甚至可以用杯子或碗喝水。给孩子喂食时，父母也可以给孩子一把勺子，让孩子自己喂自己，为孩子以后学会独立用餐具做准备。

制作辅食注意卫生

给孩子添加辅食时，父母一定要注意孩子的饮食卫生。这要求父母不但在制作辅食时要做到充分清洗、严格消毒、避免二次污染；给孩子喂食时，父母也应注意食具和喂哺方式的科学、卫生：孩子的餐具要做到专人专用，不但要认真清洗，还要每日消毒；给孩子喂饭时，父母不要用嘴边吹边喂，更不能把食物放在自己嘴里咀嚼后再喂给孩子。

注意补铁

6个月后，孩子出生时从母体带来的微量元素铁已经消耗殆尽。如果母亲的日常食物比较单一，又不注意给孩子补铁的话，就会使孩子出现缺铁性贫血。如果没有给孩子吃铁强化奶粉，父母可以通过给孩子添加蛋黄、动物血、瘦肉泥等富含铁的食物给孩子补铁。如果孩子已经出现缺铁症状，父母可在医生指导下，通过口服补铁药物为孩子补铁。但是要注意，不能自作主张随便让孩子服用铁剂，以免产生不良反应。

怎样给孩子换奶粉

到了第7个月，人工喂养的孩子所吃的奶粉就该从第一阶段向第二阶段转换了。即使是同一品牌、同一系列的奶粉，转换时也应遵照循序渐进的原则，慢慢地进行置换，才不至于使孩子的消化系统因为不适应出现紊乱，导致呕吐或腹泻。

父母可以选择这两种方法中的任意一种为孩子转换奶粉：

混合置换：这是一种将二段奶粉混合到一段奶粉中喂养孩子，逐渐改变两者的比例，最后实现完全用二段奶粉喂养孩子的置换方法。

比如，孩子一顿可以吃3勺一段奶粉，父母可以先在一段奶粉中加1勺二段奶粉，混合后喂给孩子。如果孩子消化良好，不出现异常反应，父母可再加1勺二段奶粉，按2勺二段奶粉1勺一段奶粉的比例喂养孩子。如果孩子仍然不出现异常反应，就可以不用再加一段奶粉，完全用二段奶粉喂孩子了。如果转换过程中孩子的大便出现异常，父母就应当暂停添加二段奶粉，或减少添加量（可将一勺减为半勺），多观察几天，待孩子大便正常后再增加二段奶粉的添加量。

一顿一顿地置换：这是一种用一顿二段奶粉完全代替一次一段奶粉喂养，并逐渐增加代替次数，最后实现完全置换的方法。

开始时，父母可用一次二段奶粉喂养替换掉孩子一天中最不重要那次一段奶粉喂养，然后按这种方法喂养3～4天，同时观察孩子的反应。如果孩子不出现异常，可以用二段奶粉再替换掉一顿一段奶粉喂养。以后依此类推，逐渐实现完全二段奶粉喂养。如果置换过程中孩子出现消化不良，则需延长观察时间，待孩子大便正常后再继续增加置换次数。

6～7个月婴儿一日饮食安排

从这个月起，孩子的身体发育开始需要更多的营养物质，纯母乳喂养已经不能完全满足孩子的需要了。所以，即使继续坚持母乳喂养，父母也应当适当为孩子添加一些辅食，以免孩子出现营养不良。

喂养时，孩子的主食仍是母乳或配方奶，但应先喂辅食再喂奶，哺喂顺序和以前恰好相反。

本月婴儿一日饮食对照表

<table>
<tr><td>主要食物</td><td colspan="2">母乳或配方奶</td></tr>
<tr><td>辅助食物</td><td colspan="2">果汁、菜水、果泥、菜泥、米粉、稀粥、鱼肉泥、肉泥、豆腐、鱼肝油（维生素A、D比例为3：1）</td></tr>
<tr><td>餐次</td><td colspan="2">每4～5小时1次，每天4次</td></tr>
<tr><td rowspan="3">喂养时间</td><td>上午</td><td>6:00母乳喂养10～15分钟或配方奶200～220毫升
9:00喂蛋黄1/4～1/2个
10:00鱼肝油2～3滴（或遵医嘱），温开水50～100毫升
12:00粥1～2匙，母乳喂养5～10钟或配方奶150～200毫升</td></tr>
<tr><td>下午</td><td>15:00果泥/菜泥/鱼泥/肉泥1～2匙，米汤半碗/米粉少许
16:00鱼肝油2～3滴（或遵医嘱），温开水50～100毫升
18:00母乳喂养10～15分钟或配方奶150～200毫升</td></tr>
<tr><td>夜间</td><td>21:00母乳喂养10～15分钟或配方奶200～220毫升</td></tr>
<tr><td>备注</td><td colspan="2">如果还在给孩子吃浓鱼肝油滴剂，此时应保持在每天4～6滴的水平上，分2次喂给孩子。如果已经改吃伊可新、贝特令等胶囊，可以一天喂一粒；如果孩子不缺维生素D，则应隔天喂一粒</td></tr>
</table>

6~7个月婴儿的常见喂养难题

将奶粉冲浓一些可以吗

冲奶粉时，父母最好按说明书上的比例冲调，既不要太淡，也不要太浓。

奶粉冲得过浓，奶汁中的蛋白质增多，各种营养元素的浓度大大提高，很容易超过孩子的消化吸收限度，不但容易使孩子出现消化不良，还可能损伤孩子的肠胃，引起腹泻、便秘、食欲不振和厌食。过浓的奶粉还会使孩子摄入的矿物质大量超标，增加孩子的肾脏负担，使孩子更容易患结石。

孩子能喝豆浆吗

豆浆是以豆类为主要原料制成的健康饮品，含有比较丰富的蛋白质及镁、B族维生素等营养物质，对成年人来说是一种很好的营养品，对孩子来说却是弊大于利。

原来，豆浆中含有大量植物雌激素。孩子喝豆浆后，摄入体内的雌激素只有5%能与自身的雌激素受体结合，其他没有被吸收的雌激素就会在孩子体内积聚起来，使孩子出现性早熟。此外，豆浆中所含的铝比较多。如果孩子经常喝豆浆，会导致孩子摄入过多的铝，影响孩子的大脑发育。可见，孩子最好少喝或不喝豆浆。

孩子发烧时如何饮食

孩子发烧期间，胃肠道的蠕动减慢，消化功能减弱，通常会变得没有食欲，父母最好给孩子吃一些比较清淡的流质和半流质食物，少让孩子吃高营养、高热量的食物，以免引起孩子反胃、呕吐和腹泻。

由于退烧需要以出汗的形式散热，父母应当让孩子多喝水，为孩子补充因出汗而消耗的水分。牛奶、米汤、小米粥、新鲜果汁、绿豆汤等食物既含有丰富的营养，又可以为孩子提供足够的热量和水分，都比较适合发烧时的孩子。

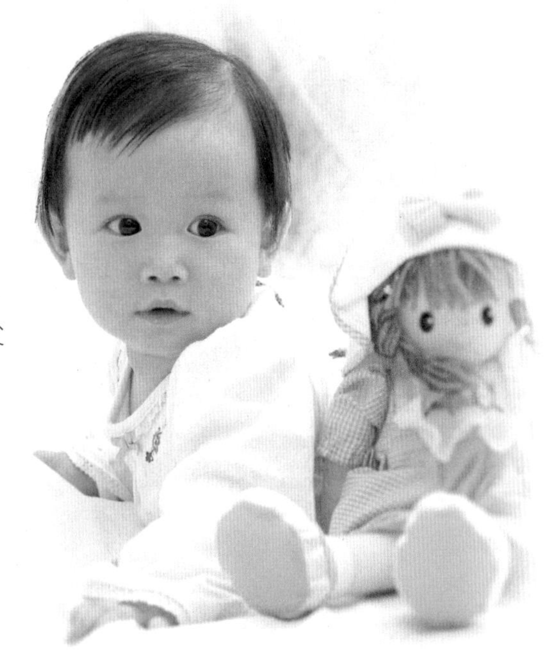

环境与异常情况

给孩子拍照时的注意事项

孩子的降生往往会带给一个家庭无穷的趣味和欢乐。从出生到“百日”，第一次会坐、第一次会爬……哪一次进步没有凝聚父母的心血，哪一次成长不值得纪念呢？于是，拍照留念就成了顺理成章的事。给孩子拍照固然很快乐的，父母们也应注意避开一些不科学、不恰当的拍照方式，以免给孩子带来伤害。

尽量别用闪光灯

1岁之前，孩子视网膜的黄斑区十分脆弱，承受不了电子闪光灯的强光刺激。如果父母在给孩子拍照时使用闪光灯，特别是在1米之内正面使用，闪光灯的强光会对孩子的视网膜造成巨大冲击，引起孩子视网膜神经细胞的破坏，继而影响孩子的视力。父母在给1岁内的孩子拍照时应采用自然光，尽量避免使用闪光灯。如果非用不可，也应改变闪光灯的角度，把闪光灯仰射向天花板或侧射向墙壁，通过折射减弱光线强度（千万不能让孩子直视发光点），同时选用闪光功率在50瓦以下的装有专业数码灯的相机，尽量减轻光线对孩子眼睛的刺激。

不要随便穿用影楼的衣服和道具

带孩子去摄影店拍照时，父母最好事先准备几套漂亮的衣服，也可以适当地带些玩具，尽量不用摄影店提供的衣服和道具。这样既可以有效避免孩子穿用不干净的衣物受到感染，孩子穿着自己的衣服也会更合身，拍出来的照片也会更好看一些。

不要过度摆弄孩子

有些父母在拍照时过分追求效果，为了使孩子在照片上显得好看，不停地给孩子摆姿势，甚至把孩子摆弄得哭起来，这种做法也是很不恰当的。父母们应该明白，拍照只是孩子成长过程中的一个小插曲，和孩子的成长是不能相提并论的。孩子的成长过程中可以没有照片，却不能没有快乐。和照片质量比起来，还是孩子的快乐更重要。如果拍照时孩子不高兴，或无法配合父母摆出理想中的姿势，照片大可不拍，换个时间再试，也不会有什么损失。因为拍照而弄哭孩子，不但照片拍不成，孩子的心情也受了影响，无论从哪个方面看，都是不值得提倡的。

拍照不宜过于频繁

从孩子的心理方面讲，给孩子拍照过于频繁，容易使孩子理所当然地形成一种“我是核心人物”的自我观念。如果照此发展下去，孩子通常会变成一个凡事以自我为中心的自私自利的人。在镜头下作惯“明星”的孩子也容易形成一种“我是最棒的人”的观念，对生活中的挫折缺乏心理准备，不利于孩子抗挫折能力的培养。

从孩子心理成长的角度出发，父母应该少给孩子拍照片，以免阻碍孩子健康、健全的心理人格的培养和形成。

先天性心脏病

先天性心脏病是孩子在出生前（母亲怀孕2～3个月内）由于心脏及大血管形成障碍而引起的心脏局部解剖结构异常，或出生后应自动关闭的通道未能闭合的心脏疾病。

孩子体弱、瘦小需警惕先天性心脏病

先天性心脏病会不同程度地影响孩子的生长发育，并使孩子对疾病的抵抗力降低。如果孩子的生长发育明显落后于同龄孩子，并且经常感冒，反复出现支气管炎、肺炎等疾病，父母应该尽快带孩子到医院检查，排除先天性心脏病的可能。

先天性心脏病的其他症状

先天性心脏病的主要特征是心脏有杂音，但这需要经过专业检查，并结合孩子的病史、体格检查、心电图、超声心动图，甚至通过进一步心血管造影才能确诊，对不具备医学专业知识的父母来说很难实施。

其实，先天性心脏病还是有一些比较明显的身体症状，父母们只要多留心，一样可以发现孩子患病的蛛丝马迹。这些症状主要是：

紫绀：孩子的鼻尖、口唇、指(趾)甲床等部位持续出现青紫。

饮食异常：孩子吃奶时吮吸困难或拒食，常出现吃吃停停、呛咳等现象。

呼吸困难：孩子经常出现呼吸急促、面色苍白、哭闹或活动后气喘、憋气等现象。

以上这些情况只要出现一种，父母就应尽快带孩了到医院检查，确诊是否为先天性心脏病。

先天性心脏病手术应在学龄前做

除了极少数无须治疗的缺损口径小于0.5厘米的房间隔缺损或室间隔缺损，和一些可以自行闭合的动脉导管病例，大多数先天性心脏病是不能自愈的。孩子患了先天性心脏病，最好进行手术治疗。这种手术治疗的时间越早越好，最好在孩子1～5岁进行。如果手术时间过晚，孩子会在先天性心脏病的影响下出现肺动脉高压，给手术带来较大风险，甚至使孩子失去手术治疗的机会。即使手术成功，治疗效果也会大打折扣，甚至影响孩子的寿命。

先天性心脏病患儿的家庭护理

孩子患了先天性心脏病，除了配合医生积极治疗，父母还应做好对孩子的家庭护理。

- 心功能不全的孩子出汗比较多，父母应注意为孩子清洁皮肤，夏天勤给孩子洗澡，冬天多用热毛巾帮孩子擦拭身体(擦拭时要注意保暖)，并注意勤帮孩子换衣服，时刻保持孩子的皮肤清洁。

- 为减轻孩子的心脏负担，父母应尽量让孩子保持安静，避免孩子过分哭闹，并尽量使孩子拥有充足的睡眠。

- 过分用力排便会增加腹压，同时加重心脏负担，甚至引发意外。如果孩子患有先天性心脏病，父母应注意调整孩子的饮食结构，尽量使孩子保持大便通畅，预防便秘。

- 为避免感冒等呼吸道疾病加重病情，平时父母应注意多开窗通风，及时为孩子添减衣服，并做好其他预防工作，尽量预防感冒等疾病的发生。

带孩子就医时的注意事项

天下父母都希望自己的孩子健康、结实，永不生病，但是往往事与愿违，孩子总免不了生病。生了病就要去医院，这时，父母们又该注意些什么呢？

选择正规医院

正规医院的医疗优势父母们基本上都清楚，但是，正规医院往往存在挂号难、看病难、费用贵的问题，有些父母为了图方便，就干脆带孩子到住所附近的小诊所看病。这些小诊所不但在实力上无法和正规医院相比，也缺乏必要的制度和监管保障，治疗效果完全看医生的医术和职业道德水准。如果遇到医术不佳、医德不良的医生和诊所经营者，不但孩子的病难以治好，有时还会使孩子遭遇生命危险。

示例 小诊所求医延误病情，孩子遇险差点丧命

壮壮是一名刚满10个月的小男孩，却因为父母的一次失误，差点失去生命。原来，壮壮从出生起就总是得咽炎，父母为此很烦恼。一天，壮壮又开始哭闹，爸爸妈妈带他到小区附近的一家私人诊所检查，发现壮壮又开始闹咽炎了。因为以前闹咽炎都要输液，壮壮爸妈便决定让壮壮在诊所进行输液治疗。因小诊所医疗条件及医务人员素质有限，壮壮的病情不但没有缓解，反而出现脸色发青、嘴唇发紫、呼吸不顺畅的症状。爸爸妈妈急坏了，赶紧抱着壮壮到医院求治。到医院后，壮壮的病情愈发严重，不但出现烦躁、哭闹、满头大汗、呼吸困难、口鼻发青、心跳加快的症状，还出现了3次喉梗，随时可能因呼吸困难窒息而死。医生们见状赶紧组织抢救，甚至来不及把壮壮推到手术室，便在儿科抢救室开始了手术。由于壮壮年龄小，体形胖，手术的空间又狭小，手术进行得很困难，经过近3个小时才顺利完成。壮壮总算是捡回了一条命，陪在身边的妈妈却早已吓得六神无主。

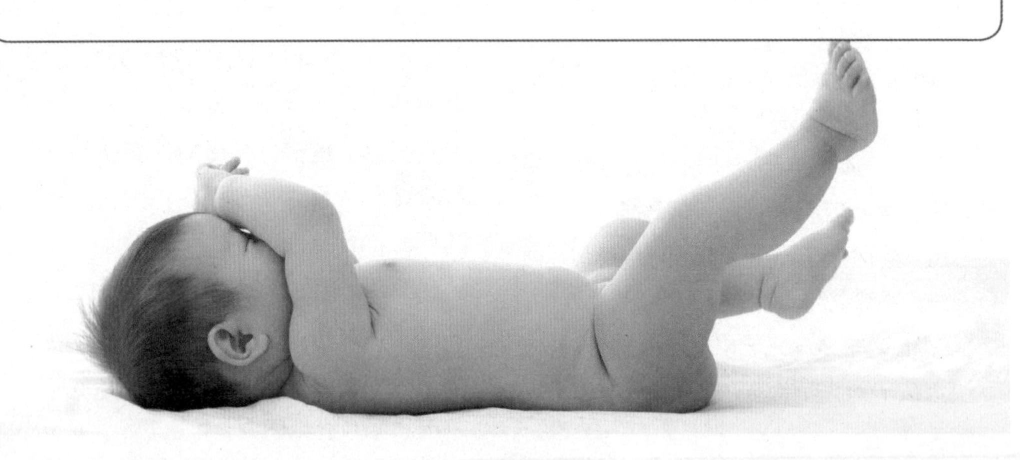

选择正确的科室和医生

孩子到医院就诊时，首先应当选择的科室是儿科。因为婴幼儿的疾病情况比较复杂，并且容易发生变化，只有儿科医生才能在3年基本儿科训练和2年专科训练的基础上迅速判断孩子的病情，并联合其他医生进行正确诊断，制订最适合孩子的治疗方案，最大限度地保障孩子的身心健康。

尽量向医生说清楚病情

带孩子就医时，父母一定要将孩子发病后的各种情况进行一下总结和归纳，必要时可以做一些笔记，争取在就诊时能一次性全面、清楚地向医生说明孩子的病情。

一般情况下，医生需要了解这些方面的内容：

- 发病时间、疾病的主要症状及病情的变化过程，如四肢是否活动自如，颈项是否发硬；神志是否清楚，有没有烦躁不安、哭闹、嗜睡、昏睡的现象；咳嗽是干咳还是有痰，有没有鸡鸣样声音；呕吐是溢出性的还是喷射状的，等等。
- 孩子的体温。如果在家里已经测过体温，应该说明是什么时候测的，测过几次，最高多少度，还要说明孩子发烧有没有规律性，手心、脚心、手背有没有温度差别，发烧时有没有抽搐等伴随症状。
- 孩子的大小便情况，如大小便的颜色、次数、形状、气味,有没有脓或血，大小便时有没有哭闹、出汗等现象。
- 孩子的饮食情况，如有没有厌食、停食现象，饮食的次数和食量有没有变化，饮水量是增加还是减少，有没有吃过不洁食物、剩饭菜等。
- 孩子的睡眠变化，如睡眠时间、睡眠方式的变化，睡眠中有无惊叫、哭泣，睡眠时是否需要搂抱、抚慰才能入睡，等等。
- 以前的诊治经历，如以前是否到其他医院诊治过，做过什么治疗，吃过什么药，剂量多少，等等。
- 孩子的病史、用药史、药物过敏史，如以前得过哪些病，打过哪些预防针，用过什么药，对哪些药物过敏，有时还需要向医生说明孩子出生时的情况，家族中有无遗传病、传染病史，等等。

看病时注意防病

医院是治疗疾病的地方，同时也是患者最集中的地方。医院越大，患者越集中，室内环境污染也就越严重，孩子受病菌感染的概率也就越大。带孩子去医院时，父母应该考虑到孩子被医院内的病菌感染的可能性，并采取必要的防护措施。比如，呼吸道传染病流行时，父母带孩子去医院前最好先给孩子戴上6层纱的口罩，帮孩子阻隔病菌。在医院候诊时，父母应积极观察周围情况，尽量离呼吸道传染病患者远一些，避免与消化道传染病患者进行直接接触。

这些虽然只是细节，如果做得不好，却有可能使孩子染上一些很难治愈的疾病，让孩子徒遭痛苦，父母们不可不慎。

婴儿背带的使用方法

父母使用婴儿背带时一定要注意采取正确的方法，否则就会给孩子造成危险和伤害。

婴儿背带可能造成的危险

婴儿背带给孩子造成的主要危险是窒息。如果孩子的月龄太小（4个月以下）、体重偏轻，或是早产儿，尤其容易出现这种问题。

之所以会出现这样的危险，是由孩子的生理特点决定的。4个月以下的孩子颈部肌肉的活动能力太弱，如果贸然使用婴儿背带，很容易使背带压住孩子的鼻子和嘴巴。这么小的孩子是没有能力自己将嘴巴移开的，如果被压的时间稍长，孩子就会出现呼吸障碍，从而快速窒息。

选择合适的婴儿背带

有一些婴儿背带不但使用起来不方便，给孩子造成伤害的可能性也更大，父母们最好不要选购：

- 化纤面料的背带不要买，容易伤到孩子的皮肤。
- 面积大、过于沉重的背带不要买，使用不方便。
- 不是让孩子坐在里边，而是让孩子骑在上边、卡住孩子裆部的背带不要买，容易伤害孩子的脊椎和排泄器官。
- 没有腰部支撑的背带不要买，容易伤害父母的腰和肩。
- 单肩斜挎的背带及肩带太窄、太薄的背带不要买，容易伤害父母的腰和肩。

正确使用婴儿背带

5～6个月龄的孩子虽然已经可以使用婴儿背带，但由于孩子的颈部肌肉还没有完全发育好，不能很好地支撑头部，父母最好还是采取前背式，把孩子放在自己的胸前比较妥当。为了很好地观察孩子，最好让孩子面向父母，以便及时发现孩子的口鼻和背带的接触情况，避免因背带挤压口鼻使孩子窒息。6～10个月的孩子也应该采用前背式，但可以让孩子脸向外，以便孩子更好地观察世界。10个月以上的孩子可以采用后背式（即把孩子背在背上），但应随时观察孩子，避免因挤压出现危险。

使用婴儿背带前，父母一定要全面、仔细地检查一遍，确保背带在使用过程中不会出现松脱、断裂等问题。为了使自己和孩子都感到舒服，事先调整好背带的高度、松紧度也是十分必要的。如果使用背带背孩子，父母要注意不要给孩子穿太多衣服，以免孩子的四肢无法自由活动。前背式虽然有利于父母和孩子亲密接触，也容易使孩子感到呼吸困难和燥热，所以前背式的背带不宜背得过紧。用背带背孩子的过程中，父母应当用手托住孩子的屁股，以免孩子被背带勒疼，同时预防背带出现意外给孩子造成的各种危险。

另外还要注意的就是，用背带背孩子的时间不要太长，最好一次不要超过2个小时，这不但可以避免父母因长时间背孩子出现肌肉酸痛，还可以避免孩子长时间被勒而感到不舒服。

6~7个月婴儿的体能与动作训练

6～7个月的孩子在体能和动作方面都已经有了很大进步：不但已经能单独坐稳，手的动作也更加灵活，手与眼的协调性也更加完善了。

在这个月里，父母可以多让孩子练坐、练爬、练习双手抓东西，尽可能地促进孩子的体能和动作发展。

多给孩子独坐的机会

尽管孩子还不能坐很久，父母也应该多让孩子练习独坐，以锻炼孩子颈、背、腰部的肌肉力量，为日后长时间独坐打下基础。

开始时父母可先让孩子靠坐，在靠坐的基础上，逐渐撤去支撑，使孩子的坐姿日趋平稳，最后做到完全独坐。这时孩子的腰背部肌肉还比较弱，独坐的时间不宜太长，一般不要超过5分钟。

帮孩子练习跳跃

父母可以用双手扶住孩子腋下，让孩子站在床上或自己腿上，孩子一般会自动开始跳跃。

帮助孩子练爬

这个月的爬行练习也和上个月类似：父母可以先让孩子俯卧在床上，在孩子面前不远处放上孩子喜欢的玩具，引逗孩子试着往前爬。如果孩子不懂得怎么用力，父母可以用两手轻轻托起孩子的胸脯和肚子，帮助孩子实现手和膝盖着床，然后再轻轻向前推送，让孩子体验爬的感觉。经过不断地练习俯卧、手和膝盖着床、向前试爬，孩子很快就能学会爬。

训练孩子用两手传递玩具

这时的孩子已经学会用两手抓握玩具，父母可以进一步训练孩子用两手传递玩具。几乎所有孩子能抓起来的玩具都可以用作训练工具，但是要注意，父母不要把体积太小、孩子能放进嘴里的东西递给孩子。

宝宝练习爬行时，可在其面前不远处放个玩具，引逗宝宝往前爬。

6～7个月婴儿的智能训练

经过几个月的训练，6～7个月的孩子各种智能已经达到一定水平，行为模式也出现了飞跃性的变化。除了加强孩子的语言能力开发，父母还应通过各种有趣的智能开发游戏，促进孩子的智能进一步向前发展。

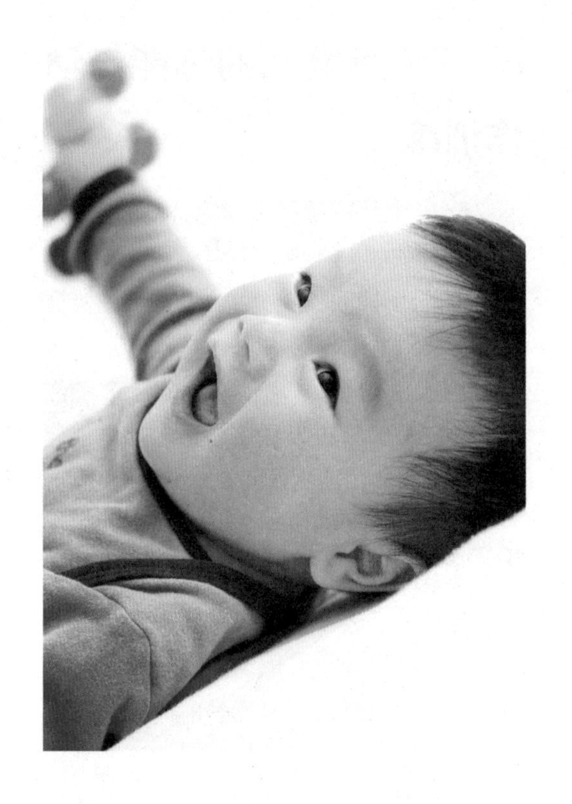

促进孩子智能发展的游戏

如果有条件，父母可以和孩子一起做一做有利于促进孩子智能发展的游戏，使孩子在快乐的玩耍中获得智能上的进步。

游戏一：制造声音

游戏目的：增加孩子对声音的认识，发展孩子的思维和动手能力。

游戏准备：准备一个纸袋、两个金属棒或其他可以发出清脆声音的东西。

游戏做法：先用准备好的金属棒（或其他发声工具）互相敲击，使它们发出清脆的声音，然后把它们放进纸袋里，摇晃纸袋，使其发出声音。当孩子对纸袋中的声音产生兴趣后，把纸袋交给孩子，让孩子自己摇晃着使它们发出声音。

游戏二：认五官

游戏目的：增强孩子对自己的认识，发展孩子对语言的理解能力，增强孩子的手眼协调能力。

游戏准备：将自己和孩子的双手洗干净，在床上对坐。

游戏做法：抓着孩子的小手，一边问“宝宝的嘴在哪里”，一边将孩子的小手指向孩子的嘴巴。然后依次类推，依次教孩子学认自己的眼睛、耳朵、鼻子，直到孩子学会自己指认自己的五官。

游戏三：交朋友

游戏目的：培养孩子对语言的模仿和理解能力，开发孩子的社交智能。

游戏准备：准备一个洋娃娃。

游戏做法：父母拿着洋娃娃放在孩子面前，先模仿洋娃娃的语气向孩子打招呼：“你好”，再教孩子对洋娃娃说“你好”，向洋娃娃打招呼。当孩子的兴趣被调动起来后，母亲可以把洋娃娃的手放进孩子手里，并对孩子说：“咱们交个朋友吧！”然后母亲再教孩子说:“好，咱们是好朋友”，并教孩子和洋娃娃握手，让孩子简单了解一下交朋友的方法。

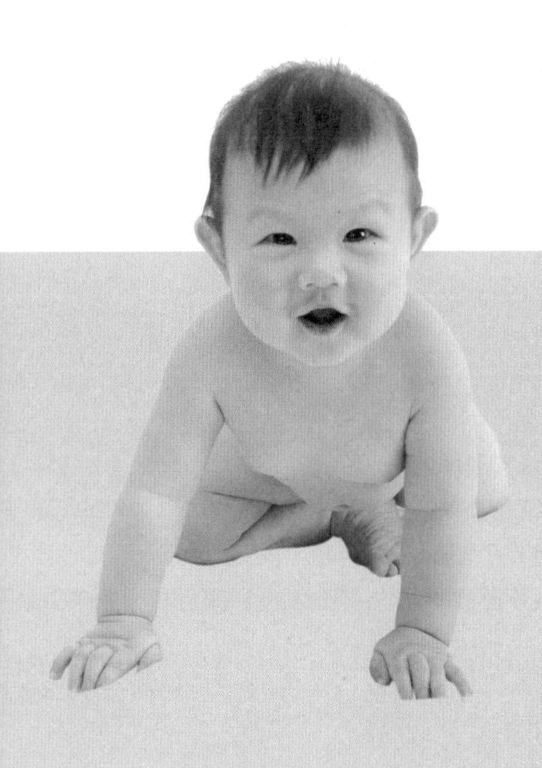

第八章

7～8个月

8个月的孩子晚上睡眠时间更长，而且睡眠更稳定，不容易夜醒，家长要注意调整孩子昼夜颠倒的睡眠习惯，虽然会比较慢，但只要坚持就是好的。

孩子对事物的认识有了很大的进步，不仅能将所见与某件事情联系起来，比如看见奶瓶知道要吃奶了，还能认识到事物与事物之间的空间逻辑关系，比如玩具被藏起来知道是怎么回事了。

本月孩子可以进入断奶准备期了，即使母乳喂养的孩子也应该添加辅食了。

这个月的孩子已经表现出自食其力的能力，可以训练其自己用餐，教孩子自己使用餐具，让他自己坐在餐椅上就餐。

孩子多数已出牙，他的辅食可以添加半固体软食或少量固体软食，比如小片面包、磨牙饼干等。

年轻的父母一定要多了解孩子，认真照料孩子，预防事故的发生。

父母要留心孩子的分离焦虑，不要突然离开孩子，即使离开也应该做些准备。

这个时期的孩子还不适宜看电视，最好等到1岁以后再看。

成长与发育进程

7～8个月婴儿的基本发育指标

本月婴儿的基本发育指标

体重：男孩平均约9.12千克，女孩平均约8.49千克。

身长：男孩平均约71.52厘米，女孩平均约69.99厘米。

头围：男孩平均约45.74厘米，女孩平均约44.65厘米。

胸围：男孩平均约45.13厘米，女孩平均约43.98厘米。

牙齿：大部分孩子已经开始出牙，有些孩子已经出了2～4个牙齿，即上门齿和下门齿。

7～8个月婴儿的生理特点

晚上睡觉比较安稳且时间较长

这个月的孩子白天的睡眠时间继续缩短，夜间睡眠时间相对延长，上午和下午可以各睡一次，每次1～2个小时，一天的睡眠时间在15～16个小时。

有的孩子白天贪睡，晚上却不睡，这种不良的睡眠习惯对孩子和父母来说都很不方便，打乱了人体正常的生物钟，父母要注意纠正，调整白天的睡眠时间，晚上不要让孩子太兴奋。

孩子有了初步的规律概念

孩子开始知道什么时候吃奶，什么时候散步，胃肠蠕动已经非常有规律，可以定时大便，孩子的这个特点有助于顺利度过断乳期。现在可以着手准备断乳了，增加辅食的种类和量，但添加辅食一定要遵循规律，合理搭配、均衡营养。

孩子的个性特征越来越明显

随着月龄的增加，孩子的性格正在渐渐变得明显，个体间的性格差异也慢慢区别开来了。有的孩子看到自己的玩具被拿走会放声大哭，而有的孩子则比较“憨厚大方”，不哭闹也不在乎，去寻找别的玩具玩。

同时，孩子的个人情感也更丰富，妈妈不见了会哭得很伤心，见到妈妈时能比以往更高兴。跟爸爸也更亲近，见到生人也不会太害怕，玩一会儿甚至能混得很熟。

7~8个月婴儿的能力

这个月的孩子各种感觉能力继续发展，对空间和时间的概念越来越好，能建立起规律的生活习惯，这是很大的进步。

视觉能力

能将看到的东西与相关的事情联系起来，如果孩子看到奶瓶就会知道要吃奶了，看到饭碗就知道妈妈要喂饭了，这是教孩子认识物品名称和功能的好时机。

会用眼睛寻找熟悉的东西，孩子会记住某种他感兴趣的东西。当他听到熟悉的物品名称时，就会用眼睛寻找；当妈妈问他东西在哪时，会用眼睛示意。

听觉能力

能将听到的与记忆结合，当听到爸爸妈妈的说话声，即使看不到，也知道这是妈妈或爸爸在说话。

听到有节奏的音乐，会坐在那里随着节拍左右摇晃身体。

能够辨别说话的语气，喜欢亲切、和蔼的语气，听到训斥会表现出害怕、哭啼，这有助于培养孩子辨别应该与不应该的事情。

语言能力

开始发出简单的音节，如妈妈、爸爸等。

已经开始逐渐懂得语言的意义，通过听到的语言来认识周围事物。

会模仿发声，如会学着小狗发出“汪汪”的声音，喜欢不厌其烦地做熟悉的事情。

动作能力

坐得很稳当，能够自由地利用胳膊和手，能自由地转动头颈部，视野扩大了，活动空间也更大了。坐着玩会用双手传递玩具。

手比较灵活，能用拇指和四指对抓起物体，能将物体倒手，如果能教他挥手、鼓掌的动作，也能很快学会。

能很好地爬，起先是匍匐爬行，肚子不离床，经过训练可以学会用四肢力量来爬，还可能倒爬，这可能与孩子害怕向前爬的心理障碍有关，可以多鼓励孩子，用玩具诱导等。

认知能力

能分辨生人熟人，如果把爸爸妈妈的照片给孩子看，他会认出上照片上的爸爸妈妈，高兴地拍手，而看到别人的照片则反应比较平淡，这说明孩子正在建立起复杂的情感、性格和能力。

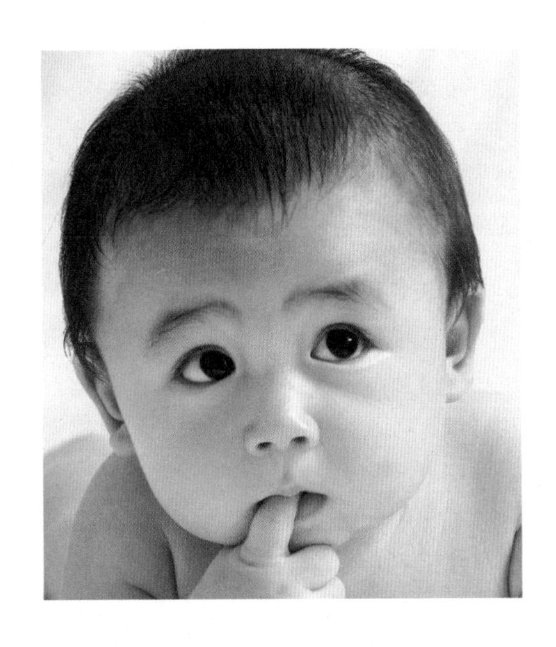

孩子的常见疾病

乙肝

乙肝是一种病毒传染病，0～3岁的孩子比较容易感染乙肝病毒。乙肝病毒的潜伏期最长达6个月，发病比较缓慢，不易被发现，而且不易痊愈，严重影响孩子的成长。

孩子乙肝以预防为主

预防孩子乙肝首先要从切断传染途径做起，及时给孩子接种乙肝疫苗。

先天性因素，即父母亲预防

对于患有慢性乙肝的准爸爸准妈妈，建议先控制乙肝病情，确定病毒检测无复制，肝功能正常，且乙肝两对半检查处于小三阳的状态，在这样的情况下再考虑受孕是比较理想的。

同时，在婴儿出生后在24小时内注射乙肝疫苗或者高效免疫球蛋白，一般都可以达到100%防止新生儿乙肝的发生，并且孩子可以由此而终身获得对乙型肝炎病毒的免疫力。

后天性因素，即哺育和成长预防

如果准爸爸准妈妈健康，并且婴儿出生后也健康，也建议及时注射乙肝疫苗，这样就可以避免在出生后的成长阶段感染乙肝病毒，或者发生乙肝的可能。

如果哺乳妈妈患有乙肝，或者是乙肝病毒携带者，可能会通过哺乳将乙肝病毒传染给孩子，这种情况更应该及时注射乙肝疫苗以预防乙肝发生。

同时，在生活中要避免孩子接触乙肝患者及携带者，他们的奶瓶、牙刷、剃须刀、餐具等生活用具都会带有乙肝病毒。

孩子应如何接种乙肝疫苗

正常情况下，孩子在出生24小时内，应注射乙肝高效免疫球蛋白，满月后开始注射乙肝疫苗，并在第1、6个月后完成后续注射。

孩子乙肝如何治疗与护理

如果孩子被确诊为乙肝，当前还没有特殊的治疗方法，与一般乙肝的治疗差别不大。治疗方案需要根据孩子的病情与病理特征来确定，如肝功能、乙肝两对半检测结果等。

若已经感染乙肝病毒或者成为慢性乙肝的新生儿，则需要在生活成长中给予正确的保健与护理：

- 多让孩子卧床休息，保证孩子的睡眠充足。
- 多给孩子吃富含维生素的蔬菜、水果，保证孩子蛋白质和热量的供应，但是不要让孩子吃太多高脂肪的食物。
- 定期带携带乙肝病毒的孩子做检查。

肠炎

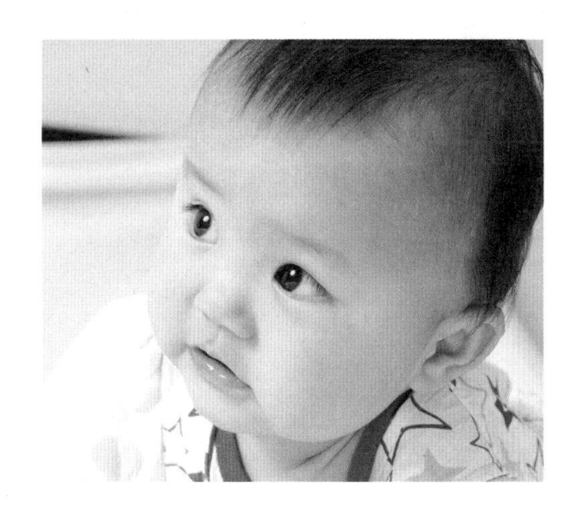

小儿肠炎多因食用不洁食物引起，主要由于肠道内感染，如致病性大肠杆菌感染，肠道病毒感染（以轮状病毒多见），也可由于肺炎、中耳炎及喂养不当造成。小儿肠炎一年四季均可发生，1岁半以下的婴幼儿发病率比较高。

小儿肠炎的主要表现

小儿肠炎是以腹泻为主要表现的综合征，发病后会有不同程度的发热、腹泻、呕吐，因吐泻会有大量体液丢失，容易造成脱水现象。根据严重程度的不同，小儿肠炎会表现出不同的症状：

轻度肠炎：大便次数每天5～8次，有轻微发热，无脱水现象。

中度肠炎：大便次数一天超过10次，大便为水样、泥状，细菌性带有黏液、脓或血液，俗称“痢疾”，有脱水现象，发高热，常引起痉挛、昏睡现象。

重度肠炎：一天大便在15次以上，大便水样喷射而出，有重度脱水现象，皮肤干燥、眼圈发黑，此外，还有呼吸不适、半昏迷等状态。此时父母一定要及时带孩子上医院治疗。

小儿肠炎的预防

● 孩子的餐具和食物要注意安全及清洁消毒，孩子所有的奶瓶、奶嘴都要严格消毒。

● 不要给孩子吃从外面买回来的生冷食物，不要进食不卫生的食物。

● 冲好的奶或吃过一半的奶，如果在室温下放置过久，不要给孩子再次食用。

● 注意家居环境卫生，经常打扫居室卫生，尤其是夏天，要使用纱窗，防止苍蝇进入室内，及时消灭蟑螂等带菌害虫。

● 家长要常常洗手，给孩子换尿布、处理孩子尿便后要及时洗手。

● 家里有人患肠炎时，应将病人隔离，其大便呕吐等排泄物的用具要消毒，排泄物要小心处理，以免传染给孩子。

小儿肠炎的治疗方法

使用抗生素：细菌性肠炎可用抗生素治疗，用药时需由医生指导。

饮食：孩子腹泻严重时，应停止喂食，让胃肠休息，病情减轻后可先用米汤或冲淡脱脂奶喂食，而后逐渐增加浓度，禁食不要太久，以免营养不良，此外，要特别注意维生素的补充。

静脉点滴：当一切止泻药剂无效时，静脉滴注是最好的止泻疗法。婴儿比成人更容易脱水，脱水严重时肠管肿胀，不吸收水分，即使喝水也会泻出，这时可以去医院用静脉注射补充生理盐水及葡萄糖。

惊厥

惊厥就是人们常说的“抽风”，是孩子在婴幼儿时期最为常见的急症。

孩子发生惊厥的表现

孩子发生惊厥常常表现为：24小时内突然出现全身或局部痉挛性抽搐，伴有意识障碍、双眼上翻、凝视或斜视。发作持续时间短，严重者反复多次发作，甚至可以转变为癫痫，造成严重后果。炎热的夏季是惊厥的高发期，父母一定要多加注意。

区别正常抖动与惊厥引起的抖动

孩子大脑皮质对下级中枢神经的兴奋控制协调能力较差，肌肉紧张度较高，遇到冷、热、痛等刺激，孩子的肌肉会过度收缩或抖动，这是完全正常的生理现象。当面部、肢体有不规则、节律不固定的抽动，同时伴有面色青紫、两眼凝视、震颤等症状，甚至出现呼吸暂停时，则多因惊厥或其他神经系统疾病所致，必须引起重视。

预防孩子惊厥以降温为主

任何感染都可以导致孩子的体温发生不同程度的升高，当体温超过人体承受的范围时，孩子就会发生惊厥。所以，合理做好降温措施，避免使孩子持续处于高热状态，就能有效地预防惊厥：

- 当孩子出现高热现象时，应尽快降温，以物理降温为主，可用冷毛巾敷额、温水擦浴或温水沐浴。
- 体温处于高热持续期时，给孩子穿衣服要合适，以有利于机体散热为准。
- 让孩子多喝水，多吃易消化富含维生素的饮食，维持机体足够的营养与水分。
- 必要时，可在咨询医生后给孩子口服或注射退热剂。

孩子惊厥时该怎么做

当孩子突发惊厥时，家长可以先按以下方法做：

- 让孩子平卧，松开衣领，头偏向一侧，以防呕吐窒息。
- 双齿间垫以木质的压舌板或木质的勺子，以防舌头被咬伤。
- 用拇指压孩子的人中穴，能够起到定惊作用。
- 千万不要强烈摇晃孩子，或对孩子大声喊叫，否则会加重孩子的惊厥。

家长还要注意的是，在孩子患病期间，要特别注意避免高热，可按预防惊厥的方法帮助孩子降温。

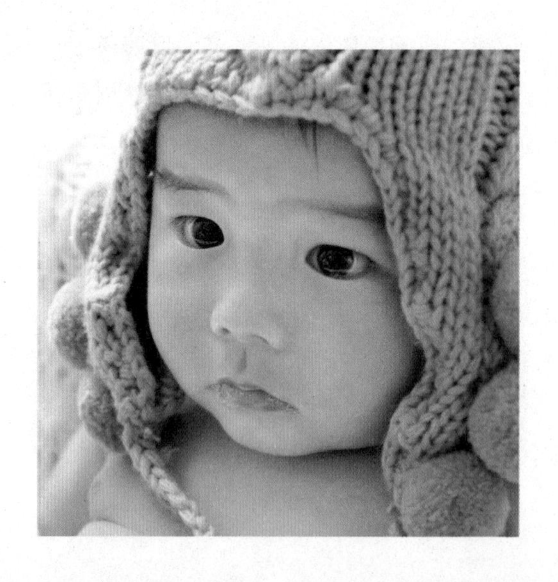

暑热症

暑热症西医称为“夏季热”，是婴幼儿时期的一种特殊疾病。本病有明显的季节性特征，多在夏季6～8月发病。

婴儿易发暑热症的原因

孩子出生6个月以后，活动量逐渐增加，身体代谢加快，产热增多，但因为孩子的中枢神经系统和汗腺发育还不成熟，当天气转热时，体温调节功能不能很好地发挥作用，就会导致出汗少，体内热量不易散发。特别是到了盛夏，伏天的时候天气异常湿热，没有一丝凉风，如果不注意避暑，就很容易发生暑热症。

暑热症的症状表现

长期持续的不规则发热：发热可持续2～4个月之久，体温在38℃～40℃波动，并且随气温的高低而升降。天气越闷热，孩子的体温越高；气温下降时，孩子的体温就会有所下降。

口渴、多饮、多尿：喝水很多，每天排尿次数可多达20次以上，尿液清长，但孩子的皮肤却干灼无汗或少汗。

类似感冒：发病初期的症状类似感冒，如鼻塞、流涕、打喷嚏等。

体检没有异常：尽管孩子发热不退，但到医院检查时可能没有任何异常，或者少数孩子有淋巴细胞轻度增高。

如何护理患暑热症的孩子

1.尽量不要用退热药物，更不要使用抗生素。体温过高时可以物理降温，用浓度为20%～30%的酒精在两边颈动脉、腋窝动脉、肘动脉、腘动脉、股动脉处各轻轻拍打5分钟，操作过程中注意给孩子保暖。

2.饮食以清淡、富含蛋白质、容易消化的食物为主，适量补充一些B族维生素和维生素C。如果是母乳喂养，要继续坚持。

3.按医生的处方可熬制一些中药汤剂给孩子喝，如用蚕茧和红枣各20枚煎汤，适用于孩子小便频多、发热不退。

4.天气炎热时减少外出，让孩子在家里避暑。要保持居室内空气新鲜流通，必要时可以使用空调，但温度不要调得过低，保持在26℃～28℃。

5.注意孩子的体温变化，常用温水给孩子洗澡。浴盆中放适量水，水温要比孩子体温低3℃～4℃，让孩子在其中浸泡20～30分钟，以帮助降温散热。

事先做好预防

由于暑热症可以连续几个夏天发作，所以如果孩子今年发生了暑热症，那么明年夏季来临前就要做好预防工作。可以事先给孩子服用预防暑热症的中药，有条件的还可以将孩子转移到气候凉爽的地区。另外，暑热症和中暑是两个概念，父母不要把得了暑热症的孩子当成中暑来治疗。

喂养的常识与方法

7～8个月婴儿的喂养重点

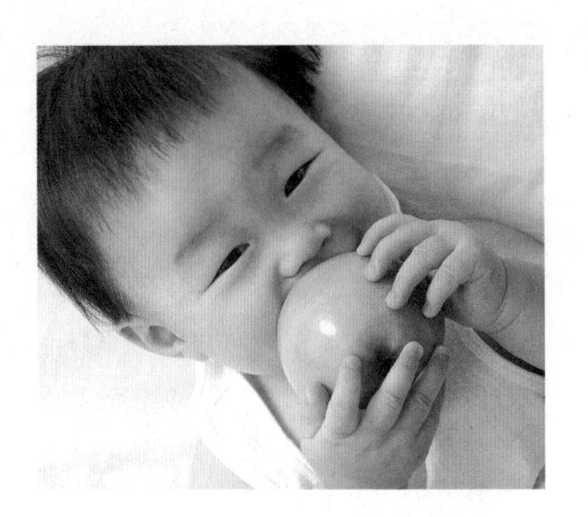

在上个月的基础上铁需求继续增加

这个月的孩子每日所需热量与上个月差别不大，每千克体重95～100千卡，蛋白质和碳水化合物的需要量与上个月一样，只是脂肪的摄入量可以略减少。

在维生素和矿物质上，鱼肝油的需要量没有变化，其他维生素和矿物质的需要量也没有多大变化，但是孩子对铁的需要量却在明显增加。从这个月起，孩子每天需铁量大约为10毫克，比以往增加了3倍以上。因此，本月要注意继续增加含铁食物的摄入量，适当减少脂肪(奶类)的摄入量，减少的部分可以由碳水化合物(粮食)来代替。

要进入断乳准备期了

这个时期，孩子的乳牙已经萌出，咀嚼食物的能力逐渐增强，消化道内的消化酶已经可以充分消化蛋白质，消化功能随之增强，同时妈妈的乳汁分泌开始减少，即便母乳分泌不减少，乳汁的质量也开始下降，为了保证孩子的营养，现在需要开始为孩子的断奶做准备了。

母乳喂养的孩子也需要添加辅食了

孩子6个月以后就一定要考虑添加辅食了，如没有不能添加辅食的特殊情况，8个月的孩子绝不能再单纯以母乳喂养了，必须添加辅食，一是为孩子补铁，因为母乳中铁的含量非常低，如果再不及时以辅食补充，很可能出现贫血，二也是为断乳做准备，给孩子练习吃饭和咀嚼的机会。

要尊重孩子的饮食个性

8个月的孩子，其与饮食相关的个性已经表现出来，家长要根据孩子的喜好来制作食物，尊重孩子的个体差异。

训练孩子自食其力

这个月的孩子已经表现出自食其力的能力了，可以对孩子的这项能力加以开发训练，让孩子自己动手吃东西，一旦宝宝发现自己可以喂自己东西吃，他就会喜欢上尝试不同种类的食品，并不断提升吃饭的技巧，适合给孩子用来锻炼的食物有：磨牙饼干、面包、水果片等。

7～8个月婴儿的喂养方法

8～12个月是孩子断乳的最佳时期，8个月的孩子应开始准备断乳。

增加辅食次数，减少母乳喂养次数

这个阶段，母乳喂养的次数可以减少，逐渐增加辅食的次数，孩子可以只吃2次母乳，时间可安排在早晨起床后和晚上睡觉前，母乳充足的话，也可以喂3次，但必须让孩子从辅食中获取至少2/3左右的营养，8个月的孩子一天可以添加3次辅食，以后逐月递增，循序进入断奶成熟期。

怎样为孩子安排合理辅食

孩子每天的辅食应包括蛋豆鱼肉类、五谷根茎类、蔬菜类及水果类，以达到营养平衡的目的，辅食应以柔嫩、半流质食物为好，以清淡为宜，并且可以考虑给孩子添加一些半固体性的辅食甚至一些固体食物，如面包、胡萝卜片等，来训练他的咀嚼能力。

这一时期的孩子还应保证一定量的奶制品，每次吃完辅食后，可以给孩子喝100～150毫升的鲜奶或奶粉，全天总量应不少于600毫升。

改善辅食制作方法，增进孩子食欲

辅食制作要根据孩子的个性差异进行改善：

- 如果孩子不喜欢吃粥一类的食品，而对大人的饭菜感兴趣，可以让他尝试吃一些软烂的米饭，如果消化良好，以后可以多喂一些。
- 如果孩子不爱喝奶粉，可以给孩子更换一下奶粉口味，也可以在奶粉中加米粉，或是在奶嘴上抹点鸡蛋黄试一试。
- 用条件反射引导孩子，比如吃辅食前不到户外活动，但吃完辅食一定带他出去玩，让孩子形成只要吃辅食，就一定能出去玩的概念，这种条件反射对孩子非常有效。

人工喂养的孩子调整奶量

人工喂养孩子要根据吃奶和辅食的情况灵活调整：

- 如果孩子一次能喝150～180毫升的配方奶，可以在一天的早、中、晚让孩子喝3次奶，然后在上午和下午加两次辅食，两餐之间可以调配2次点心、果汁等。
- 如果孩子一次只能喝80～100毫升的奶，可以增加配方奶的次数，可以在早晨喂1次奶，9～10点钟喂辅食；中午喂牛奶，下午午睡前喂辅食；午睡后喂牛奶，带到户外活动时，点心、水果穿插喂；傍晚喂奶1次，睡前再喂奶1次。
- 两顿奶之间不要超过4个小时，奶与辅食间隔不要短于2个小时，零食与辅食、奶的间隔不要短于1个小时，且奶、辅食在前，点心、水果在后。

7~8个月婴儿可以吃颗粒状固体软食

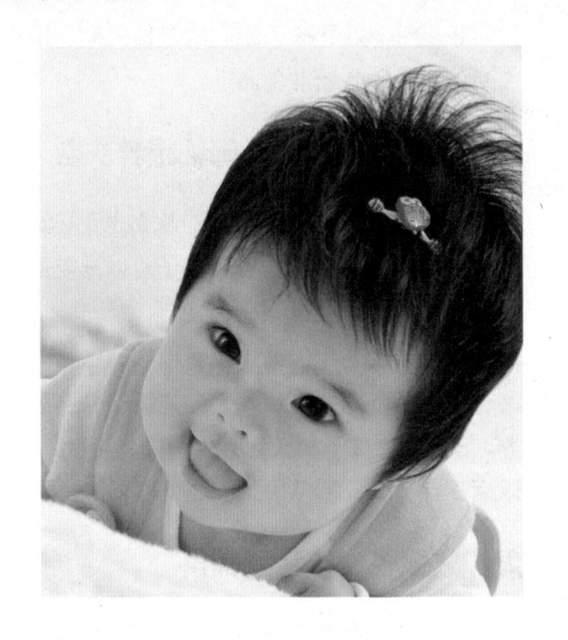

8个月正处于孩子的萌牙期，有的孩子已经长出牙齿了，但无论是否长出乳牙，都应该给孩子吃些半固体食物或颗粒状固体软食（含纤维素多些或是丁块状食物，如煮熟的蛋黄，香蕉丁等）。

口感粗糙的食物对促进萌牙是有益的，也可以帮助孩子学习咀嚼的技巧，以便更好地接受其他种类丰富的食物，对于已经出牙的孩子，半固体和固体食物也有助于磨牙，帮助牙齿更好地生长。

不用担心孩子嚼不动

在要不要给孩子喂硬一点的食物上，家长总是会担心孩子能不能嚼得动，其实孩子无论是否已经长牙，都能用牙床或牙齿咀嚼食物，能很好地将食物咽下去。事实上很多孩子到这个月就不爱吃烂粥和烂面条了，大人可以适当控制火候，将粥、面条做得硬一些，如果孩子爱吃米饭，也可以将米饭蒸得熟烂一些喂给他，这是他学习咀嚼和吞咽的好机会。除米饭、稠粥、面条外，一整个蛋黄、一整个苹果、鱼丸、肉末、肝泥、饼干、豆腐都可以当作辅食了。

不要一次添两种新的固体软食

对于未曾添加过的新辅食，不能一次添加两种或两种以上，一天之内，也不能添加两种或两种以上的肉类食品、蛋类食品、豆制品或水果。

从这个月开始，可以把粮食和肉蛋、蔬菜分开吃，这样能使孩子品尝出不同食品的味道，增添吃饭的乐趣，增加食欲，也为以后转入饭菜为主打下基础。

不要与别的孩子攀比

喂养孩子时，要避免与别的孩子攀比，攀比过程中，大人总会感觉自己的孩子比别的孩子吃得少，可能总是催着孩子多吃，从而导致孩子因进食过多而消化不良或者出现别的健康问题，比如肥胖。

一般来说，当孩子撅起嘴巴、紧闭嘴巴、躲避勺子，或是推开大人的手时，就表示他不想再吃了，这个时候大人要停止喂食，千万不要一再地劝说孩子“再吃一小口”，这样强迫孩子喂食还很可能导致他将来厌食。

7~8个月婴儿一日饮食安排

第8个月的孩子已有了咀嚼能力，舌头也有了搅拌食物的功能，但这个月还是应以母乳为主，喂奶次数要减少，总奶量可以减少到每天500毫升左右，进一步增加辅食的量，以代替减少的奶，尤其是要增加半固体和固体食物的量。

辅食方面，应该让孩子尝试更多种类的食品，由于此阶段大多数婴儿都在学习爬行，体力消耗也较多，所以应该供给更多的碳水化合物、脂肪和蛋白质类食品。同时为避免因叶酸缺乏而引起的营养不良性贫血，辅食的种类可以在前几个月的基础上增加面包、面片、芋头等品种。

总的来说，这个月辅食添加的基本原则是：次数基本不变（一天3次），时间不动，辅食种类要多起来，并注意合理搭配，以保证充足而均衡的营养。

本月孩子一日饮食对照表

<table>
<tr><th>主要食物</th><td colspan="2">母乳或配方奶</td></tr>
<tr><th>辅助食物</th><td colspan="2">温开水、菜水、果水、果泥、菜泥、婴儿米粉、鱼泥、肉泥、蛋黄、烂面条、面包、面片、稠粥、肝泥、蒸全蛋、碎菜、碎水果、豆腐、动物血、鱼肝油（维生素A、维生素D比例为3：1）、钙片</td></tr>
<tr><th>餐次</th><td colspan="2">每3小时喂1次。夜间喂1次即可</td></tr>
<tr><th rowspan="3">哺喂时间</th><td>上午</td><td>6:00母乳或配方奶200～220毫升，馒头片（面包片）25克
9:30馒头20克，鸡蛋羹或肉菜泥20克，母乳或配方奶120毫升
12:00汤面或米粥50克</td></tr>
<tr><td>下午</td><td>15:00面包20克，母乳或配方奶120毫升
18:30菜汤60克</td></tr>
<tr><td>夜间</td><td>母乳或配方奶200～220毫升</td></tr>
<tr><th>备注</th><td colspan="2">1.可在白天的两餐之间给孩子喂水或稀释的果汁和菜汁。每次喂水量在50～100毫升
2.鱼肝油每天1～3次，喂奶前半个小时加1～2滴。一天不超过5滴
3.补充钙片（可根据医嘱和婴儿身体情况选用适当剂量的钙片）</td></tr>
</table>

7～8个月婴儿的常见喂养难题

没长牙的孩子要添加半固体食物吗

无论现阶段孩子是否已出牙，都应该逐渐开始喂给半固体食物了，从稠粥、鸡蛋羹到各种肉泥、磨牙食品等都可以试着喂一喂。即使没长牙，不能嚼固体食物，但是婴儿也乐于用牙床咀嚼，很好地将食物咽下去。

一般多数孩子到这个时候都不那么爱吃很烂的粥或面条了，大人要留意，及时地将食物变得稍硬一点，控制好火候，帮助婴儿顺利过渡。如果这个时候婴儿表现出想吃米饭的意思，也可以把米饭蒸得熟烂些试着喂一点点给他。

孩子开始用手抓饭要纠正吗

当给8个月的孩子喂饭时，他常伸手抓勺子，很喜欢把手放到饭碗里不拿出来，过一会儿再将手拿出来放到口中，即使他什么都没有吃到，他仍然会津津有味地吸吮，这可能是模仿大人吃饭。大人这个时候不应阻止他，否则容易伤害孩子的自尊，打断他学习自己吃饭的自然规律。

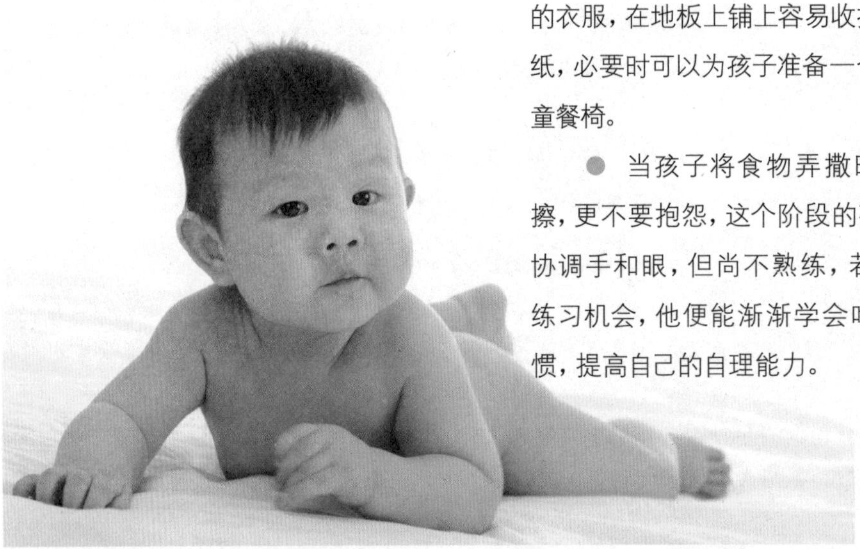

相反，大人可以对孩子进行适当的训练，帮助孩子锻炼手眼协调能力，建立自信心，培养自理能力和良好的饮食习惯。可以参考以下做法：

- 每次吃饭前帮孩子把手洗净，给些软而不会噎着的食物，如熟木瓜、炖南瓜。
- 准备边角圆滑的勺子，将它递给孩子，一开始孩子用勺子不熟练，可以帮他把食物放到勺子上。
- 每顿饭不要花太多时间，孩子在饿时特别有胃口，会非常专心致志地练习吃，一旦吃饱便会玩起来，甚至把饭碗打翻，以后容易养成边吃边玩的坏习惯。
- 为避免衣服或地板经常被弄脏，可以在孩子吃饭前戴上围嘴或套上一件容易清洗的衣服，在地板上铺上容易收拾的地垫或报纸，必要时可以为孩子准备一个带托盘的儿童餐椅。
- 当孩子将食物弄撒时，不要急着擦，更不要抱怨，这个阶段的孩子正在练习协调手和眼，但尚不熟练，若得到更多的练习机会，他便能渐渐学会吃饭时的好习惯，提高自己的自理能力。

环境与异常情况

7~8个月婴儿尿便的护理

孩子小便的护理

第8个月的孩子仍然需要尿布，小便次数仍然不少，但这个月的孩子多数不反感把尿，大人把尿会比较成功，但这并不就表示孩子已经能控制大小便了，如果正赶上没有尿，大人把尿时间久一些就会引起孩子的不满，他会打挺或哭闹。

不要给孩子频繁把尿

有的孩子一把就尿，为了避免尿湿，大人就容易频繁地为孩子把尿，几乎是一两个小时就把一次，这并不是好事，可能使孩子出现尿频，而且会使得孩子的尿泡变得越来越小，到了该自行控制排尿的时候反而会很困难。

学会根据小便给孩子喝水

小便是反映孩子是否缺水的一项指标，如果小便量少、色黄就是缺水的信号。

夏季尿量会比冬天有所减少，但如果尿色发黄就说明应该多喝水，否则会加重肾脏负担。冬天孩子的尿偶尔会发白，这是尿酸盐遇冷后结晶析出所致，是正常现象，多让孩子喝水的话这种情况就会减少。

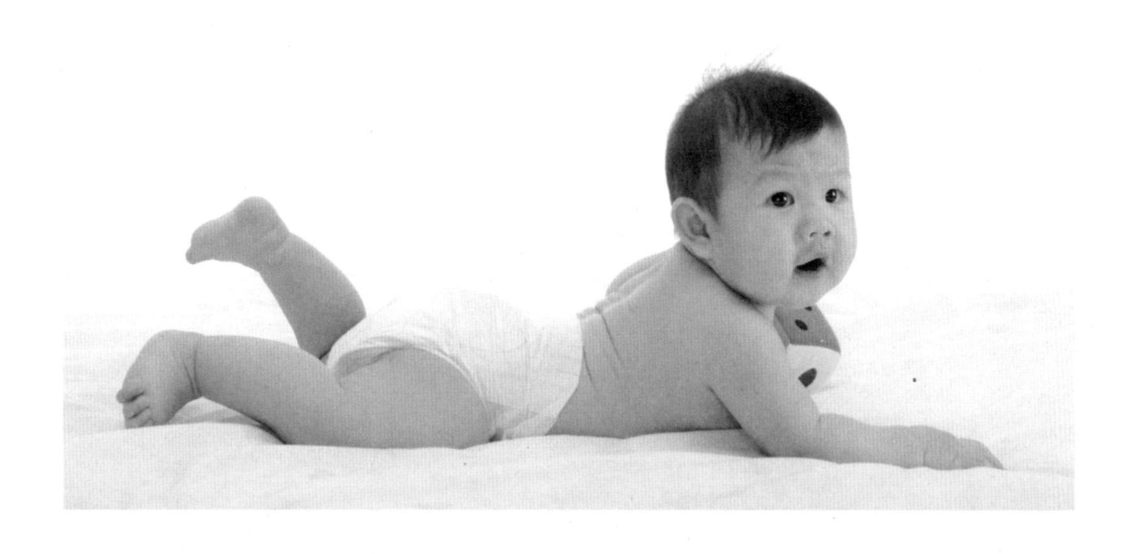

孩子大便的护理

大便有变化属正常

由于辅食种类增多，孩子大便会出现不同的改变，比如次数增多了，大便不成形了，颜色发绿了，等等，这样的变化都属正常，不要停喂辅食，如果回到单纯乳类喂养，孩子可能会发生饥饿性腹泻，并且难以自愈。

次数：第8个月的孩子通常每天有1～2次大便，个别孩子可能一天要大便3～4次，有的孩子却是隔天或2天才大便一次，很多父母对此很担心，其实并没有那么严重，但要注意观察，只要孩子大便不干燥，排便也不困难，喂养方面也很正常，那就没什么问题了。

形状：大多数孩子的大便此时呈细条形，也可能是黏稠的稀便，无便水分离现象，只要大便不是水样便，孩子也没什么异常表现，大人可不必忧心。

颜色：孩子的大便可呈黄色或黄绿色，有的也呈黄褐色，这与添加的辅食种类有关。

味道：由于这个月孩子吃的辅食品种多了，大便臭味增加，不再像单纯乳类喂养时那样“清淡”了。

警惕大便异常

腹泻：8个月的孩子容易患感冒，感冒后孩子常常会出现腹泻样的大便异常，这是由服用清热解毒的感冒药或退热药所致，停用药物后即可逐渐好转，如果腹泻症状严重，家长需要带孩子去医院。孩子患感冒时食量会减少，此时不应强迫孩子进食，以免消化不良或腹泻。

大便干燥：这是半岁以后的孩子经常遇到的问题，顽固的大便总是让父母无计可施，这时可以多给孩子喂些新鲜的蔬菜、水果，同时可配合腹部按摩，方法是：

1.以脐为中心，将手掌捂在孩子腹部，顺时针按摩，每次5分钟，每天一次。

2.按摩后即让孩子坐便盆2～3分钟，最好不要超过5分钟。

除非万不得已，大便干燥时尽量不要使用开塞露，也不要使用灌肠的方法。

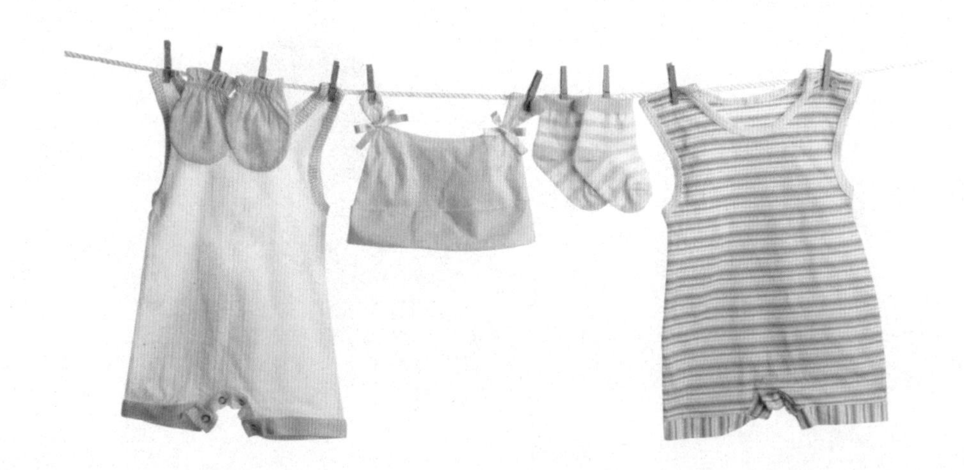

7~8个月婴儿的衣服鞋袜

第8个月的婴儿正是学走练爬的时期，他们好动、易出汗，生活不能自理，衣服易脏易破，因此孩子衣服的选择和洗涤方面大人要多留心。

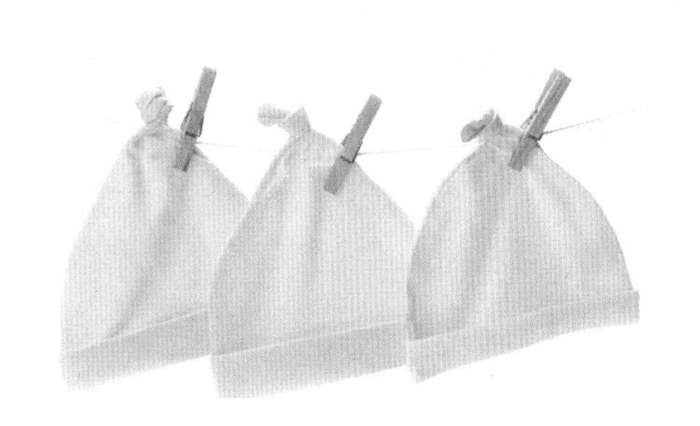

怎样为孩子选择衣服

内衣

内衣直接接触婴儿娇嫩的皮肤，内衣应选择透气性好、吸湿性强、保暖性好的纯棉制品，衣服上不宜有纽扣、拉链及其他饰物，以防弄伤皮肤。衣服款式以舒适、宽松为宜。

新买的内衣一定要在清水中先浸泡几小时，以减少刺激和机械性磨伤。

背带裤是这个月婴儿理想的穿着

背带裤的样式简单、活泼，这个样式的衣服很适合本阶段的孩子，他们可以爬，也不易磨破，还可以避免爬的过程中上下衣分离，保暖效果也很好。

背带裤可以自制也可以购买，但一定要注意胸围、腰围是否合适，背带也不宜过细，臀部不能过于宽松也不能太紧，以大出3～4厘米为宜。

袜子

袜子的选择要注意质地与大小，孩子的袜子以全棉织品为宜，不要给孩子穿尼龙袜，因为尼龙袜不透气，孩子脚汗又多，极易患脚癣，袜子的尺寸也要合脚，过大不跟脚，小了会影响脚的发育，如果发现孩子的袜子小了，就应该及时更换。

怎样洗涤孩子的衣服

孩子的衣服脏得快，经常需要洗，孩子抵抗力差，不同的衣物要采用不同的清洗方法。虽然洗起来会有些麻烦，但为了保证孩子的健康，辛苦一些也是很值得的。

- 孩子衣服要单独清洗，避免不必要的交叉感染。
- 内衣外衣分开洗，内衣比外衣更应保持干净。
- 手洗，因为洗衣机会让衣服沾上许多细菌，婴儿无法抵抗。
- 使用婴幼儿专用的洗涤剂，它们对皮肤刺激小，不要使用洗衣粉。
- 不要使用除菌剂、漂白剂，这些东西很难清洗干净，最好的消毒方法是太阳晒。
- 漂洗干净，一定要用清水反复洗两三遍，直到水清为止。
- 太阳晾晒，阳光虽然会缩短衣服寿命，但消毒作用最好，而且孩子的衣服都穿不久。

防止婴儿吞食异物

8个月的孩子爱哭、爱笑、爱闹，进食时喜欢边吃边玩，喜欢将物体或玩具放入口中玩耍，此外，孩子的磨牙发育不全，不能细嚼食物，咳嗽反射不健全，动手能力增强，这些都将增加吞食异物的危险系数。因此，父母一定要格外注意避免这个月的孩子吞食异物。

小心微小物品

当心如纽扣、硬币、别针、玻璃球、豆粒、糖丸等小物品，不要将这样的物品放置在孩子接触得到的地方，避免孩子吞食入口，特别要注意孩子爬行的地面，不要遗留这样的细小物体。

注意有核水果

当给孩子喂食有核的水果，如枣、山楂、橘子等时，要特别当心，应先把核取出后再喂食。其余辅食中要避免混入硬物杂质，鱼类要先去刺，不易嚼烂的食物应先研碎再喂。

注意玩具的零部件

应对玩具进行仔细检查，看看玩具的零部件，如眼睛、小珠子等有无松动或掉下来的可能，如果有则应收起玩具或采取一些措施将它们钉牢。

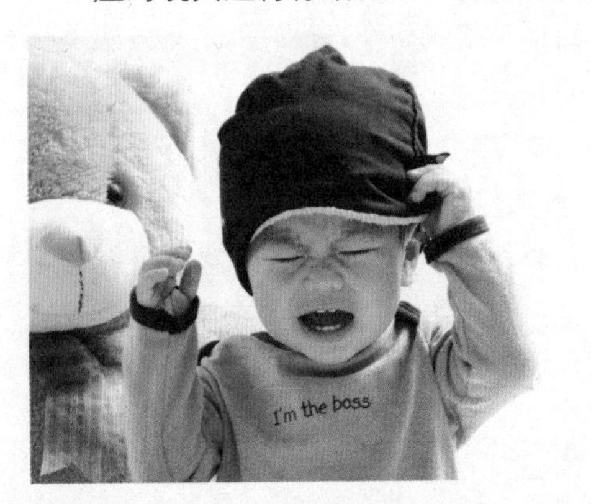

孩子吃东西时应看护，但不应逗笑

孩子吃东西时，不要责骂、恐吓、逗乐，以免孩子因大哭或大笑时将口内食物吸入气管。不要让孩子一个人单独吃饭，大人应从旁看护，避免孩子边吃边玩时意外吞食异物，更不能在孩子吃东西时突击其背部，以免食物呛咳而出现意外。

不要给孩子服用完整的药片

因病服药时，不能给其服完整的药片，只能服药面或药水，更不能在孩子拒绝服用时强行捏着鼻子灌药。

意外吞食异物怎么办

当发现孩子吞食异物或有其他不正常情况时，家长可以用一只手捏住孩子的腮部，另一只手伸进他的嘴里，看能否将异物掏出，若发现已将东西吞下去时，可用一个指头刺激他的咽部，促使孩子呕吐，把吞下去的东西吐出来。

假如孩子翻白眼，应立即施行急救措施，以防窒息：

- 站在孩子的背后，采弓步，一脚置于孩子两脚间，一手拳头状放在他肚脐上方，另一手用毛巾包住拳头用力按压肚脐上方部位，直到将异物排出。
- 同时应立即让身边其他人拨打急救电话。

7~8个月婴儿护理中的常见问题

孩子睡觉不老实

睡眠好的宝宝，到了这个月可以睡一整夜不醒，家长可能会发现孩子睡觉总是不老实，比如总是翻来覆去，爱趴着睡或撅着屁股睡，有时会睁开眼睛看看，睡觉时突然惊乍，总是踢被子，等等。这些情况一般都是正常的，家长不必担心，也不应总是去打扰孩子睡眠，当他睡好了就会自然醒过来，反而是孩子一整夜都老老实实一动不动的话，则要引起重视。

孩子不长牙

孩子牙齿萌出的时间有个体差异，一般在1岁左右都属于正常生理范围，大多数孩子在6个月左右乳中切牙萌出，以后按乳侧切牙、第一乳磨牙、乳尖牙、第二乳磨牙的顺序萌出。

大人可以适当给孩子补点钙，并让孩子吃点磨牙饼干，帮助孩子锻炼牙床，促进牙齿萌出，如果发现其他异常时应及时就医。

不要抛摇孩子

有些家长喜欢抱着宝宝用力地摇晃或向空中抛扔，也有的父母为了哄孩子入睡，将他仰卧在双腿上颠颤，或放在摇篮里用力地摇晃，久而久之孩子会形成依赖，喜欢让大人抛摇自己。事实上，这种做法是不提倡的，因为孩子头部较重，颈部肌肉柔弱，抛摇的震动对孩子身体和智力发育都不利，甚至会导致严重后果，因此大人一定要克制自己的行为，避免抛摇行为，当孩子不适应时要积极用其他的方法和他玩，比如说话、玩游戏、讲故事等。

不宜让孩子看电视

8个月的孩子能坐得很稳当，当家里打开电视机时，他们也少不了看，但对于这么大的孩子来说还不适合看电视。因为看电视的合理距离应在2米以上，而这个时候孩子还只能看到1～2米的物体，孩子的视力是随年龄而渐增的，加之电视画面经常跳跃，会增加孩子的视觉疲劳，对视力发育不利。如果孩子喜欢看电视，可以在1岁后让他看几分钟。

应对婴儿的“分离焦虑”

在孩子8个月左右时，开始会对陌生人和陌生环境产生害怕的情形，一旦妈妈从他视线里消失，他就会表现出明显的不安并且哭闹，这就是孩子的“分离焦虑”。

给孩子一个分离缓冲期

当因为工作或其他原因需要和孩子分离时，应有一段缓冲时间，和接替照顾者有一个角色替换过程，让接替者渐渐被孩子所接受，减少孩子的焦虑和不适。

建立“妈妈会回来”的信任感

对于1岁以内的孩子，父母应尽量减少离开孩子的次数，特别是要尽量减少让孩子一个人独处的次数，如果必须离开，便要先安抚孩子，让他知道你一定会很快回来。当孩子经历了多次妈妈离开又回来的情况后，他便会产生信任感，从而在下次妈妈离开自己时战胜分离焦虑。

培养孩子独处的能力

给孩子自己一个人玩的机会，比如在喂过奶、换过尿片之后，把孩子安顿在客厅中，让他自己玩，当感觉孩子厌烦玩某样东西时，父母再帮他拿一些别的玩具，让他尽量专注于自己的活动，不要打扰他，渐渐地孩子能表现出独立的倾向。

妈妈不在身边，接替者采取的方法

- 给孩子看全家福相片或父母相片，以缓解孩子的焦虑情绪。
- 给孩子一个认同的拥抱，当孩子有分离焦虑哭得很伤心时，接替者可采取拥抱的方式，抱着孩子、拍拍他的背，和他说说话，以表达自己的立场，给予孩子充分的安全感。
- 和孩子玩游戏，孩子喜欢游戏，当他专注于游戏时，常常会忘了其他事情，比如吹泡泡、敲敲打打、读故事等。
- 转移目标，带孩子看看金鱼、积木、玩具，出去走走等。

妈妈不该采取的方法

- 不理睬孩子的哭声，狠心走开。
- 硬掰开孩子紧攥着爸爸妈妈的手，甚至埋怨着，然后离开。
- 把孩子单独隔离到另一个地方，不让他跟着，然后趁机走开。
- 趁孩子玩得高兴时，偷偷地走开。

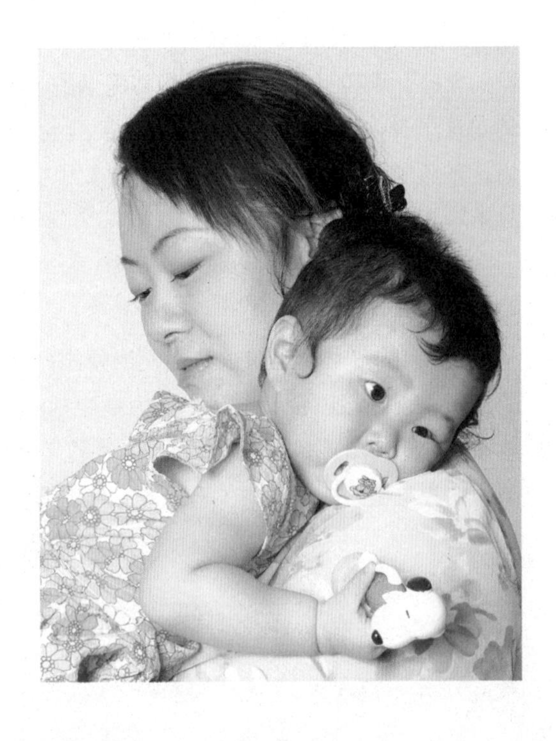

怎样应对爱咬人的婴儿

8个月大的孩子常常会咬人，随着孩子的成长，咬人习惯会消失，但小孩子还不能分辨自己行为的好坏，因此家长需要了解宝宝咬人行为背后隐藏的原因，及时给孩子以正确的引导。

实验性的咬人

孩子用咬人的方式来探索世界，有些婴儿吃奶的时候还试着咬妈妈的乳头，有时这对于孩子来说就像是一个游戏。

解决对策

可以让孩子尝试，但不能放纵孩子咬人，当孩子咬人时，大人千万不能在孩子面前笑，否则孩子会认为受到鼓励和赞扬，认为咬人是一个有趣好玩的游戏，应该适时地跟孩子说："不能这样，妈妈会痛哦。"婴儿通常马上就能知道哪种情况下不能咬人。

牙痒痒

通常，孩子在第4个月时就开始长牙了，牙床总是感觉不舒服，他们会通过咬人来缓解，试图摆脱自己的新牙。

解决对策

如果孩子因为磨牙而咬人时，可以给他一些安全的东西来咬，比如磨牙圈、磨牙饼干或磨牙棒等，以缓解孩子难以忍受的牙床不适感。

感觉不舒服

孩子身心不舒服，感觉疼痛，经常哭闹，哭急了还咬自己的手指或脚趾。

解决对策

当孩子哭闹时，大人首先要查明宝宝是否有生理需求，是躺得不舒服，还是肚子痛，抑或是牙痛，及时帮他解决需求，如果是出牙引起的疼痛，可以给一些玩具或食物。

感觉很害怕

孩子还不会用语言表达自己的感受和想法，当他自己一个人独处时，可能因为对陌生环境的害怕和恐惧而咬人，以保护自己，战胜恐惧。

解决对策

大人要给予孩子更多的耐心和爱心，孩子渴望被关注和爱护，当他需要保护时，大人要在他身边，这对孩子非常重要。不要为了锻炼孩子的胆量而逼迫孩子独处，这会让孩子更恐惧，最好的办法是给孩子足够的安全感，渐渐地孩子的恐惧感就会消失，不再咬人。

表达愤怒和不满

当孩子不安或愤怒时也有咬人现象，有的孩子不咬妈妈只咬爸爸，这往往是表达"我需要关注"的意思，可能是爸爸与他相处的时间太少，对他的关心不够。

解决对策

有的父母可能与孩子相处时间不是很多，但要学会如何最有效地共度亲子时光，提高亲情质量。最好每天固定一个专门属于自己和孩子的亲子互动时间，全家一起专心做游戏或玩乐，这是增进感情很有效的方法。

如何教婴儿与别人相处

孩子七八个月时，会对自己听到和看到的事情很感兴趣，他们喜欢模仿大人，这一时期同时也是孩子认人的阶段，大人可以为孩子多创造与人接触的场所和机会，教孩子与别人相处。

教孩子与人打招呼

教孩子养成与别人打招呼的习惯，坚持向身边的人打招呼：

比如早上爸爸出门时，妈妈可以抱着宝宝，抓着他的手向爸爸挥手说“爸爸，再见”，当爸爸回家时，再和他一起去门口迎接，“爸爸，你回来啦”。可以让他亲亲爸爸的脸颊表示欢迎。

另外，遇见街坊邻居时也应打招呼，大人可以抓着孩子的手向别人打招呼，“奶奶，你好”，离开时也应握着孩子的手说：“奶奶，再见”，然后挥动几下小手。

随着不断练习和重复，孩子打招呼的概念会越来越清晰。

教孩子礼貌

让孩子学习打招呼不只是语言和行为的教育，也带有教养的意义，知道遇见熟人应该有礼貌，不能视而不见，学会必要的社交礼节。这样的锻炼也能培养孩子善于交往的气质，模仿大人的友善，将来能更好地适应社会。

因此大人要做个好示范，对人有礼貌，同时行为动作可以表现得夸张和戏剧性一些，以便吸引孩子去模仿。

培养孩子积极的自我概念

要让孩子有良好的自我感觉，能真切地感到周围人对他的爱，让他觉得“大家需要我、爱我、喜欢我”，诸如此类积极的自我概念，信心多于恐惧，幸福多于愤怒，这样他能试着将好的情绪施于他人，更容易获得愉快的与人相处经历，产生更积极的情感。

培养孩子对别人的兴趣

可以把孩子介绍给其他小宝宝认识，或者让孩子去接触一些不太熟悉的人，多让孩子与妈妈之外的其他家人单独在一起玩，培养孩子对别人的兴趣。

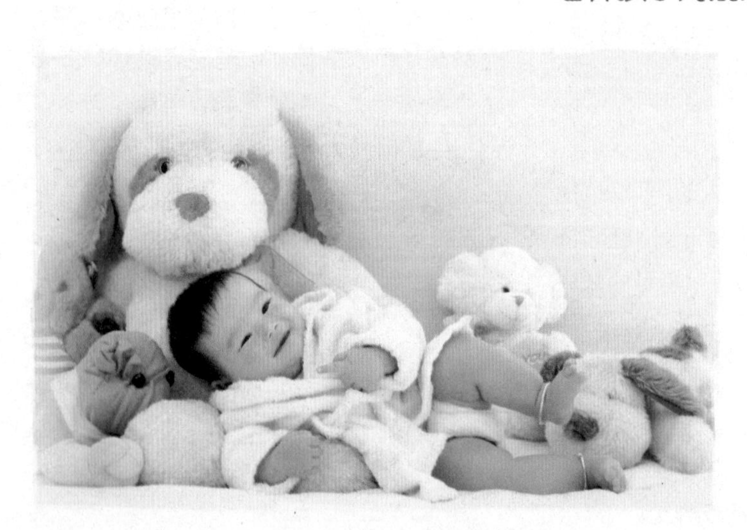

7~8个月婴儿的体能与动作训练

独坐训练

当孩子能稳定地独坐后，可着重训练孩子的平衡能力：

1.让孩子独坐在床上或地铺上，训练他坐着转头或转身寻找玩具。

2.准备一张小凳子，让孩子坐上去时双脚刚好触及地面，大人用手扶住孩子大腿，不要扶他的背，让他自己寻找平衡点。待孩子坐直后，可以在孩子身旁以玩具吸引他转头，左右交替诱使孩子左右侧转，在学习转侧中寻找平衡点，并且练习用脚来支撑身体。

爬行训练

8个月的孩子已具备翻身、坐等一系列能力，颈背部及四肢肌肉已较有力量，并具备一定的协调性，可以增强爬行能力的训练。

让孩子俯趴在床上或桌子上，大人可以用一只手抱着孩子的膝部，另一手环抱在他胸前，让孩子双手放在床上或桌上支撑身体，然后家长慢慢松开放在孩子胸前的手，鼓励孩子支撑自己，每日练习1～2次，根据实际情况决定练习时间，一般每次3～5分钟。还可以在孩子前方放一个玩具，引诱他爬过去取玩具，家长可用手托住孩子脚掌，左右交替地弯曲其膝关节，助其向前爬行，重复2～3遍，每日1～2次。

站立训练

家长可扶着孩子腋下让他练习站立。训练时，可将其双腿略为分开，以降低重心，使之站得更稳些，每次扶站时间不宜过久。

手部动作训练

拇食指准确捏取训练

这个训练可以加强孩子手指动作的灵活性和视觉、触觉活动的协调。

方法：选择一些小的、可食用物品，如米花、小饼干等，让孩子捏取，孩子捏取前家长可给予示范，让孩子来模仿和练习。

双手协调动作

双手玩玩具：在孩子准确抓握的基础上可给多个玩具，训练他抓住一个玩具后再抓另一个玩具，或向孩子同一只手上送玩具两次，教孩子学会将玩具从一手换到另一只手上后再取第二个玩具。

双手对击运动：当孩子两手均有玩具时，可教孩子两手对击玩具，还可让孩子两手持细柄玩具，如摇铃或汤匙，模仿敲鼓动作，双手轮回敲打面前的小桶或空奶粉罐。

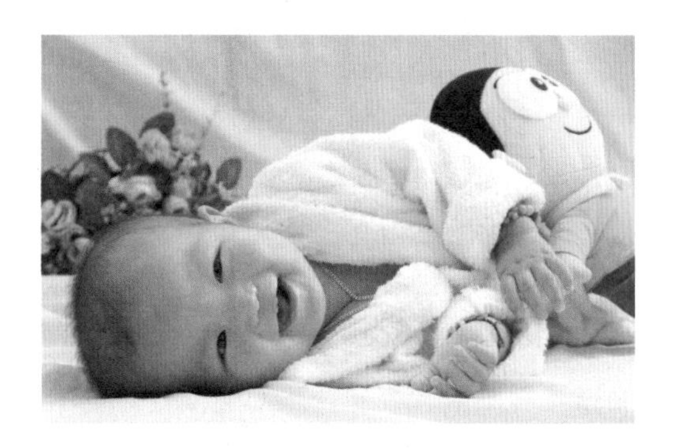

7～8个月婴儿的智力训练小游戏

游戏一：看图书

游戏目的：让孩子学着认识图所代表的真实事物，学认图中物品的名字。

游戏准备：选择一本有比较多食物图的图画书，比如蔬菜、水果等，多准备一些图画书中对应的实物，将它们摆放在一起。

游戏做法：慢慢为孩子讲解图书的每一幅图，要用慢而清晰的语言讲解，鼓励孩子跟着发音，让他用手摸图片对应的实物，然后让孩子学会听音指物或指图。

游戏二：懂得"不"的意义

游戏目的：训练孩子从大人的表情动作及语言进一步理解"不"，发展其自制力。

游戏做法：在孩子伸手去取危险物品时，要及时制止他，在孩子跟前用摇头、撇嘴，或者不高兴的表情告诉孩子你的意思，让孩子懂得这是"不"的警告，应当停止。如果孩子仍"我行我素"，这时大人应当更加严肃地说"不"给以制止，如果此时孩子不听就要强行将物品移走，或是将孩子的手拽回来。不能怕孩子哭闹，如果孩子一哭闹大人就让步，孩子以后就会学会用哭闹去要挟大人，养成耍赖的不良性格。

游戏三：认识身体各部位

游戏目的：加强孩子的理解力，还能培养孩子的手眼协调能力。

游戏准备：让孩子看着一个娃娃或是镜中的自己，也可以由妈妈与孩子面对面。

游戏做法：妈妈可用游戏的方法教认自己身体的各个部位，如让孩子用手指着娃娃的眼睛，妈妈说："这是娃娃的眼睛，宝宝的眼睛在哪里呢?"孩子这时也许无法很快找到自己的眼睛，妈妈可以帮帮他，握住他的手指向自己的眼睛，按同样的方法认识鼻子、嘴巴、眉毛等其他部位。

游戏四：寻找藏起来的娃娃

游戏目的：锻炼孩子的观察力、记忆力和分析能力，能使宝宝的好奇心和主动性得到激发，理解物体和物体之间的关系，促进动作思维的萌芽。

游戏准备：准备一些塑料杯、盒子或一张纸，找一个孩子喜欢的玩具，玩具不要太小，至少要让孩子能轻松抓起来的，也不应太大，要能很方便遮盖。

游戏做法：趁孩子玩得高兴时将玩具用准备的材料盖住，引导孩子去找出玩具，如果孩子找不到或者完全不知道发生了什么事，甚至急得要哭时，家长要将玩具露一点出来，吸引孩子，让他自己取出玩具。

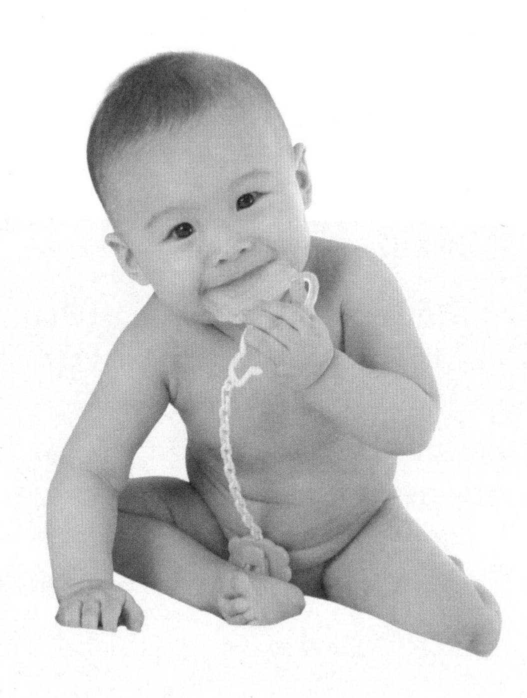

第九章

8～9个月

乳牙萌出2～4颗，父母要注意孩子萌牙时的异常表现。

孩子能够听懂自己的名字了，被叫到名字时会做出反应。

孩子懂得害羞，父母要对这一情感及时引导，避免影响孩子将来的人际交往。

让孩子远离那些患腮腺炎的小朋友，以免孩子被传染。

不同的孩子在饮食上会有很大的差异，父母要根据实际情况来区别对待。

养成一个良好的睡眠习惯对于孩子的健康成长来说至关重要。

经常让孩子听一些轻柔的音乐，可以促进孩子的智力及情感发育。

父母们要以身作则，展现给孩子最美好的一面，为孩子树立一个好的榜样。

成长与发育进程

8～9个月婴儿的基本发育指标

本月孩子的基本发育指标

体重：男孩7.2～11.3千克，女孩6.6～10.5千克。

身长：男孩67.0～77.6厘米，女孩65.0～75.9厘米。

8～9个月孩子的生长发育规律

体重：这个月孩子生长发育与上个月差不多，体重平均增长0.22～0.37千克。男孩的平均体重为9.0～9.22千克，女孩的平均体重为8.36～8.58千克。孩子的体重如果与平均体重差距不大，则属于正常的范畴。若孩子偏胖或偏瘦的话，父母就要注意了，应调整好孩子的饮食。

身长：本月孩子的身高平均增长1.0～1.5厘米。男孩的平均身长为71.3～72.5厘米，女孩的平均身长为69.7～71.0厘米。孩子的身高如果低于平均值很多的话，则有可能是发育迟缓，父母应带孩子去医院进行检查，以免因为疾病的原因导致孩子发育迟缓。若孩子的身高在正常值偏下但偏差不多，则父母平时要多注意合理的添加辅食，增加孩子的营养。

头围：本月孩子头围平均增长0.67厘米。

乳牙萌出2～4颗

正常情况下，这个月的孩子已经萌出了2～4颗乳牙了。孩子的萌牙情况，是因人而异的，所以即使孩子本月尚未萌牙，父母也不要过于担心，很多孩子到出生后的10～12月才开始萌牙。

孩子萌牙时可能会出现流口水、血肿的情况，严重时甚至可能引起低烧，父母要提前注意。

8～9个月婴儿的能力

肢体动作能力：灵活性增加

本月的孩子动作能力有了很大的提高，孩子也因此而变得十分活跃。醒着时，孩子几乎一刻也不停歇地活动着，因此父母或看护人要更加留心孩子，稍微的疏忽就可能会让孩子“有机可乘”，把事情搞得一团糟。

大部分孩子不需要倚靠任何物体就能稳定地坐较长的时间。孩子可以肚子离开床面，利用四肢向前爬行，但是并不熟练，有时还是会用肚子来匍匐前进。这时的孩子能够扶着一些东西自己站起来，但是不会自己向前迈步子，有一部分孩子可以离开手里扶着的物体独自站几秒钟了。

这个月的孩子已经可以用手指捏起一块细小的东西，例如小卡片，纸屑等，所以此时父母要注意，千万不要让孩子捏起脏东西放进嘴里。此时的孩子还学会了许多新动作，如模仿大人拍手，拍打桌面，父母在向孩子挥手再见时，孩子也能学着轻轻挥动小手。另外，这个阶段的许多孩子特别爱用食指去抠东西，如抠墙壁、床面。

语言能力：发出简单的音节

本月的孩子能够理解更多的语言，当父母喝止时，能马上停止自己的动作。这时的孩子知道自己的名字，叫他的名字时，他会答应。当孩子高兴的时候，还会发出“咯咯”的笑声。有的孩子可以用简单的语言来回答问题，听到自己熟悉的声音时，能够跟着哼唱，可以发出“不”“这”之类简单常用的单音节词语，但大多数时候，此时的孩子发出的都是无意识的音节。

这个阶段的父母要多与孩子交谈，尽量用简单而又有特点，易于孩子记忆、模仿的词语，而不能让孩子通过看电视或听广播的方式来学习语言。

认知能力：能够分辨一些物品

这个月的孩子认知能力有了很大的进步，已经能够初步地分辨颜色，并且可以认出五官和一些常见的物品了。如果父母经常给孩子看一些卡片或者图片，他现在能够从一堆图片中挑出自己喜爱或熟悉的那几张。

此时的孩子开始下意识地模仿一些动作，如摆手示意“再见”，拍手示意“欢迎”，用勺子在水中搅动等。当父母给他穿衣服的时候，他还会主动配合。

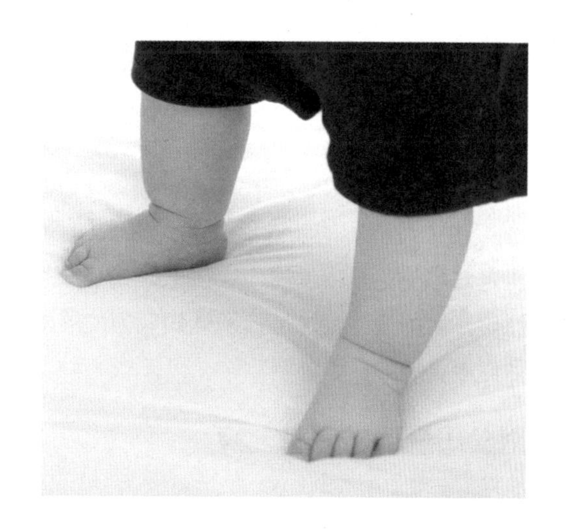

这个月孩子认知能力的一个大的进步就是对性别有了初步的认识。总是被爸爸抱着玩的孩子，喜欢被与爸爸年龄相仿的男人抱；反之，总是被妈妈抱着玩，则喜欢被与妈妈年龄相仿的女人抱。

这个阶段的孩子已经开始喜欢与大人做游戏并且主动参与其中，所以这时的父母要多腾出时间，与孩子一起游戏。

杯子游戏

游戏目的：锻炼宝宝的理解能力和精细动作。

游戏方法：让孩子坐在一个高椅子上，或者坐在桌边，在他面前放一个小托盘，小托盘里放一个小杯子。你首先举起杯子假装喝里边的东西，同时说一些像“啊呜、啊呜”或“好喝、好喝”之类的话。然后把杯子举到孩子的嘴边，当孩子假装喝的时候，你也说同样的话。最后把杯子放在托盘上，看看孩子是否会学着你的样子自己将杯子举到嘴边。

8～9个月婴儿的情感发育

出现焦虑情绪

这个月孩子的认知能力有了很大的提高，因此他已经逐步能够区别出周围的人和环境是熟悉的还是陌生的。当孩子处在不熟悉的环境中，或者周围有陌生人时，就会出现紧张，焦虑的情绪，这是孩子认知能力发展的必然结果，是正常的现象，也是父母与孩子关系健康发展的一种证明。

对父母表现出依恋之情

孩子对父母产生依恋的情绪，能够明白父母是独特的，与众不同的，因此希望一直和父母或者一直照看他的人待在一起。当父母离开他的视线时，他就会紧张不安，甚至号啕大哭，这是一种正常的情绪。一般在孩子出生后的10～18个月期间，这种情绪会达到高峰，所以这个阶段父母要多抽出时间来陪陪孩子，不要抱怨，要耐心待在孩子的身边。

学会抗议了

这个月的孩子已经学会了表达自己不满和抗议的情绪。他人很难把孩子喜欢的东西，从他的手中夺走，如果是硬抢，孩子会大声哭，以示抗议。若是妈妈把手伸过去，要孩子手里的东西，孩子会递到妈妈手里，还会把身边的东西拿起来递到妈妈手里。

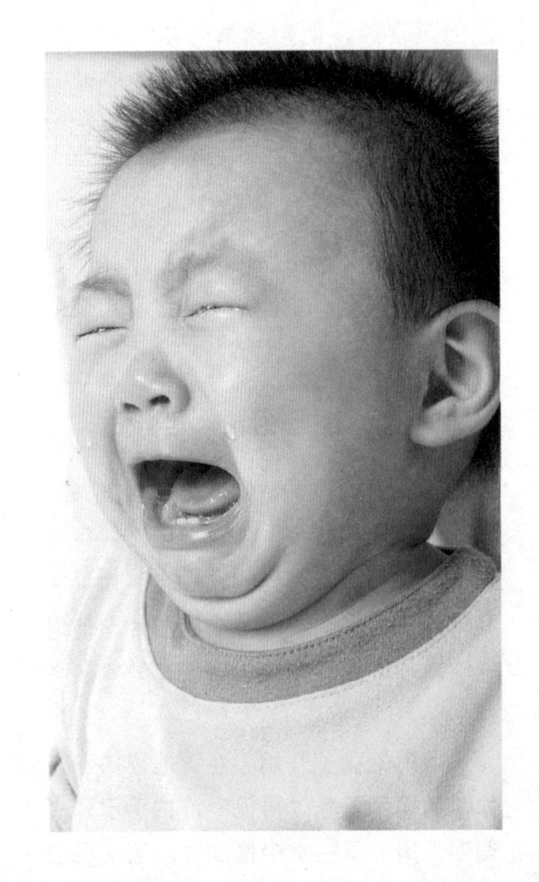

懂得害羞

这个月的孩子已经开始懂得害羞了，当大人谈论他的时候，他能够明白，有时会做出害羞的表情和动作，尤其是那些性格内向的孩子，当他成为众人的焦点时会表现出焦虑和不安。虽然害羞是孩子的一种本能反应，但过分害羞也会影响孩子日后正常的人际交往，父母要及时发现并对孩子进行积极地引导。

孩子的常见疾病

小儿过敏性鼻炎

小儿过敏性鼻炎是指孩子对尘螨、霉菌、冷空气、花粉以及食物（如鸡蛋、鱼虾）、细菌感染等产生的鼻黏膜的过敏反应，是常见的一种慢性鼻黏膜充血的症状。

孩子患过敏性鼻炎时的表现

患鼻炎的孩子会鼻塞，遇到冷空气时会连续打喷嚏，经常流清鼻涕，孩子的记忆力也会减退，嗅觉会变差。

许多孩子还有可能伴有鼻子痒、眼睛痒和流眼泪的症状，表现为反反复复搓鼻子（抠鼻子）和揉眼睛（过敏性鼻引起的结膜炎）。还有一些患过敏性鼻炎的孩子可以发展为突然阵发性咳嗽（干咳为主）甚至哮喘，称为“过敏性鼻炎哮喘综合征”。

孩子患过敏性鼻炎后的应对

1.如果孩子对毛皮或螨虫过敏，把羽绒枕头、羽绒被子等统统撤掉；家里常用吸尘器清洁环境，而不要用扫帚扫地；卧室的门窗要经常打开，保持空气流通。

2.如果是对化学气体过敏，则对居家环境的装潢布置要特别注意，尽量使用绿色环保的装潢材料。

3.如果过敏非常厉害，可以用抗过敏的药，有局部用的，也有全身用的，例如，内舒拿雷、诺考特、伯克钠，具体用药情况遵医嘱等。

4.如果是感冒后诱发的过敏性鼻炎，主要是要锻炼体质，减少感冒。

5.如果是季节性的过敏，比如说孩子每到九、十月份都会出现过敏性症状的话，最好提前一两个月就采取预防措施，那么到时即使出现了过敏性鼻炎的话，症状也会减轻很多。

如何预防小儿鼻炎

1.父母平时要注意保持孩子鼻腔卫生，不要让孩子用手抠鼻子，平时可常给孩子做鼻部按摩。

2.家长要多加观察，发现孩子有小儿鼻炎的征兆，应尽快到正规医院的耳鼻喉科就诊。

3.注意给孩子擤鼻涕的方法。如果是鼻塞多涕，轻轻按住孩子的一侧鼻孔，将鼻涕挤压出来，另一侧也用同样的方法擤。

4.严禁给孩子食用油腻辛辣食物，多让孩子饮水，多给孩子喂食蔬菜，保持孩子大便通畅。

5.遵医嘱及时给孩子服药与外用滴鼻剂。

6.冬季应选择加湿器，避免室内空气过于干燥而引发孩子鼻腔产生不适症状。

腮腺炎

腮腺炎的症状

脸肿 孩子患腮腺炎，最典型的表现就是脸部肿胀，通常表现为一侧或两侧以耳垂为中心向前后扩展的肿胀。肿大的脸部通常呈半球形，没有明显的边缘界限，用手触摸肿胀的脸部能够感觉到表皮温度较热，孩子张嘴或咀嚼时有疼痛感。

发烧、乏力、厌食 除了脸肿之外，发热、乏力、厌食也是腮腺炎的最常见症状。

孩子患腮腺炎后的护理

1.保持孩子饮食清淡，可喂给一些易于下咽消化的流质、半流质食物或软食，避免让孩子吃酸性及刺激性食物，多给孩子喂水，还可以将一些酸味不大的新鲜水果切碎或者榨成汁喂给孩子吃。

2.减少孩子的活动，让孩子卧床休息。

3.室内保持空气流通，经常打开室内所有门窗，使空气对流。

4.要保持孩子口腔清洁卫生，注意饭后要给孩子漱口。

5.选择一些具有清热消肿功效的中药粉末，如仙人掌粉，用水调和好后给孩子敷脸，以减轻脸部肿胀。

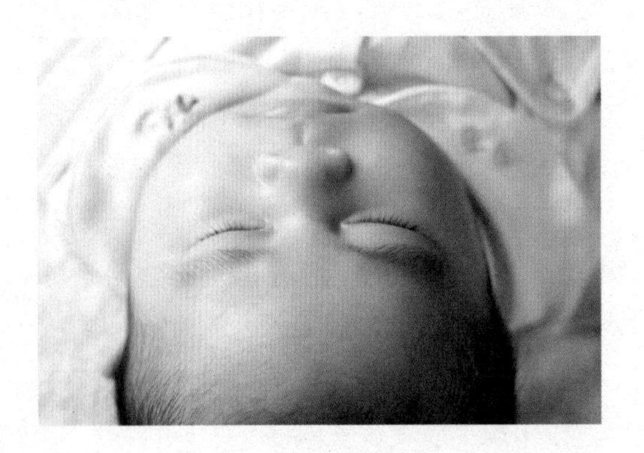

6.将孩子所有饮食用具与其他家庭成员的用具分开，并进行定时煮沸消毒。孩子的衣服、被褥等物品，在生病期间可拿到室外曝晒，脸盆、毛巾、手绢等，每天需用开水烫1～2次。

7.父母要加强对孩子的观察，如果在腮腺肿大前6天或后2周内发现孩子有头痛、嗜睡、频繁呕吐、抽搐现象，应考虑到脑膜炎的可能。另外，在病程中如发现孩子突发高热，伴恶心、呕吐、持续性上腹部疼痛，提示有胰腺炎的可能，都应及时去医院治疗。

8.如果是男孩，更应警惕睾丸炎的发生，表现为腮肿减退时出现体温升高，单侧或双侧睾丸肿胀、疼痛，阴囊皮肤水肿。此时应及时带孩子去医院治疗，千万不可耽搁。

9.腮腺炎病毒通过打喷嚏、咳嗽便可传播，而且腮腺肿前6天及肿后1周均有传染性，所以必须将孩子隔离至腮肿退后1周，在此期间，避免让孩子与其他孩子接触，防止病毒传染。

如何预防腮腺炎

1.春季气候转暖，各种病菌大量繁殖，是流行性腮腺炎的高发期，在此期间大人最好不要带孩子去人多的公共场所。

2.发现周围有患小儿腮腺炎的孩子时，不要让自己的孩子与其接触，避免病毒传染。

3.保证孩子饮食均衡、营养全面，平时多帮助孩子锻炼身体，以提高孩子的抗病能力。

扁桃体炎

扁桃体炎是儿童时期的多发病、常见病，分为急性和慢性两种，主要症状是咽痛、发热及咽部不适等。此病可引起耳、鼻以及心、肾、关节等局部或全身的并发症，家长应予以重视。

患扁桃体炎时的症状表现

1.如果是由细菌所致，一般症状比较重，起病比较急，可能还伴有恶寒及高热，体温可以达到39℃～40℃，并且咽痛会比较明显，特别是吞咽时更加严重，甚至可以放射到耳部。

2.如果是由病毒引起的，一般局部和全身症状都比较轻，扁桃体充血，表面没有渗出物。

如何进行家庭护理

1.孩子发病时应让其卧床休息，多饮水排除细菌感染后在体内产生的毒素。

2.父母可用淡盐水给孩子含漱，每日几次，保持孩子口腔清洁无味。

3.孩子体温过高时，最好使用物理降温方法降温，用凉水或冰袋敷孩子的头颈部，也可用酒或低浓度酒精擦拭孩子头颈、腋下、四肢等处，帮助散热，防止孩子发生惊厥。

4.保持孩子大便通畅，大便秘结时可服用缓泻药。

5.如果使用抗生素治疗，要严密观察孩子的体温、脉搏变化情况。如果持续高热不退，可在医生的指导下加大剂量或更换药物。

6.如果患的是急性扁桃体炎，细菌或病毒毒素可能会进入血液循环，引起严重的并发症，如风湿热、心肌炎、肾炎、关节炎、颈淋巴结炎、中耳炎等，这种情况下父母要严密观察孩子的病态发展，最大限度降低并发症的发生。

平时如何预防儿童扁桃体炎

1.如果孩子平时身体较弱，父母应帮助他多活动，加强锻炼，增强身体的抵抗力。在感冒流行的季节或是看出孩子出现脸色发红、轻微咳嗽时，可以给孩子服用板蓝根冲剂，以起到预防作用。

2.注意环境气候变化。冬季孩子很容易患感冒而导致扁桃体发炎，如果家庭中使用空调或暖气，则居室内与室外温差不可太大，温度不可调得太高，一般不要高于25℃。如果要外出时，先开门在门口适应半分钟再出去。室内空气要保持新鲜流通，还要保持居室适宜的湿度，相对湿度在45%～55%为宜。

3.对于本身就有慢性扁桃体肥大的孩子，除了以上措施外还要额外加强保护措施。早晚用淡盐水漱口。很多儿童医院里也有专门针对慢性扁桃体炎的漱口液，对预防慢性扁桃体炎的反复发作效果不错。

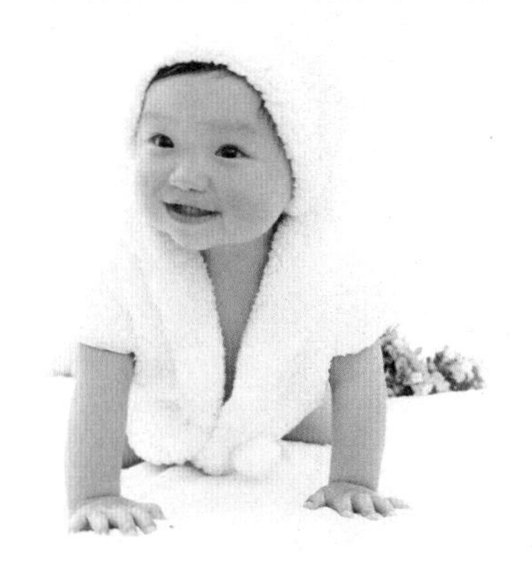

小儿屏气发作

小儿屏气发作又称呼吸暂停症，是婴幼儿时期比较多见的发作性神经官能症。发作时的主要特征就是发作性呼吸暂停，主要是情感因素诱发的。

发病原因

1.情绪因素：情绪刺激，如痛苦、恐惧、发怒或受到挫折时容易发作，另外，疼痛等物理刺激也可以诱发。

2.机体缺铁：由于体内铁含量不足，屏气发作时会导致高碳酸血症和脑缺氧，而且哭泣时脑血管收缩和继发性呼吸道痉挛，使心跳减慢引起血流量减少，最后出现昏厥及抽搐。

患病孩子的主要表现

孩子受到恐惧、痛哭、发怒、挫折等不良刺激之后，出现急剧情感暴发，哭叫及过度换气，接着就屏气、呼吸停止、口唇发紫。严重的可能出现意识丧失、全身强直、角弓反张（颈背高度强直，身体仰曲如弓状）、四肢肌肉阵挛性抽动。整个发作过程约持续1分钟左右，严重的会持续2～3分钟，然后全身肌肉放松，呼吸和神志恢复。部分孩子发作过后可能会有短暂发呆，也有的孩子会立即入睡。

屏气发作的次数不定，严重的一天可能发作数次。随着年龄的增长，发作次数逐渐减少，一般5～6岁以后就会停止发作。

屏气发作时需与癫痫相区别

屏气发作前常有明显诱因，并以突然出现的屏气和呼吸暂停为起点，然后出现紫绀、意识丧失和抽搐，经常出现角弓反张，发作时脑电图正常。癫痫患儿先出现抽搐，然后才出现紫绀，且有特殊的脑电图改变。不要把孩子的屏气发作表现误认为成癫痫发作。

发作时的急救方法

1.孩子屏气发作时父母不要惊慌失措，应该解开孩子的衣领扣，让孩子侧卧，保持呼吸道的畅通。

2.在发作最初的15秒钟内，用手指掐按孩子的人中（鼻孔和上嘴唇之间正中）、印堂（两眉之间正中）、合谷（两手掌虎口处）等穴位，或用冷毛巾敷脸，可起到中止发作的作用。

3.抚压孩子的胸部，帮助改善缺氧，恢复呼吸。切忌将孩子紧紧搂抱成团，不要搂住孩子的脖子，以免造成窒息。

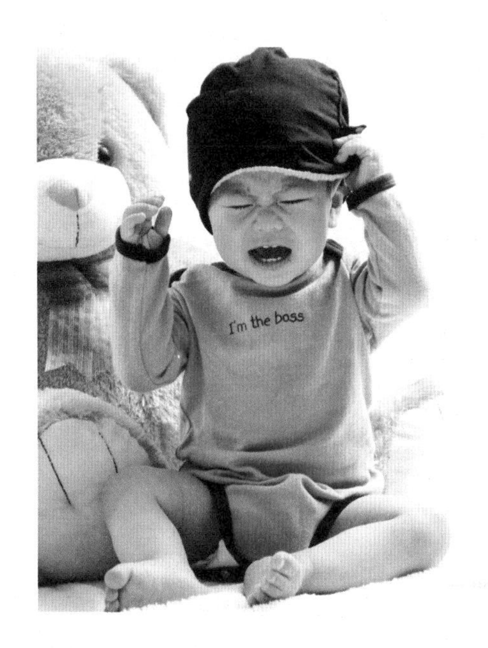

示例 孩子一哭就背过气，父母忧心忡忡

孩子刚出生不久我就发现他的脾气比较急，想要吃奶时一刻都不能等，往往是我还没把他抱在怀里，他就哭得不成样子了，并且哭声和表现是那种特别委屈气愤的感觉，每次都要哄好久才能把奶喂给他吃。6个多月的时候，有一次玩玩具，玩具掉了，他够不着就大哭起来，可是还没哭几声突然就没气了，全身抽搐着。我和他奶奶都吓坏了，不知道这是怎么了，赶紧给医院打电话，可是还没等打通他又好了。经过这一次，我们再也不敢让他哭了，每天神经都高度紧张，一发现有哭的迹象就立刻哄他，生怕再发生这样的事情。

专家点评：

屏气发作和情绪有很大的关系，如果孩子属于比较急躁的性格，发作的概率就更高。屏气发作矫治的关键在于正确地教育，父母要协调好家庭关系，为孩子创造宽松的环境，避免孩子时常出现负面情绪。对于性情急躁的孩子，父母要及时抚慰，最好的解决办法就是不要让孩子哭。另外，还要适当为孩子补充铁剂和维生素C。如果孩子发病频繁，应带孩子到医院就诊，按照医嘱在孩子发作时，给孩子服用适量的镇静剂。

喂养的常识与方法

8~9个月婴儿的喂养重点

减少奶量，增加辅食量

随着乳牙萌出数量的进一步增多，本月孩子基本已经有了一定的咀嚼能力，舌头搅拌食物的功能也增强了，可以进一步增加辅食的量，尤其是要增加半固体食物的量。虽说如此，但还是应该以乳类为主食，不过可以适当减少喂奶的次数，总奶量可以减少到每天500毫升左右。哺喂的顺序也可以改变一下，以前是先喂奶再喂辅食，现在改成先喂辅食再喂奶，为以后的断奶做准备。

补充碳水化合物、脂肪、蛋白质和叶酸

这个阶段大多数孩子都在学习爬行，体力消耗比较多，营养上应该保证充足的碳水化合物、脂肪和蛋白质。

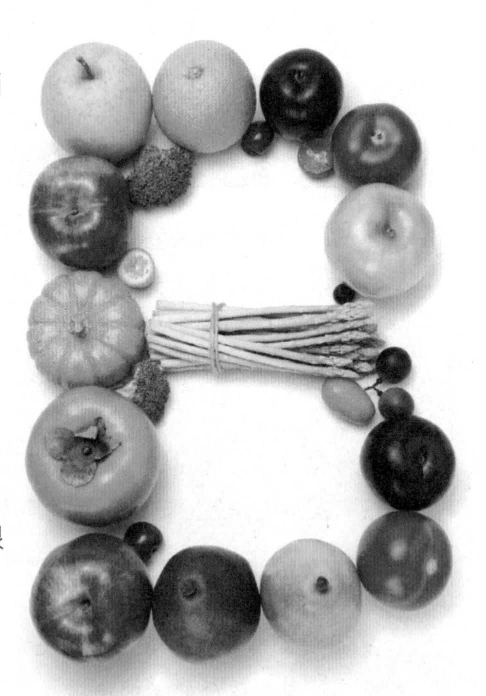

由于出生时从母体携带来的铁到此时差不多已经消耗完毕，所以还要注意为孩子补充适量的叶酸，避免发生缺铁性贫血。为孩子补叶酸采用食补的方法比较安全，不过，如果缺乏叶酸的情况比较严重，食补的效果不好，就可以在医生的指导下给孩子服用叶酸制剂。补叶酸的同时不要忽视维生素C的摄入，以加强叶酸的吸收效果。将含维生素C丰富的蔬菜水果榨成汁喂给孩子是很好的补充维生素C的方法。鱼肝油仍要继续添加，每天3滴。

人工喂养时每天至少保证500毫升奶

人工喂养的孩子，这个月配方奶的摄入量仍是以500毫升为基数，最好不要少于500毫升，但也不要多于800毫升，孩子吃太多奶会影响辅食的进食量。每天分2～3次喂养，每次喂200～300毫升，但也要根据每个孩子的具体情况决定，如果孩子每次吃得少，那就多喂几顿，总量达标就可以。

不同进食喜好不同对待

爱吃奶的孩子每天仍然保持着规律的吃奶习惯，一般每天能吃3顿左右，每次大约200毫升。这样的孩子不用担心会出现蛋白质和脂肪缺乏的情况，吃辅食也主要是为了补充维生素等营养素。不过，也不能因为孩子吃奶好就由着他的性子吃，这样会影响辅食添加的进度，给顺利断奶带来一定的麻烦。不爱吃奶的孩子就要多吃些肉蛋类食品，以补充蛋白质。

不爱吃蔬菜的孩子，就要适当多吃些水果。有些比较软的水果孩子可以直接吃的，就不需要再榨成汁或压成果泥，如西瓜切成小块让孩子直接拿着吃就行，不过一定要把籽去干净。不爱吃水果的孩子可以多吃些蔬菜，尤其是西红柿，可以提供丰富的维生素C。

添加营养小点心

这个月可以给孩子添加“点心”了。这里的点心不是指大人常吃的糕点，而是辅食以外的现成小食品。点心一定要选那些有营养、不油腻、易消化的食物，如饼干、蛋糕、奶片、肉松，以及苹果、橘子等水果。

点心的添加原则

如果孩子胃口比较小，一次只能喝100毫升左右的奶，就让孩子在吃奶前后吃些点心。如果孩子一次就能喝250毫升甚至更多的奶，就可以每天喂2次，然后喂2次辅食和2顿点心。如果孩子辅食吃得不好，暂时可以不添加点心。

8～9个月婴儿的辅食添加要点

种类比上个月更丰富

这个月，辅食的种类可以在前几个月的基础上增加面片、软饭等淀粉类食物，以及土豆、红薯等根茎类蔬菜，并逐渐单独添加肉类食品，如鱼肉泥、鸡肉泥、猪肉泥、肝泥等，还可以在做粥、面条或软饭时，往里面添加一些肉末、碎菜和豆腐等。

另外，经过一段时间的辅食添加，孩子对辅食的消化能力提高了，所以辅食的量也要比上个月有所增加。

性质以半固体为宜

孩子的咀嚼能力和舌头搅拌食物的能力逐步增强，这就预示着他需要更具有质感的食物了，一方面进一步锻炼进食和消化能力，另一方面更好地满足营养方面的需求。可以考虑给孩子添加一些半固体性的辅食，比如比以前略稠的粥或面条，各种泥糊状食物等，甚至也可以加一些小块成形的固体食物，如面包、胡萝卜片等，不过食物的硬度要由软至硬慢慢调整，让孩子渐渐地习惯食用较硬的食物，硬度以比豆腐稍硬一点的感觉为好。

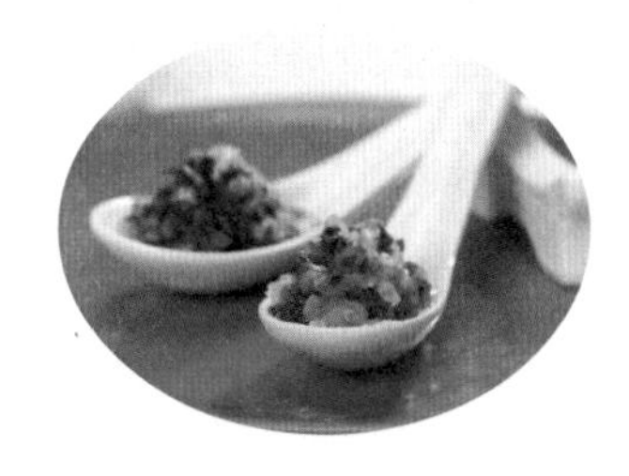

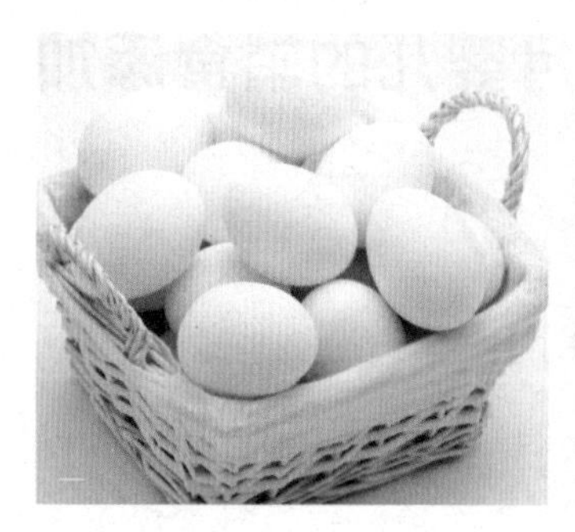

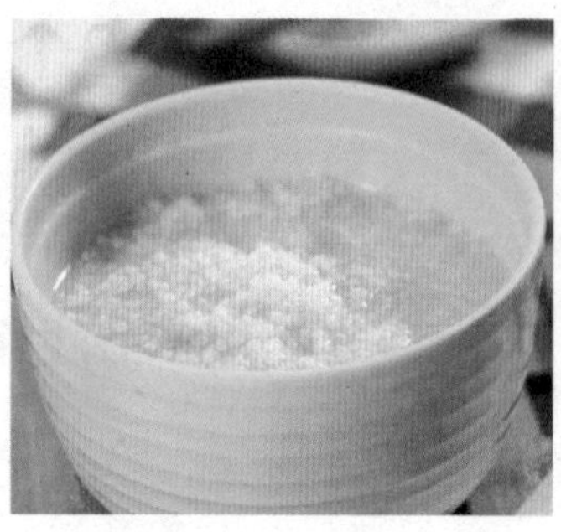

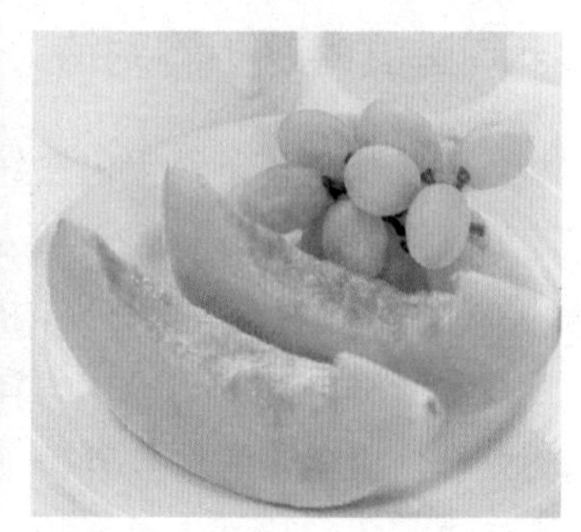

各种辅食的添加方法

鸡蛋：蛋黄要继续添加，以前喂半个蛋黄的，现在可以增加到一个。如果是蛋羹，可以尝试用整个鸡蛋炖给孩子吃。鸡蛋每天不要喂得太多，每天1～2次即可。

粥：粥可以做得稠一点，并加入菜泥、肉末、鱼松等，不要一次都加入，加1种即可。每天喂2次，每次6～7汤匙。

肉类食物：肉类可以给孩子提供足量的蛋白质、脂肪和热量，比较适合做成肉泥或肉末添加到粥、面条等食物中喂给孩子。可以做成肉松，作为点心在两餐之间喂食，每次喂1小勺即可。

动物肝、血：适合做成泥或小丁，也可加入主食中一起喂，可以为孩子提供丰富的铁质，从而预防贫血。

蔬果：这时的孩子可以接受从菜水、果汁到菜泥、果泥等不同的形态。蔬果泥可以做得略粗些，让孩子体验不同的口感。

磨牙食品：烤馒头片、面包干、磨牙饼干等，可以直接掰成小块让孩子自己拿着吃。要注意面包最好不要给全麦或杂粮的，以免里面较硬的渣子噎着孩子。每天让孩子吃2～3次，每次喂奶前后喂给他。

根据孩子的食欲安排辅食

如果孩子食欲比较好，可以每天多喂几次辅食，包括鸡蛋、蔬菜、水果、肉、豆制品及饼干、面包等点心。如果孩子食欲不好，就在保证奶量的前提下少量多次添加辅食，在做法上要经常变换花样，以提高孩子的食欲。

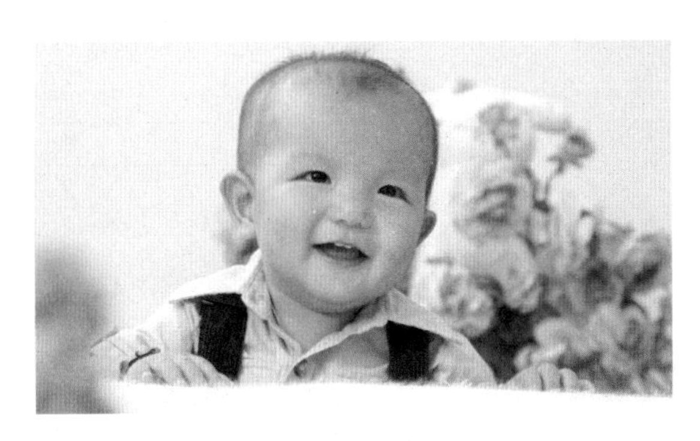

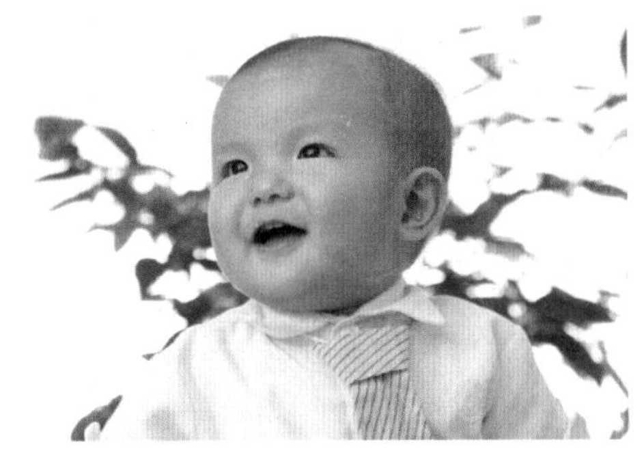

8～9个月婴儿一日饮食安排

本月孩子的辅食添加次数和时间不变，仍为一天3次，但种类要增加，并注意蔬菜、水果、肉类的合理搭配，以保证充足而均衡的营养。

本月孩子一日饮食对照表

<table>
<tr><td>主要食物</td><td colspan="2">母乳或配方奶、肝泥、肉泥、稠粥、烂面等</td></tr>
<tr><td>辅助食物</td><td colspan="2">果汁、碎菜、面包片、饼干、鱼肝油（维生素A、维生素D比例为3:1）、钙片</td></tr>
<tr><td>餐次</td><td colspan="2">每日喂奶2～3次，喂半流质辅食2次</td></tr>
<tr><td rowspan="8">哺喂时间</td><td rowspan="3">上午</td><td>6:00喂奶</td></tr>
<tr><td>8:00面包、稀粥等</td></tr>
<tr><td>10:00可交替喂肝泥、肉泥</td></tr>
<tr><td rowspan="4">下午</td><td>14:00喂奶</td></tr>
<tr><td>16:00喂饼干、水果</td></tr>
<tr><td>18:00喂碎菜面、蛋羹</td></tr>
<tr><td>20:00喂米粉、牛肉汤</td></tr>
<tr><td>夜间</td><td>22:00喂奶</td></tr>
<tr><td>备注</td><td colspan="2">1.果汁、菜汁等可在每餐之间供给120毫升
2.煮粥时不要大杂烩，应分开制作，最后再混合到一起，以保留不同食物的味道
3.鱼肝油每天1～3次，每次1～2滴，一天5～6滴
4.钙片每天3次，每次1～2片，或遵医嘱</td></tr>
</table>

8～9个月婴儿的营养食谱

鱼泥蒸豆腐

原材料：豆腐1小块，鱼肉泥半勺，葱末少许。

做法：

1.将豆腐碾碎，加入鱼肉泥、葱末，混合拌匀。

2.将拌好的鱼泥豆腐末倒入小碗中，蒸15分钟左右即可。

喂养时间与喂养量：上午10点或下午2点左右喂食，一天一次，一次2汤匙左右。

蛋黄面包

原材料：面包1片，鸡蛋1个，植物油少许。

做法：

1.面包切成条状。

2.鸡蛋磕破，倒出蛋清，取蛋黄，加适量清水打散至起泡。

3.煎锅中刷上少许植物油，加热；将面包条裹上蛋黄液，下锅煎成金黄色。

4.取出面包，用吸油纸吸去多余的油即可。

喂养时间与喂养量：一天喂一次，晚上六七点钟喂食，每次让孩子吃1～2条即可。

苹果红薯泥

原材料：苹果50克，红薯50克。

做法：

1.红薯洗净，去皮，切碎，入锅煮软，捞出。

2.苹果洗净，去皮、核，切碎，入锅煮软，捞出。

3.将红薯与苹果混合压成泥，搅拌均匀即可。

注意：制作时要把红薯、苹果切得碎一些，煮得久一点，尽量煮烂。

喂养时间与喂养量：白天任意两餐之间作为点心给孩子吃，一天喂一次，一次1汤匙。不要给孩子多吃，红薯吃多容易胀气，不好消化，并且这两种食物都有些甜，孩子吃多不好。

胡萝卜西红柿汤

原材料：胡萝卜1小根，西红柿半个。

做法：

1.胡萝卜洗净去皮，用搅拌机搅拌泥。

2.西红柿洗净，用开水烫一下，去掉皮，用榨汁机搅打成汁。

3.锅中放适量的水，烧开后放入胡萝卜泥和西红柿汁，煮开后改小火煮至熟透即可。

喂养时间与喂养量：作为饮料给孩子饮用，可在孩子口渴需要喝水时喂给孩子，如两餐之间，但不要在餐前喂食，以免影响正餐的食欲。一天最多喂1次，100毫升即可。

鸡肉蔬菜挂面

原材料：挂面10根，鸡胸肉10克，胡萝卜5克，菠菜5克，水淀粉适量。

做法：

1.鸡肉洗净，剁碎，用水淀粉抓匀。

2.胡萝卜、菠菜洗净，切碎，与鸡肉一起入沸水锅煮熟。

3.加入折成小段的挂面，煮至面熟即可。

喂养时间与喂养量：作为任意一顿正餐喂食，一天一次，一次给孩子吃1小碗（约100毫升）。

栗子粥

原材料：大米50克，栗子3个。

做法：

1.将大米洗净，栗子剥去外皮和内皮后切碎。

2.大米和碎栗子一同放入锅中，加适量清水，煮沸，转小火熬煮至米烂栗子熟。

喂食时间和喂食量：可在上午10点左右或下午2点左右喂食1次。栗子吃多了不容易消化，一天喂孩子吃1次，一次喂给1小碗（约100毫升）即可。

香菇鲜虾小包子

原材料：熟鸡蛋黄1个，香菇1朵，净虾肉10克，猪瘦肉10克，自发面粉适量。

做法：

1.香菇洗净，去蒂，剁碎；虾肉、猪瘦肉洗净，剁碎；鸡蛋黄压碎。

2.将香菇、虾肉、猪肉和蛋黄混合拌匀，调成馅。

3.和好自发面粉，静置30分钟，做成小包子皮。

4.将馅包入包子皮，上锅大火蒸15分钟左右即可。

喂食时间和喂食量：可作为任意一顿正餐喂给孩子，量可按照孩子的需求调整，刚刚一口大的包子，可以一次喂2个左右，不要太多。

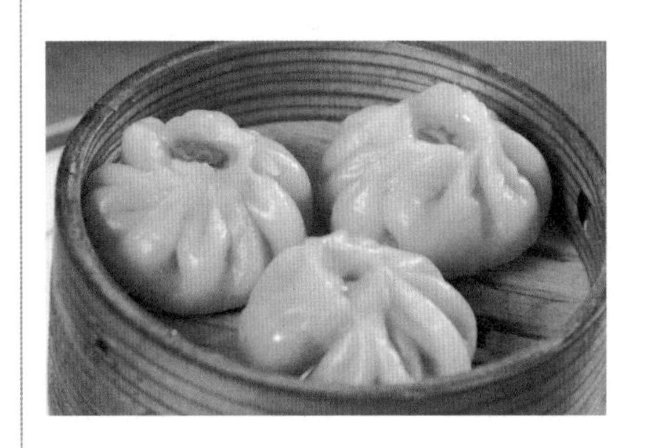

8～9个月婴儿的常见喂养难题

孩子突然之间不爱吃奶了

1岁以下的婴儿有时候会没有任何理由地突然拒绝吃奶，这是“生理性厌奶”，只是暂时的情况，以后还会恢复。这时可以给孩子变着花样多吃些辅食，如果孩子的体重增长在正常范围内，又没有什么别的异常，说明孩子能够从每天吃到的食物中获得足够的营养，就不用再勉强孩子每天吃够一定的奶量。

孩子对鱼肉过敏

如果确定孩子是吃鱼肉过敏的话，那暂时就不要再喂了，其他的海鲜类食品，如虾也不要吃，因为如果对一种海鲜过敏的话，一般对所有的海鲜都会过敏，可以用其他的肉类，如猪肉、鸡肉、牛肉来代替。等到孩子大一些，再让孩子尝试吃鱼肉。

宝宝不想再吃时会紧闭嘴巴、扭头躲避勺子，这时就不要强行喂了。

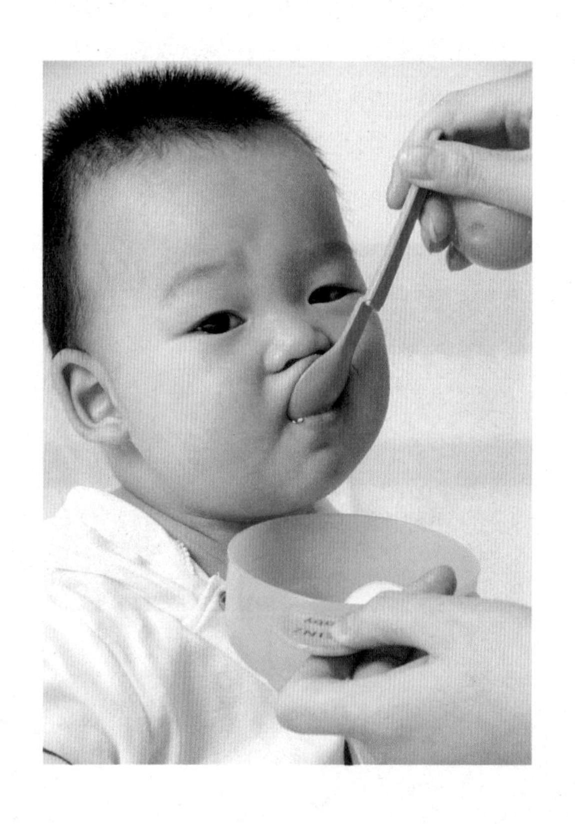

孩子将食物含在嘴里不往下咽

出现这种情况可能有两种原因：一是孩子嚼得比较慢，加上吞咽能力相对较差，不将食物充分咀嚼烂，他就咽不下去；二是孩子吃饱了，不想再吃了。如果是第一种情况，一定要耐心等待孩子将食物嚼碎吞咽后再喂第二勺，以帮助他充分练习咀嚼，千万不要催促孩子，否则会给他留下吃饭不愉快的体验，以致厌食辅食。如果属于第二种情况的话，那就停止喂食。一般孩子不想再吃的时候会撅起或紧闭嘴巴、扭头躲避勺子、推开大人的手等，这时就不要强行喂了。

孩子还没长牙能喂半固体辅食吗

无论孩子是否已经出牙，这时候都应该逐渐开始添加半固体食物了，从稠粥、鸡蛋羹到各种肉泥、磨牙食品等都可以试着喂一喂。即使没长牙，不能嚼固体食物，孩子也乐于用牙床咀嚼，并能将食物咽下去。

多数孩子到这个时候一般都不那么爱吃做得很软烂的食物了，父母要及时地将食物做得稍硬一点，帮助孩子顺利过渡。

孩子不适应食物的变化

一般来看，食物的变化必然会令孩子产生一段时间的不适应，但只要注意好添加辅食的方法，一般问题不大。

现实中不少孩子在添加固体食物之前的辅食添加很顺利，很喜欢辅食添加初期的食物，像果汁、菜水、稀粥、米汤这样的流质食物，但却拒绝半固体辅食，不能接受稠一点的粥。这主要是因为添加辅食太急，如果太快地喂食固体食物或大块的东西，孩子很容易反感，进而拒绝进食，一定要慢慢来，不能太着急，循序渐进地添加，给孩子适应的时间。

孩子便秘吃什么才好

可以多选用含纤维多的食物制作辅食，如菠菜、卷心菜、萝卜、油菜，最好将各种蔬菜做成碎菜随米粥一起喂给孩子吃，还可以给孩子吃些香蕉，短期内即能发挥润肠通便的作用。千万不要随意用药来通便，孩子的胃肠道神经调节不健全，胃肠功能发育不完善，药物很容易导致胃肠功能紊乱，引起腹泻。父母可以适当地按摩孩子的肛门口，以引起生理反射，促进排便。

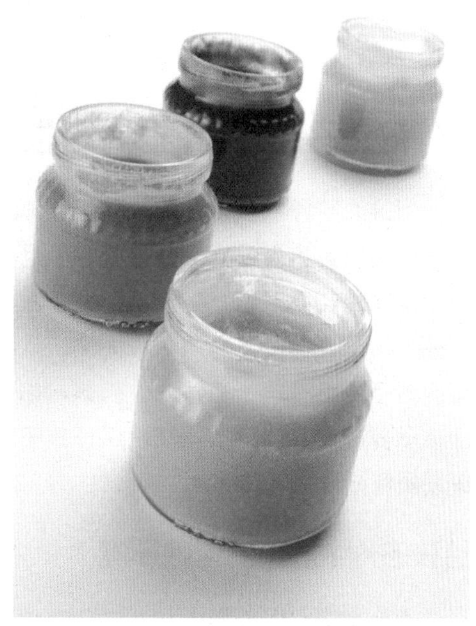

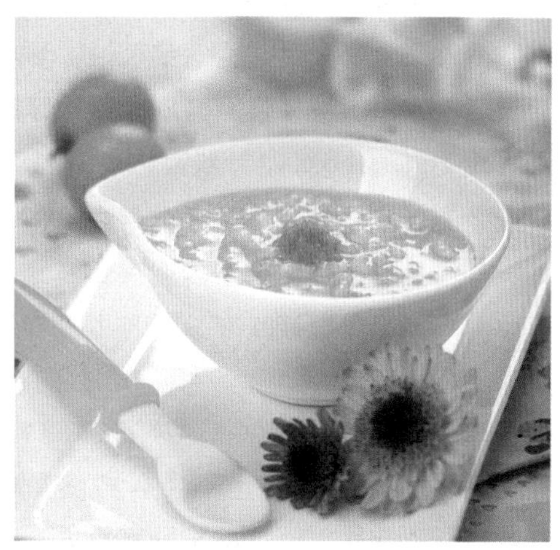

↑ 应该逐渐开始给宝宝添加半固体食物了，稠粥是不错的选择。

环境与异常情况

培养孩子良好的睡眠习惯

对这个阶段的孩子来说，充足的睡眠对于生长发育尤为重要。如果睡眠不足，不但身体消耗得不到补充，而且由于激素合成不足，会造成体内内环境失调，从而削弱孩子的免疫功能和体质。因此，如何让孩子养成良好的睡眠习惯，保证孩子的睡眠质量就显得意义重大。

给孩子一个舒适的睡眠环境

空气新鲜，温度适宜：孩子的卧室最好朝南，阳光要充足，空气要流通，环境要干燥整洁，温度要适宜（冬天最理想的室温是16℃～18℃，一般能达到15℃就可以了）。此外，在孩子睡前半小时，最好能开窗换气，以保持室内空气新鲜。开窗睡时不要让风直接吹在孩子身上，以免受凉。

调暗灯光，保持安静：孩子上床前，卧室光线宜暗淡，但也不要弄成漆黑一片，孩子上床后父母就应把卧室灯关上。当孩子睡觉时，周围环境要保持安静，大人应关上收音机和电视机，或把音量减低到最小限度。

最好避免让孩子睡弹簧床

现在的很多家庭用弹簧床代替了木板床，也让孩子睡弹簧床，以为这样会让孩子觉得舒服，其实这样做对孩子不利。

人体的脊柱有三个生理弯曲，即颈曲、胸曲和腰曲，婴幼儿身体各器官在迅速发育成长的同时，这些弯曲也逐渐形成。睡木板床可使脊柱处于正常的弯曲状态，不会影响孩子脊柱的正常发育，而弹簧床则可使孩子在睡觉时，脊柱处于不正常的弯曲状态，时间长了会导致孩子形成驼背、漏斗胸等畸形，更重要的是妨碍孩子内脏器官的正常发育。因此，为了孩子的健康，父母最好不要让孩子睡弹簧床，使用木板床，铺上较厚的棉垫就可以了。

培养孩子正确的睡眠姿势

一般来说，孩子采取右侧卧的睡姿比较好，因为这种睡姿使心、肺、肝、胃、肠都处于自然位置，能使孩子呼吸通畅，利于胃中食物向肠道输送，还可使孩子全身肌肉放松，利于消除疲劳，促进生长发育。如果睡眠时间较长的话，睡姿应有适当的变换，因为孩子身体各部位比较娇嫩，特别是颅骨，尚未定型。

养成良好的睡前习惯

● 晚餐后至少要过一两小时再让孩子睡觉。如果孩子有睡前吃奶的习惯，要让孩子吃饱了再睡，以免孩子很快又饿醒，频繁吃奶影响睡眠。

● 睡前家长不要给孩子玩新的或有趣的玩具，更不要从孩子手中夺下玩具或做其他容易引起孩子强烈反应的事，以免孩子哭闹，影响其入睡。

● 在睡前，父母可以给孩子讲一个平淡而短小的故事。这种故事，若在一段时间内，每晚都重复讲述，对孩子有催眠的作用。

● 睡觉前父母最好给孩子洗洗脸和手脚，以起到清洁皮肤、促进血液循环的作用，使孩子睡得更香。

孩子入睡难怎么办

如果孩子的确入睡困难，那么让孩子适当地哭泣可以帮助其尽早进入梦乡。如果孩子在睡眠过程中醒来并哭泣，父母不要立即去哄孩子，而应该尽量让孩子自己重新调整状态，进入睡梦之中。如果孩子的哭泣连续不止，那么父母可以到孩子身边轻轻地抚摸孩子的身体安抚孩子，让其在放心舒适的状态下重新进入梦乡。

读懂婴儿小动作的含义

孩子虽然不会说话，但是他可以通过自己的特殊“语言”来和父母交流，那就是肢体动作。孩子的动作虽然是无意识的，但是基本上都包含着一定的意思。父母要学会观察并理解孩子各种小动作所代表的含义，对更方便地照顾孩子或和孩子进行互动，是很有帮助的。

踢脚

孩子踢脚可能要表达的意思：便便了。一般情况下，当孩子感到有水从自己身体排出，而弄湿了尿布的时候，他就会通过踢腿来表示惊讶。也有可能是孩子觉得面朝下的姿势不舒服，或者他想面向你，跟你有些互动。

父母看到孩子踢脚的时候，首先要检查一下看孩子是否小便了，如果没有的话那就为孩子换一个舒服的姿势，或者与孩子互动一下，做一些小游戏。

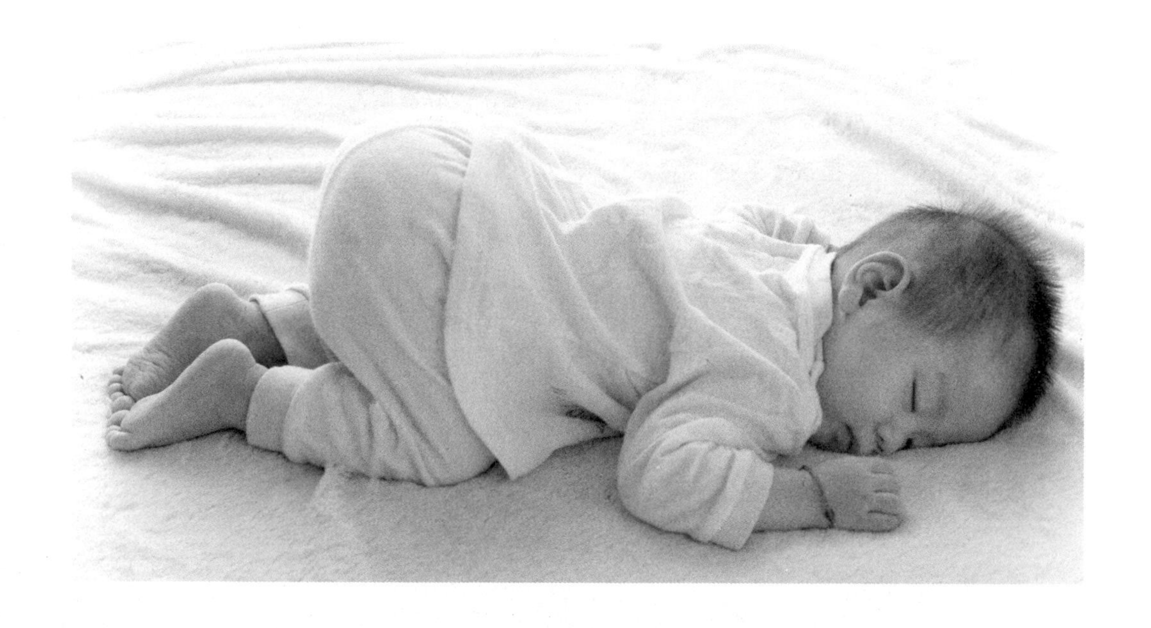

转头

孩子转头可能要表达的意思：需要一点时间去了解发生什么事。因为此时孩子的反应还不是很灵敏，所以有时候孩子经常会把头转过另一个方向，让自己有一点时间去领会自己刚刚看到的事情是什么。

另外，也有可能是孩子觉得你侵犯他了。跟大人一样，孩子也会感到生气。当他生气的时候，他可能会自动地把头扭过去，不去理会你。

父母看到孩子突然转过头去的时候，可以先等一等，看孩子是否被别的东西吸引了注意力或者在反应刚才看到的事物。如果隔了一会儿孩子还是不转过头来的话，那可能就是小家伙生气了。这时家长可以拿孩子平时爱玩的玩具来逗孩子，或者用手轻抚孩子哄其开心。

揉眼睛

孩子揉眼睛可能要表达的意思：困了。和大人们一样，孩子感觉到困倦的时候，也会揉眼睛。

父母看到孩子揉眼睛时，首先确定一下是不是什么东西进了孩子的眼睛里。如果没有的话，或者是孩子既揉眼睛，还打哈欠，或者打挺哭闹，那么就可以确定孩子是累了，想睡觉了。这时父母可以给孩子读一些小故事，或者唱一段舒缓的童谣，哄孩子入睡，让孩子休息一下。

张开手臂

孩子张开手臂可能要表达的意思：心情很好。张开双手表示孩子身心放松，并且对身边的事物感到好奇。

当看到孩子做出这种动作时，再配合观察孩子的表情。如果孩子真的是手舞足蹈、情绪高涨，父母应该趁孩子开心陪孩子做一些有趣的亲子游戏，或者干脆拿上孩子最喜爱的玩具，带着孩子到室外去活动一下，这对孩子的健康成长来说是很必要的。

婴儿误食了药物怎么办

误服药物种类及急救方法

● **不良反应或毒性小的药物**：如果孩子误服维生素、止咳糖浆等不良反应或毒性较小的药物，让孩子多喝凉开水，使药物稀释并及时排出体外。

● **有剂量限制的药物**：如果孩子误服了安眠药、某些解痉药(阿托品、颠茄合剂之类)、退热镇痛药、抗生素及避孕药等，父母应该用手指刺激孩子的咽部，引起发呕，让孩子将误服的药物吐出来，然后再让孩子喝大量茶水反复呕吐洗胃。催吐和洗胃后，让孩子喝几杯牛奶和3～5枚生鸡蛋清，以养胃解毒。

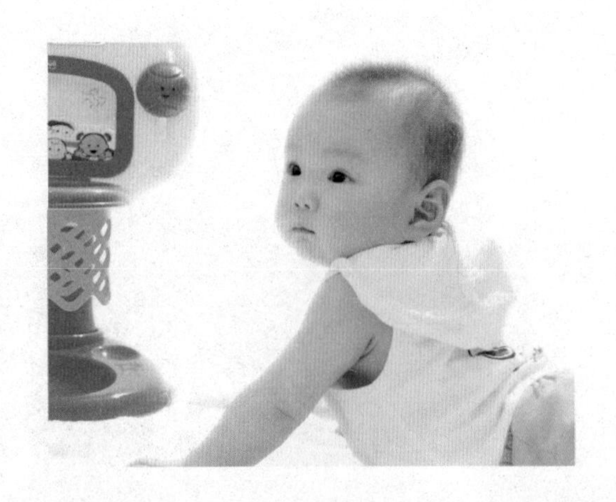

● **水剂类药物：**如果孩子误服的是药水，可先给孩子喝一点浓茶或米汤后再引吐，反复进行，直到孩子呕出物无药水色为止。

● **碱性药物：**如果孩子误服的是胃舒平、小苏打、健胃片等碱性强的药物，让孩子服用食醋、柠檬汁、橘汁等酸性食物，将药物的碱性进行中和。

● **酸性药物：**如果孩子误服的是葡萄糖酸钙、阿司匹林等酸性药物，就让孩子服用生蛋清、冷牛奶进行中和。

诱导孩子张嘴吐药的方法

一旦发现孩子误服了药物，不要惊慌失措，更不要因为着急而对着孩子大呼小叫，越是这样，孩子越容易受到惊吓，也越难以张嘴吐药。正确的做法是：如果发现药片还在孩子的口中，就拿孩子平时喜欢吃的东西，诱惑他张开嘴巴，然后趁机挖出药片。千万不要硬撬孩子的嘴巴，这样只会让孩子加速把嘴里的药片吞下去，或者因哭闹而令药片滑入气管引起窒息。

如何避免孩子误服药物

1.将药品放在孩子看不到也摸不到的地方，药品使用完后要及时收起来，放入上了锁的抽屉或柜子里。

2.平时喂孩子吃药时，不要为了让孩子配合吃药就骗他说这是糖果，而应该告诉他正确的药名与用途。否则，孩子会真的相信药是糖果而随时想吃。

3.给孩子喂药时，大人尽量不要中途离开，假如有事不得不走开，千万要记得把药放在安全的地方，不给孩子可以自己拿到的机会。

4.父母或家里其他的成员平时要避免在孩子的面前吃药，因为孩子的模仿力强，最爱仿效大人的动作，如果大人当着孩子的面吃药，好奇的孩子就会想方设法模仿，一旦有机会，他就会毫不犹豫地尝尝大人的药。

婴儿乘车安全问题

给孩子提供安全的乘车环境

不要让孩子坐在副驾驶座位

副驾驶座位对孩子来说很危险，带孩子坐车时不要让孩子自己坐在副驾驶的位置，即使由大人抱着也不行。因为相对于成人来说，孩子的头部占身体的比重要大，颈部因此更易受到伤害，当车子急刹车时，副驾驶位置上的孩子如果没有得到有效固定，颈部将遭受巨大外力，会伤及颈椎甚至脑部。

不是抱着孩子就能万无一失

有许多父母乘车时抱着孩子，以为这样很安全。事实上，当汽车在50公里的时速下发生碰撞时，车内物体的重量将猛增30倍，意味着一个体重10千克的婴儿，在碰撞瞬间“变成”一个重达300千克的发射物，这时父母根本抓不住孩子。

给孩子使用安全装置

许多儿童在交通事故中受伤甚至死亡，往往是因为父母没有给孩子系好安全带，甚至没有使用任何安全装置。所以我们在这里强调，家长应充分认识到婴幼儿乘车时的脆弱性，无论路途远近，交通状况如何，有无监督，都应该给孩子使用安全座椅和正确使用安全带。

不要给孩子吃东西

在汽车行驶过程中，最好不要给孩子吃东西，尤其是糖豆之类的细小零食，很有可能在汽车颠簸的时候卡在孩子的咽喉或误入气管中。

孩子晕车怎么办

对于容易晕车的孩子，父母可以采取一些预防和缓解的措施：乘车前要让孩子睡好，不要饿肚子，也不能吃得太饱；上车前在孩子的肚脐上贴片生姜，1岁以下的孩子不能吃晕车药；行车时引导孩子看车外较远处的风景，不要看两边快速移动的景物，更不要在车内看图画书；打开车窗，让空气流通；携带纸巾，孩子呕吐后随时擦拭。

有关孩子乘车安全的一些误区

误区1：给孩子系成人安全带

知道给孩子系成人安全带，说明家长在安全意识上有了很大提高，但由于孩子身材矮小，身体尚未发育完全，只是扎在腰部的那段安全带才起作用，在发生交通意外时就会造成孩子的腰部挤伤或脖子脸颊压伤，如果系的太松，又不会起到任何保护作用，撞击后直接飞出去。

误区2：在车里堆满玩具

一些家长为了让孩子能在车里老实地待着，特意在车内堆满了各种儿童玩具，这样虽然转移了孩子的注意力，但一旦出现紧急制动或碰撞等情况，这些玩具就会成为孩子的潜在安全隐患，所以尽量不要在车内放置一些硬质玩具，即便要放也要选一些类似毛绒玩具的物品。

婴儿触电的预防及紧急救护

防止孩子触电的措施

1．家里所有的电器设备，用完后立刻放回安全的地方，如电熨斗、搅拌器、吹风机等。

2．注意电热恒温开水器的水温和摆放位置，以免孩子触摸或碰倒。

3．所有孩子能摸得到的插座都要套上专用的绝缘塑料罩。

4．外引的电线只能临时使用，用完立刻收拾好，不能放在孩子伸手可及的地方。

5．电风扇、电暖气要放在安全的地方，或用围栏围住。

6．孩子从懂事的那天起就要教他不能接近、触摸带电物体。

7. 对家中易发生触电的隐患要及时检修。

孩子触电后的紧急救护

1.立即切断电源：一是关闭电源开关、拉闸、拔去插销，二是用干燥的木棒、竹竿、塑料棒、皮带、扫帚把、椅背或绳子等不导电的东西拨开电线。

2.迅速将孩子移至通风处：对心跳、呼吸停止的孩子，要立即以手掌根部拍击或握拳捶击心前区，力争在心跳骤停的1分钟内进行，对孩子的拍击力度要适中，不可太猛，可连击3～5次。对于年龄还十分幼小的孩子，最好不要采用捶击的手法，以免孩子心脏受损。若拍击后无效，应立即进行胸外按压，发现孩子没有呼吸，马上进行人工呼吸，同时进行胸外按压，使心脏与呼吸的复苏同时进行。

3.抢救的同时，立即拨打“120”请求医院急救，在救护车未来之前不要轻易搬动孩子。如果孩子出现神志不清的情况，家长可用针刺其人中（上唇鼻中沟1/3处）、中冲（手中指末节尖端中央）等穴位。孩子呼吸、心跳恢复后立即送往医院救治，路上还要密切注意孩子的病情变化。

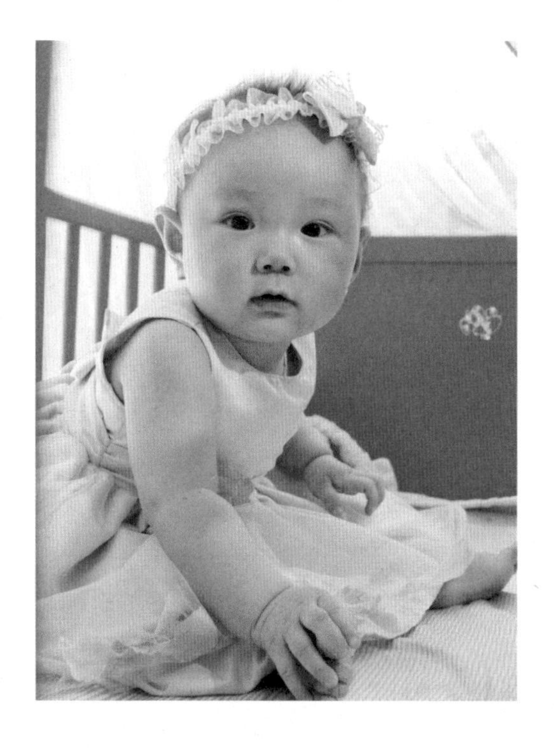

触电反应的对症治疗

对于缺氧导致脑水肿的孩子，可使用甘露醇、50%葡萄糖等进行脱水；对由于肌肉强烈收缩造成的骨折及脱位的孩子，要复位、固定；对烧伤的孩子，以暴露疗法为好。

8～9个月婴儿的体能与动作训练

把物体投进小桶里

妈妈拿着一个小桶，让孩子手里拿着小玩具，妈妈对孩子说：“把你手里的玩具放到这个小桶里。”如果孩子没有听明白，妈妈可以给孩子做示范，或让爸爸把他手里的物体投到桶里，孩子就会模仿爸爸的动作，把玩具放到桶里。不断拉远孩子与桶的距离，训练孩子投物的准确性。等到孩子有了这个能力，妈妈就可以让孩子把地上散乱的玩具一个个放到容器里，收拾起来。妈妈要不断鼓励，使孩子认识到，自己会做的，应该自己做。

目的：训练孩子手的精细动作和准确性，手眼的协调性。

训练孩子两手配合

给孩子准备一些小瓶子、小盒子。妈妈先给孩子做示范，拿起带盖的小盒子，用两手把盒子打开，再把盒子盖上。在盒子里放一个小球或一些豆子，摇动盒子发出“哗啦哗啦”的响声，增加孩子打开盒子的兴趣，然后让孩子模仿妈妈的动作把盒子打开。学会了打开盒盖之后，再教孩子拧瓶盖，这个动作更复杂，但是越复杂难学的动作，对婴儿越有益。父母要耐下心来，不厌其烦地教孩子，这个时期的孩子非常爱学习这些本领，总是乐此不疲地重复学到的本领。

目的：训练孩子两只手的协调、配合能力。

巩固孩子爬的能力

科学研究表明，婴幼儿早期是否进行充足的爬行训练，对其生长发育和智力发展有很大的影响。爬行不好的孩子，成长中较容易出现走路爱摔跟头、经常磕磕碰碰等问题，所以父母一定要掌握科学的方法，给孩子提供学爬的机会，努力锻炼孩子爬的能力。

让孩子被动爬行

先让孩子趴在床上，用一条毛巾从他的肚子下穿过，父母抓住毛巾的两头轻轻提起，帮助孩子挪动他的手脚，协调前进。使用这个方法，优点是孩子能很快地学会标准爬姿，而缺点则是父母要时刻提着孩子，比较耗费体力。

引诱孩子前进

这个方法比较常用，也能起到不错的效果：先让孩子俯卧，在他面前触手可及的地方放置一个他喜爱的玩具，让孩子只需挪动一点儿身体就能够到，然后用语言引导孩子努力前进。当孩子够到玩具时，父母要大力表扬，以增加孩子向前移动的积极性。接下来，父母可以适当地将玩具放远一点儿，并鼓励孩子继续够玩具，如果孩子够不到的话，父母可以用手推孩子的脚，帮助他前进。

父母示范爬行

父母在教孩子学爬时亲自为孩子示范讲解爬行的要领，并和孩子一起玩耍嬉戏。孩子都喜欢模仿大人的行为，如果父母爬得很高兴，孩子也会觉得爬行是一件很有趣的事情，会增加学爬的积极性。

孩子会爬行后的强化训练

转向爬：先把有趣的玩具给孩子玩一会儿，然后当面把玩具藏在他的身后，引诱孩子转向爬。

爬行小路：把一小块地毯、泡沫地垫、麻质的擦脚垫、毛巾等东西排列起来，形成一条有趣的小路，让孩子沿着“小路”爬，体会在不同质地的物质上爬行的感觉。

攀爬椅子：从地面爬行进展到爬上椅子，这是建立立体空间高度概念的最佳练习机会，也可强化孩子手部和腿部的肌力。在攀爬时，如果孩子撞倒了椅子也不要紧，从这些经验中孩子可以学到如何避免危险的自保本领。

让孩子和其他孩子比赛爬行

除了用一些常规的方法巩固训练孩子的爬行能力之外，父母还可以带孩子多参加一些社会活动，比如“宝宝爬行大赛”，让孩子在与别的孩子一起游戏的时候，感受爬行给他带来的无穷快乐。通过这样的比赛，不仅能锻炼孩子的爬行能力，还为孩子扩大了社交圈，提供了结交新朋友的机会。

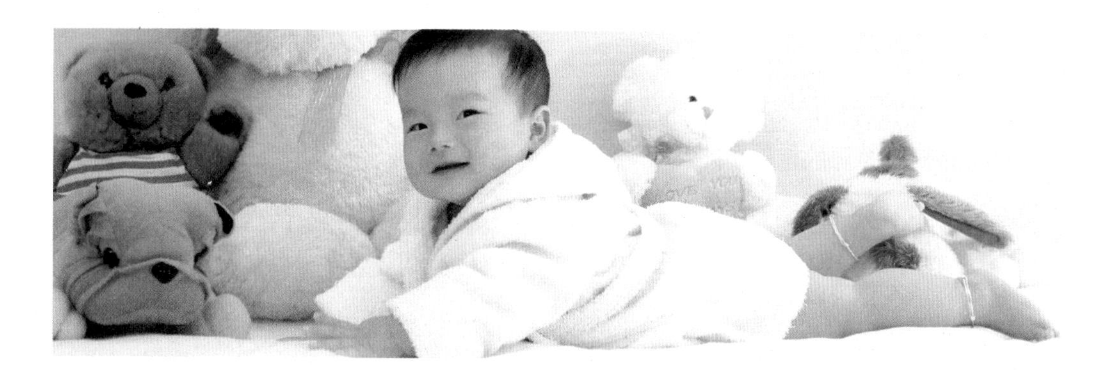

8～9个月婴儿的感官能力训练

听觉训练

辨别声响

将同一物体放入不同质地的容器中，如玻璃瓶子、铁盒子、小木桶等，然后分别摇动容器发出声响，让孩子听听声响有何不同，以提高孩子听觉的分辨能力。

敲敲打打

让孩子敲打一些不易敲碎的物体，如用筷子敲打塑料碗、陶瓷碗、铝盆等，引导孩子注意分辨不同物体敲打发出的不同声响，以提高孩子对声音的识别，发展其对物体的认识能力。

感知音乐

给孩子放一些音乐，以轻柔、节奏鲜明的轻音乐为主，节奏要有快有慢、有强有弱。让孩子听不同旋律、音色、音调、节奏的音乐，提高他对音乐的感知能力。在此基础上，父母可握着孩子的两手教孩子和着音乐学习拍手，也可边唱歌边教孩子舞动手臂。

这些活动既能培养孩子的音乐节奏感，发展孩子的动作能力，还可激发孩子积极欢快的情绪，促进亲子交流。

一般来说，孩子可以吸收各种音乐，比如说，具有民族特色的古筝、二胡，国外的钢琴曲、小夜曲、圆舞曲，班得瑞的轻音乐，甚至童谣，等等。这些音乐风格各不相同，所以父母在给孩子挑选音乐的时候选择范围很广。

适合孩子听的曲子

1.普罗科菲耶夫的《彼得与狼》。

2.德沃夏克e小调第九交响曲《自然大陆》第二乐章。

3.约纳森的《杜鹃圆舞曲》。

4.格里格的《在小魔王的宫殿里》。

5.罗伯特·舒曼的《梦幻曲》。

6.约翰·施特劳斯的《维也纳森林的故事》。

7.贝多芬的F大调 第六号交响曲《田园》。

8.老约翰·施特劳斯的《拉德斯基进行曲》。

9.勃拉姆斯的《摇篮曲》。

10.维瓦尔第的小提琴协奏曲《四季》。

教孩子分辨颜色

● 从这阶段开始，父母可以把孩子的生活空间布置成多彩的世界。可以在孩子的居室里贴上一些色彩调和的画片挂历，在孩子的小床上经常换上一些颜色柔和的床单和被套，甚至可以直接在墙壁上画上包含各种颜色的图案。这样可以让孩子时时处在一个充满颜色的环境中，让孩子通过日常的观察来记住一些颜色。

● 在孩子的视线内摆放些色彩鲜艳的彩球、塑料玩具、彩色图案的布书等，如果是能发出声响的彩色玩具，孩子会更喜欢。这样不仅能对孩子进行视觉刺激，也能对孩子的大脑发育有良好的刺激作用。

● 当孩子已经能盯着某种颜色或转动头部看别的颜色时，爸爸妈妈要经常指着一些颜色鲜明的事物，告诉孩子那是什么颜色的什么事物，如“这是红气球”“那是小白兔”“这是小黄花”。这样用语言加以描述，可以进一步加深孩子对颜色的感知。

● 天气好的时候，父母应带孩子走出家门，认识多彩的世界。让孩子观察红绿灯的变化，欣赏绿草、鲜花、蓝天和白云，并且不断跟孩子说话，告诉他红色的花、绿色的叶、白色的雪，也许孩子并不能给你太多反应，但你要相信潜意识里孩子通过视觉，已经记住了这个颜色。

颜色分辨游戏：分水果

游戏准备：红色小桶、黄色水果筐和蓝色盘子各一个（可用三种颜色的纸铺在同样的盘子上来代替），三种颜色的水果若干。

游戏做法：妈妈示范将水果对应颜色摆放，鼓励孩子模仿。若孩子已掌握这三种颜色，妈妈可以直接要求，比如，“将红色的水果放在红色小桶里”。若孩子还未能掌握这三种颜色，妈妈可以让孩子将水果放在“一样颜色”的地方。

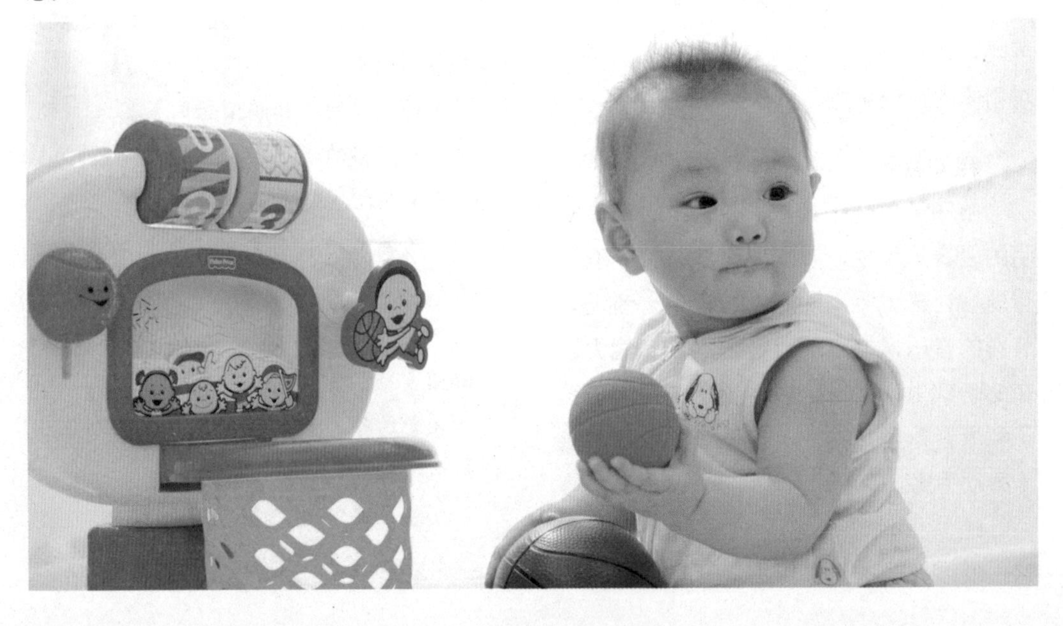

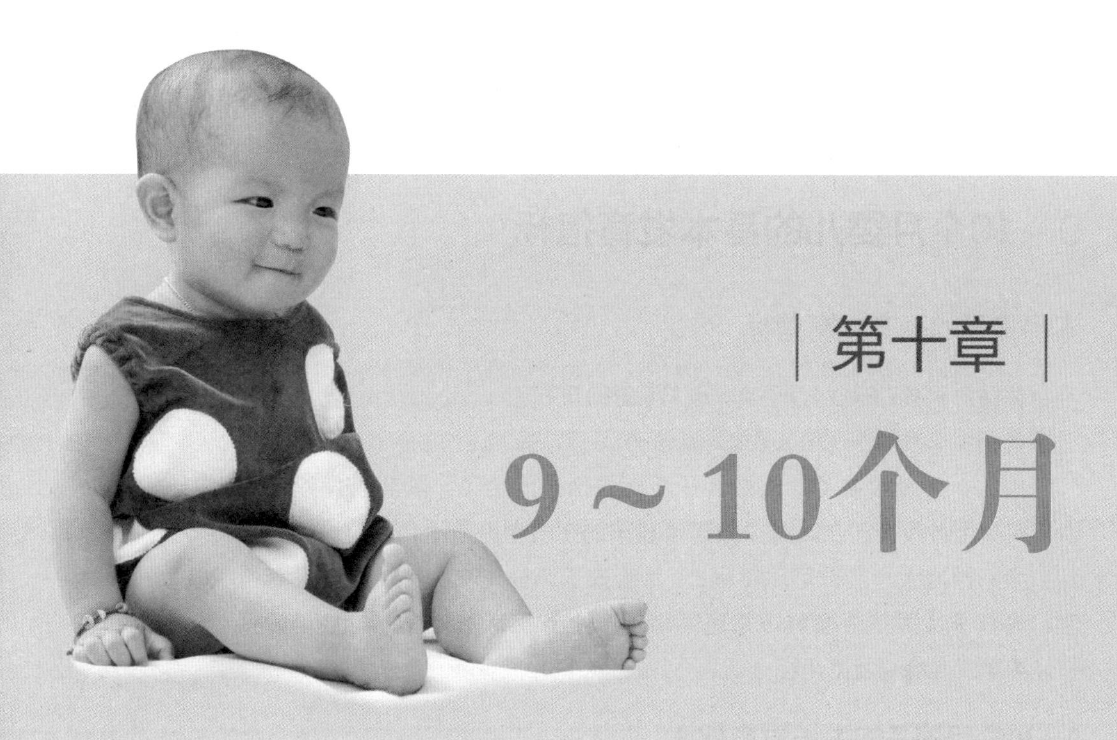

第十章 9～10个月

囟门看似闭合，但实际却未必合，要注意常给孩子测量头围。

孩子能够迈步子了，还学会了察言观色。

孩子萌发了自我概念，父母要时常夸赞孩子。

要注意避免给孩子吃刺激性的食物，这些食物会引起孩子许多口腔、咽喉疾病。

学步车对于孩子弊大于利，建议父母不要让孩子使用。

找出孩子的排便规律，训练孩子的排便能力。

父母应放开些手脚，给孩子一个独立的空间。

成长与发育进程

9～10个月婴儿的基本发育指标

本月孩子的基本发育指标

体重：男孩7.6～11.7千克，女孩6.9～10.9千克。

身长：男孩68.3～78.9厘米，女孩66.2～77.3厘米。

前囟：大多数孩子的前囟样子看上去像是闭合了，其实只是膜性闭合，实际上并没有闭合。有少数正常孩子的囟门会提前闭合，但这并不表示头颅不再增大。父母可以每隔2个月给孩子测量一次头围，并做发育检查，看孩子头围是否按照正常速度增长，全身发育水平是否与该年龄相符，如果正常增长就不用担心。

9～10个月孩子的生长发育规律

孩子出生后的8～11个月是生长发育较为平缓的一个时期，本月孩子的生长规律和前两个月差不多，大多数孩子的各项身体指标的平均增长状况也基本与前两月持平。

体重：这个月孩子体重的平均增长数值是0.22～0.37千克。

身长：这个月孩子的身高平均可增加1.0～1.5厘米。男孩的平均身高为75.4厘米，女孩的平均身高为73.9厘米。这个月的孩子从体型上来看，给人的感觉比之前瘦了一些。

头围：本月孩子头围平均增长0.67厘米，男孩的平均头围是46.3厘米，女孩的平均头围是45.2厘米。

乳牙萌出4～6颗

按照一般情况，这个月的孩子陆续又能萌出2～4颗牙齿。正常情况下，这时孩子乳牙的数量会达到4～6颗。

9~10个月婴儿的能力

肢体动作能力：能站起来了

这个月孩子的行动能力取得了很大的突破，是向着直立过渡的时期。此时的孩子已经可以手脚并用，协调迅速地爬行，也能够独坐了。于是孩子不再满足于现状，已经自觉地想要站立起来。大部分的孩子现在都可以扶着外物站立起来，一部分发育较好的孩子已经可以不扶东西就自己站起来了，有的孩子还可以拉着父母的手或者扶着东西慢慢地向前挪动步子了。

这个月的孩子还学会了一些新的技能，他已经可以打开自己的手指，有的孩子甚至能够扶着东西蹲下身子去捡掉在地上的物品了，这可是一项不简单的本领。这个时期的孩子还特别喜欢扔东西，这是正常现象，这说明孩子的手部活动能力大大增强了。当孩子把手中的东西扔出去时，父母不要轻易发脾气，他不是在故意捣蛋，而是在显示自己的能力。

语言能力：开始为说话做准备

这个月的孩子已经进入了说话的萌芽解读，在为说话做准备。他可以主动地做出一些动作来代替语言表达自己的意思，并喜欢模仿别人的声音。在大人的语言或者动作引导下，孩子能够模仿一些简单的表示语言的动作，如摇头、拍手、挥手再见等。孩子有意识地发出可被人识别的词汇的年龄有很大的差异，有少数孩子在这个月已经可以叫出“爸爸”“妈妈”了，但绝大部分孩子此时还只是能发出一些快速、模糊不清的音节，这些音节具有音调和变化，经常与孩子相处的父母或看护人可以从这些音节中分辨出孩子所要表达的意思。

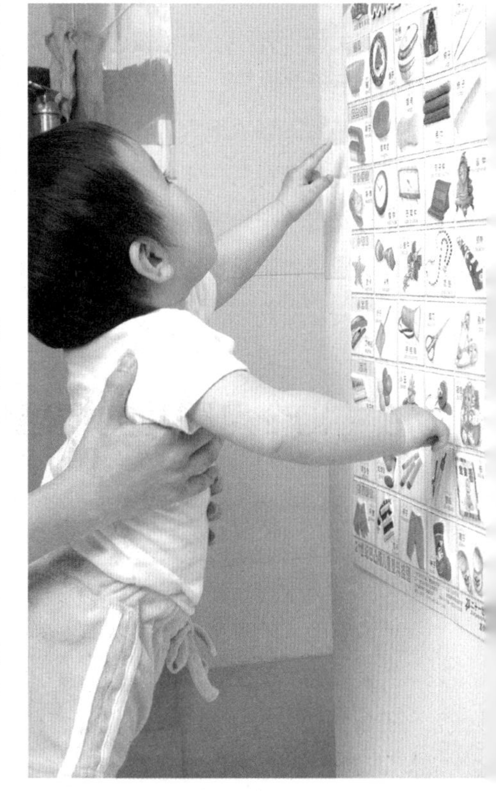

视觉能力：能够通过图画认识物体

这个月的孩子对图画产生了极大的兴趣，已经可以通过看图来识别物体了。这个时期，父母最好给孩子多买一些图片、画册，或者带有图画的玩具，这对孩子认识外物有着极大的帮助。

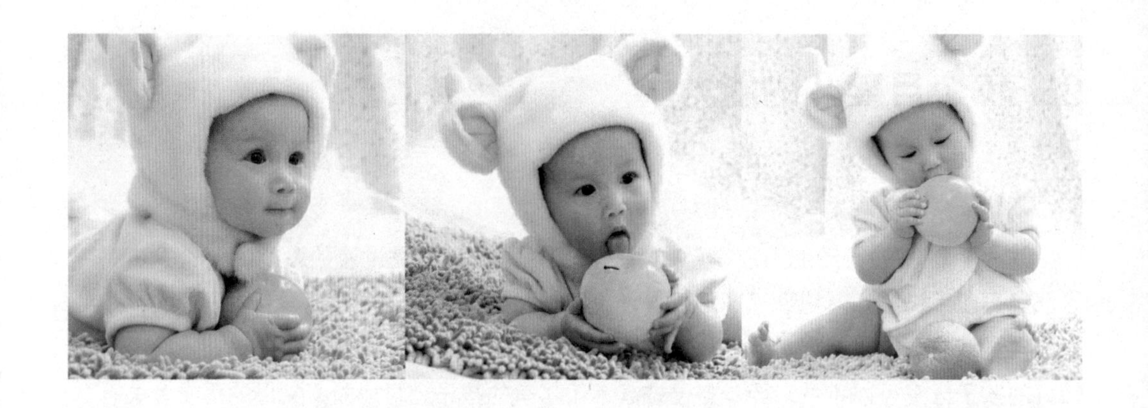

认知能力：能够观察周围物体的属性

这时的孩子已经开始观察周围物体的属性了，通过细心的观察，孩子逐渐对大小、形状、构造等这些概念有了一定的了解。许多孩子这个时期会把手里的东西放进嘴里，以分辨其是否可以食用。所以这个阶段的父母千万不能放松警惕，对孩子有危险的物品，如药品、刀片、刺状物等一定要放到孩子拿不到的地方。在孩子手里抓着玩具或其他物品时，一定要陪在孩子的身旁，说不定父母一个转身，孩子就把手里的东西放进嘴里了，这是特别危险的，父母们一定要注意。

9～10个月婴儿的情感特点

学会察言观色

本月孩子的一大特点就是能较为准确地识别他人的表情了，尤其是经常与之相处的人，如父母、看护人等。如果父母笑，孩子能知道父母很高兴，对他的行为表示认可、赞许，允许自己这么做；如果父母摆出严肃或者生气的表情，孩子会知道父母不开心了，不许可自己的行为，自己不该这么做。这个时期的父母一定要利用孩子的这一进步，加强对孩子的引导教育，通过表情神态来告诉孩子什么应该做，是值得鼓励的；什么不该做，是不对的。

产生新的恐惧情绪

由于这个阶段的孩子听觉、视觉能力都有所提高，所以对一些事物产生了恐惧的情绪，如怕黑、怕打雷闪电、怕吵闹的声音等，这是许多孩子到这个时期都会出现的情况，父母不用过分担心。

自我概念增强

随着时间的推移，到了这个月的孩子自我概念变得更强，也表现得更加活跃，并尝试用自己的方式表达诉求。孩子变得自信起来，开始主动接触其他的小朋友，在陌生人面前也不会像以前那样害羞或紧张。这时的孩子开始喜欢展示自己，喜欢被他人夸赞和表扬。

孩子的常见疾病

口疮

口疮又称“口疡”，是指口舌浅表溃烂的一种病症。本病可见于任何年龄的孩子，但以婴幼儿发病较多，尤其是营养不良的孩子。

婴儿易发口疮的原因

人体口腔内存在着许多致病菌和非致病菌，在健康情况下，它们和人体保持着相对平衡，不会引起疾病，一旦人体抵抗力减弱，就可发生口腔局部炎症、溃疡。婴儿的口腔黏膜极其敏感娇嫩，如果吃了过热、过硬的食物，或大人在擦洗婴儿口腔时用力过大等，都可损伤口腔黏膜而引起发炎、溃烂。另外，孩子患上呼吸道感染、发热及受细菌和病毒感染后，口腔不清洁、口黏膜干燥，也可引起口疮。

孩子患口疮后的护理

1.注意保持孩子的口腔卫生，经常用温开水给孩子漱口。

2.不要给孩子吃过热、过硬及有刺激性的食物，宜给孩子服用温凉、富有营养的半流质或流质饮食。

3.重症口疮患儿可能会有发热、烦躁等不适，父母应遵医嘱，按时给孩子吃药、打针。对于高热的孩子，要及时进行物理降温，如酒精擦浴、温水擦浴或服解热止痛药等。

如何预防小儿口疮

1.预防口疮，首先应注意孩子的口腔清洁，父母要勤给孩子漱口，多喂孩子喝水，多让孩子吃新鲜水果及蔬菜。

2.如果孩子得了发热性疾病，父母一定要注意做好孩子的口腔护理并保持孩子大便通畅。

3.父母平时要注意对孩子用的奶瓶、餐具做好清洁消毒工作。

疱疹性咽炎

小儿疱疹性咽炎是由柯萨奇病毒引起的急性咽部炎性疾病，主要表现为不同程度的发热、咽痛，体温一般在37.7℃～40℃。婴儿患病的话，经常会流口水、不肯进食。这种疾病多见于婴幼儿和学龄前儿童，男孩发病率略高于女孩。

小儿疱疹性咽炎的特点

1.此病一年四季均可发病，但大多于夏初流行。

2.患病的孩子会突然呕吐、高热39℃左右，不想吃东西。

3.咽喉深处上方有钟乳石般倒垂着的东西，舌头两侧有许多小水泡，水泡破裂后变成米粒大小的红点，高热持续1～5天后下降。

4.病原是一种柯萨奇病毒引起的，孩

子如果免疫时间不长则可能重复感染，有时会导致患病的孩子手脚上长出大豆般的疹（手足口病），目前没有特效药来治疗疱疹性咽炎。

如何护理

1.孩子如果患上疱疹性咽炎，父母要多给他喝白开水，吃清淡易消化的食物，保持大便通畅。

2.父母要注意，应给孩子喂食冷流食或半流食。太热的食物会使孩子的咽痛加重，所以要给孩子吃一些不太热而且清淡易消化的食物，还可增加一些蔬菜汁。

3.如果孩子出现高热的情况，父母应当遵照医嘱给孩子服用适量的退烧药物，或者使用物理降温的方法给孩子进行降温和退烧，以免孩子因体温过高而惊厥。

4.如果孩子拒食或者进食困难，应及时到医院去进行输液治疗。

如何预防

夏秋季是柯萨奇病毒活跃的季节，也是小儿疱疹性咽炎的高发季节。在这一时间内，父母们要特别关注孩子的饮食与生活，以加强预防环节。预防要点是避免孩子着凉，尤其是淋雨；保证孩子的充分休息和睡眠，不要让孩子过度疲劳；夏天时要特别注意防止孩子中暑及便秘等，以免因此而引起机体抵抗力下降，增加小儿疱疹性咽炎的患病机会。

一旦孩子出现发热、咽痛或吞咽困难等症状，父母要及时带孩子去医院就诊，以做到早发现、早治疗。

急性喉炎

急性喉炎，中医称为“喉风、喉音、喉痹”等，是喉部黏膜的急性炎症，主要特征是声音嘶哑，咳声如犬吠。急性喉炎多见于6个月到3岁的婴幼儿，一般是由病毒或细菌感染引起。发生上呼吸道感染时多会继发急性喉炎，也有可能是某些急性传染病的前驱症状或并发症。

急性喉炎患儿的症状

1.急性喉炎多数情况下起病很急，患儿多有发热的现象，并且经常会伴有咳嗽、声音嘶哑的症状。孩子哭闹时会发出气喘的声音，接下来炎症会侵及声门下区，喘声变为“空、空”样的咳嗽声，夜间症状会加重。

2.病情较重的孩子可出现吸气性喉喘鸣，吸气期呼吸困难，胸骨上窝、锁骨上窝、肋间及上腹部软组织吸气期内陷等喉阻塞症状。

3.病情严重的患儿口鼻周围会发绀或苍白，指趾发绀，有不同程度的烦躁不安、出汗等现象。如不及时治疗，患儿会呼吸无力、呼吸衰竭、昏迷、抽搐，甚至死亡。

小儿急性喉炎比成人严重

由于婴幼儿的咳嗽功能不强，不易排出喉部及下呼吸道分泌物，患有急性喉炎时，孩子呼吸会更加困难。因此，小儿急性喉炎的病情常比成人严重，若不及时诊治，可危及生命。父母一定要特别重视这种疾病，若是孩子已经患有急性喉炎应及时就医，千万不能抱有侥幸心理，自己在家治疗，以免耽误病情，造成严重后果。

对急性喉炎患儿的护理

1.父母要多给孩子喝白开水，饮食要清淡，勤用淡盐水给孩子漱口，并保证孩子有充足的睡眠。

2.室内空气要保持清新、湿润，密切观察孩子的病情变化，防止急性喉炎引起鼻、喉、气管、支气管、肺、耳等并发感染。

3.严格遵照医嘱给孩子喂药，或进行咽部喷药。

4.某些急性传染病，如麻疹、水痘、猩红热等疾病的前期常有类似急性喉炎的表现，父母应注意在孩子发热1～2日后，查看孩子口腔黏膜和皮肤有无特征性的斑疹出现，以及舌头有无杨梅舌样改变等，以免误诊。

舌系带过短

舌系带过短就是俗称的“大舌头”。孩子出生后舌系带没有退缩到舌根下，导致舌尖不能伸出口外，舌尖不能上翘。

舌系带过短影响孩子发音

这个月孩子已经开始学习说话，有利于父母及时发现孩子是否真的舌系带过短。由于舌尖被牵拉得不能上翘，难以接触到上唇，舌头的活动范围受到了很大的限制，导致发音含混不清。还有可能影响哺乳，或与前下牙摩擦，发生溃疡。

如何发现舌系带过短

孩子刚学说话时发音都会不标准、不清晰，这不足以成为判断孩子是否真的是舌系带过短的证据。如果孩子1岁左右，已经能说一些话时，还是吐字、发音不清晰，父母可以让孩子把舌头伸出来看看。正常人的舌头可以伸出口外，舌尖呈“V”形，而舌系带过短时，舌头往往不能伸出口外，即使勉强伸出来，也可以看到舌尖部位呈“W”形或舌面有小沟。但是，发音不清并不都是由于舌系带过短造成的，父母如果怀疑孩子舌系带过短，还是应该到正规医院进行检查确定。

孩子5岁左右宜进行割舌系带手术

孩子舌系带过短主要的办法就是通过手术矫正，即将过短的舌系带割断，使其延长，使舌头的活动不再受到限制，但父母不要过早地给孩子进行手术，最好等到5岁左右，原因如下：

- 孩子学习语言与环境、听觉能力、发音程度等因素有关，部分因素到孩子4～8岁时才能完成。因此，对于4岁及更小的孩子来说，很难预测以后是否一定会有发音障碍。
- 舌系带矫正术需要孩子的配合，太小的孩子不好配合，口腔组织又娇嫩，手术中容易误伤其他口腔组织。5岁左右的孩子已经具备一定的思维能力，跟他讲清楚的话，一般能够比较好地配合手术。
- 舌系带有随着孩子年龄的增长向后移的可能，如果是这样的话，经过训练，功能得到改善，也就不需要手术了。

喂养的常识与方法

9～10个月婴儿的喂养重点

可以断母乳了

这个月的孩子已经长出了不少牙齿，大部分孩子吃食物时的吐舌反射和干呕反应已经减轻或彻底消失了，因此这个阶段的婴儿几乎都能吃辅食，且开始喜欢吃辅食，能很容易地吞咽食物。经过适当的训练，孩子吃饭的技巧也日益提高了，到这个月结束的时候，许多孩子都可以自己用勺子进食了。这个月父母的一大任务就是训练孩子的进食能力，孩子进食能力的提高就意味着孩子可以不再依靠半流质食物和非常柔软的食物了。这样一来，孩子的断乳工作就能顺利进行，也能够为下个阶段孩子的完全断乳做好准备。

尽量给孩子创造练习咀嚼的机会

练习咀嚼有利于孩子胃肠功能发育，有助于出牙，还有利于头面部骨骼、肌肉的发育。因此，父母要耐心教孩子正确的咀嚼方式。父母们可以坐在孩子对面，首先吸引孩子的注意力，然后慢慢进行咀嚼，示范给孩子看。

父母在喂食后可增加一些点心，比如在早午饭中间增加饼干、烤馒头片等固体食物，或一些酥软的手指状食物，让孩子磨牙，以锻炼咀嚼和抓握感。

注意营养均衡

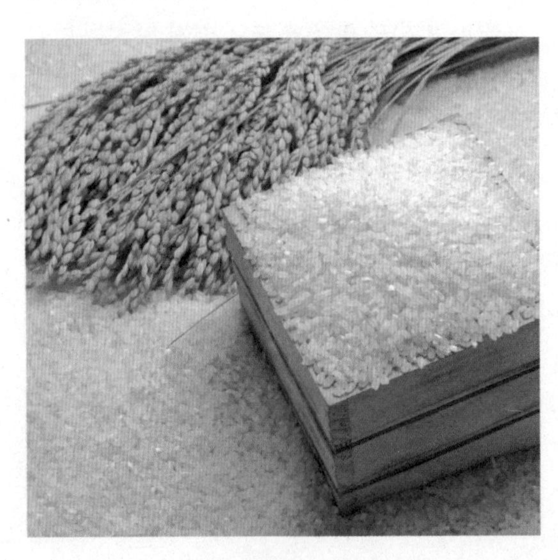

营养均衡对于孩子的成长发育来说是非常重要的，当主要营养来源逐渐从母乳转移至食物后更要注意，每一餐都需供应主食、蛋白质和蔬菜。蔬菜的品种应该多样化一些，并注意蛋白质、淀粉、维生素、油脂等营养物质间的均衡。

父母平时要尽量让婴儿接触多种口味的食物，这样婴儿日后才更愿意接受新的食物，不至于造成营养失衡。

9～10个月婴儿的辅食添加要点

时常更新孩子的食谱

现阶段孩子的食谱可包括乳制品、谷类、各种蔬果、肉类等。妈妈最好能够做到经常翻新和轮换孩子的每日菜谱，避免餐餐相同。特别要提醒各位妈妈的是，要注意荤素搭配，这样孩子才能更全面地吸收营养。

适当增加辅食的硬度

通常状况下，孩子要到18～24个月时嚼东西才会用磨牙。在现阶段，孩子们还是在使用牙龈“咀嚼”食物，但是这种“咀嚼”的效果却很不错。对于此时的孩子来说，会觉得啃稍硬一些的食物很放松。父母可适当喂孩子一些硬度较大的食物，例如烤馒头片、饼干、脆面包片、去皮的苹果片，稍微煮过的胡萝卜条等，从而锻炼孩子的咀嚼能力，促进其牙齿生长。父母要注意，要喂那些用牙龈咀嚼后一定能融化的食物，不然食物的残渣会留在孩子的口腔中，容易滋生细菌或对孩子牙龈造成伤害。

各类食物硬度的大小

米粥类：稀粥＜稠粥＜软饭。

面食类：烂面＜挂面＜面包、馒头。

肉类：肉末＜碎肉。

蔬菜类：菜泥＜碎菜。

本月可添加的辅食种类

奶制品：主要为配方奶，从满足孩子的营养需求角度看，一般来说，配方奶添加了各种强化营养素，是母乳的最佳替代品。

主食类：主要是淀粉及糊类食品，本阶段仍然以米粉、麦粉、米糊、粥、面食等为主，提供能量并锻炼孩子的吞咽能力。粥一般加肉、蛋、蔬菜等熬制；面食除面条外，面包、小块的馒头仍然是锻炼婴儿咀嚼能力的良好方法。

肉蛋鱼类：鸡肉、猪肉、牛肉、鱼、虾、肝、血等用得多，蛋类除鸡蛋外，还可增加其他蛋类的使用频率，比如鸭蛋、鹌鹑蛋等，但是量不必增多，一天最多1个。

蔬果和豆制品：本阶段仍然要谨慎避免葱、蒜、姜、香菜、洋葱等味道刺激的蔬菜，豆制品中可以选择豆腐和豆干。

汤汁类：可以继续制作各种果汁和菜汁，一些菜汤、鱼汤、肉汤也可喂给孩子，高汤可代替白开水来制作辅食了。

磨牙食物：可以给孩子买磨牙饼干，也可以自己在家里烤一些馒头片、面包干。

鱼松和肉松：市售的鱼松和肉松其实不太适合孩子吃，但可以偶尔作为调料使用。妈妈们可以自己在家里制作一款符合孩子胃口的鱼松或肉松。

让辅食更吸引孩子

妈妈可以在食物的外形，烹调技术及方法上下一些工夫，这样会使食物更加吸引孩子，对孩子饮食习惯的养成及促进孩子食欲能起到一定帮助作用。

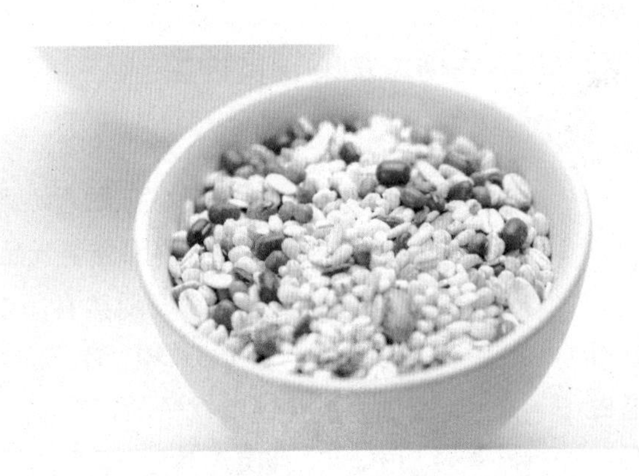
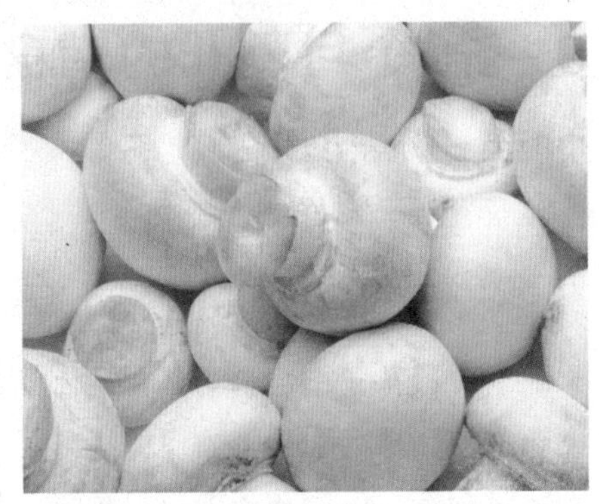

9～10个月婴儿一日饮食安排

这个月可在饮食中增加软饭、肉（以瘦肉为主），也可在粥或面条中加肉末、鱼、蛋、碎菜、土豆、胡萝卜等，量应该比上个月增加。此时已经到了断乳后期，孩子的一日三餐已初步形成规律，因此父母可以灵活地安排饮食，注重调节、搭配，但不要喂孩子调味浓或油分重的食物。

本月孩子一日饮食对照表

主要食物	母乳或配方奶、稠粥、菜泥、蒸蛋、蛋糕、馒头、面包、菜肉粥、清蒸鱼肉、豆腐脑	
辅助食物	温开水、水果、鱼肝油（维生素A、维生素D比例为3：1）、钙片	
餐次	喂奶每日2次，每次喂10分钟左右，喂辅食3次	
哺喂时间	上午	6:00喂奶 10:00可交替喂稠粥、菜泥、蒸蛋
	下午	14:00可交替喂蛋糕、馒头、面包 18:00菜肉粥、清蒸鱼肉、豆腐脑
	夜间	22:00喂奶
备注	1.每餐之间喂服温开水，从这个月起，婴儿可直接喂食水果 2.由于吃奶少，有的婴儿拒不吃辅食，要吃奶，这时要做好坚持断乳的心理准备，半夜里不要喂奶，一般哭闹几天就好了 3.鱼肝油每天1～3次，每次1～2滴，一天5～6滴 4.钙片每天3次，每次1～2片，或遵医嘱	

9～10个月婴儿的营养食谱

黄瓜蒸蛋

原材料：鸡蛋1个，黄瓜半根。

做法：

1.将鸡蛋磕入碗中，打起泡成蛋液，加入3汤匙温开水搅拌均匀成蛋汁。

2.黄瓜洗净，顺长剖开，去瓤，去皮，洗净，入沸水煮5分钟，取出。

3.将蛋汁倒入黄瓜中，用铝箔纸（锡纸）包住底部。

4.入蒸锅用小火蒸10分钟，取出切斜段即可。

喂食时间和喂食量：上午10点左右或下午2点左右喂食，每天1次，每次可喂2～3段，或按孩子的食量决定。

豆腐软饭

材料：大米200克，豆腐100克，青菜100克，清淡肉汤(鱼汤、鸡汤、排骨汤均可)适量。

做法：

1.将大米淘洗干净，加适量清水煮成软饭备用。

2.青菜择洗干净，切碎；豆腐用清水冲一下，入沸水煮片刻，取出切丁。

3.米饭放入锅内，加入适量清淡肉汤，一起煮软，加豆腐丁、碎青菜稍煮即成。

喂食时间和喂食量：作为任意一顿正餐，每次喂大半碗（约150毫升）即可，每天1次。

胡萝卜牛肉粥

原材料：大米50克，牛肉30克，胡萝卜20克。

做法：

1.大米淘洗干净，牛肉洗净后剁成末，一起入沸水锅中煮成粥。

2.胡萝卜洗净，去皮，入锅蒸熟，取出碾碎成泥，加入粥中，小火煮15分钟即可。

喂食时间和喂食量：上午10点左右喂食或作为任意一顿正餐，每次喂半碗（约100毫升），每周2～3次即可。

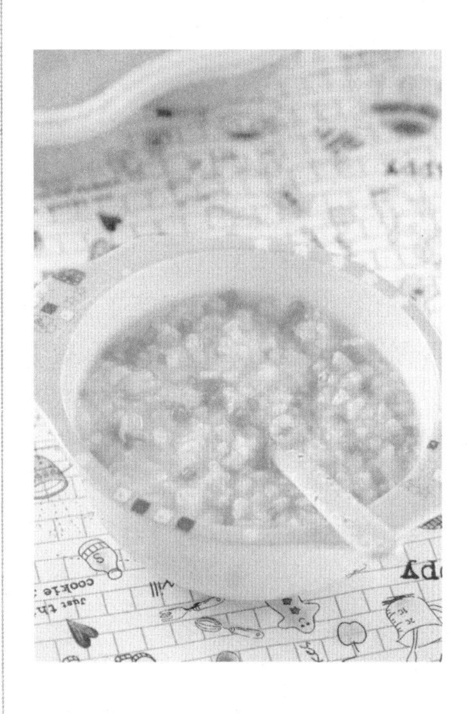

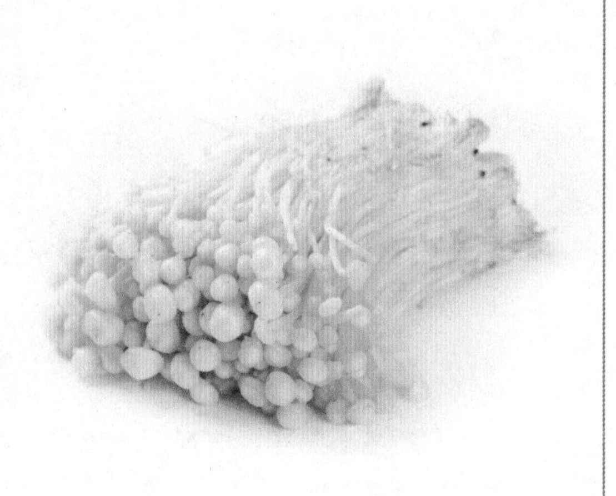

金针菇虾仁龙须面

原材料：龙须面1小把，金针菇50克，虾仁 20 克，菠菜 2 根，植物油 5 滴，高汤适量。

做法：

1.虾仁洗净，煮熟，剁碎。

2.菠菜洗净，入沸水中焯2～3分钟，捞出切碎；金针菇洗净，入沸水中汆一下，切成1厘米长的小段。

3.锅内放植物油，热后下金针菇翻炒片刻，加入高汤，放入虾仁和菠菜，煮开，下入龙须面，煮至汤稠面软即可。

喂食时间和喂食量：下午2点左右或6点左右喂食1次，每天1次，每次喂半碗（约100毫升）即可。

双蛋黄蒸豆腐

原材料：鸡蛋1个，鸭蛋1个，嫩豆腐100克。

做法：

1.将鸡蛋和鸭蛋洗净，入沸水中煮熟，取出，剥去壳，取出蛋黄，用小勺研成泥。

2.嫩豆腐捣成泥，入蒸锅大火蒸5分钟左右。

3.将蛋黄撒在豆腐上，搅拌均匀即可。

喂食时间和喂食量：下午2点左右喂食，每天1次，每次喂半碗（约100毫升）即可。

奶香小馒头

材料：面粉50克，牛奶100毫升。

做法：

1.将面粉、发酵粉、牛奶和在一起揉匀，静置5分钟左右。

2.将发好的面团再次揉匀，切成等量的5份，揉成小馒头的生坯。

3.静置5分钟，待馒头发至原来的1倍大，入蒸锅大火蒸15分钟即可。

喂食时间和喂食量：上午10点左右或每顿辅食前后喂食，每天2～3次，每次可给1个馒头。

9～10个月婴儿的常见喂养难题

孩子不爱吃蔬菜

造成孩子不爱吃蔬菜的原因大致有两方面：一是孩子自己的好恶以及个性所致，二是父母潜移默化引导而致。不管是哪一种，父母都不应该放弃让孩子尝试着吃蔬菜，一定要鼓励孩子，哪怕吃得少一些。平日里，父母一定要注意搭配均衡，不要将自己的好恶加给孩子，要让孩子尽量多尝试各种食物。

若是发现孩子一直吃蔬菜比较少，可以多给孩子吃些水果补充维生素，但一定不能就此放弃蔬菜。一般来说，大部分的孩子最终都能够吃炒菜或炖菜。如果孩子仍然拒绝炒菜、炖菜，可将蔬菜与其他孩子喜欢的食物搭配，如包在馄饨、饺子、丸子中等，但一定不要给孩子吃蔬菜罐头。

孩子偏食怎么办

首先父母要以身作则，即使本身不能做到不偏食，也绝对不要让自己的饮食习惯和对食物的好恶影响到孩子，因为孩子的健康成长需要吸收各种各样的营养。

如果孩子已经有了偏食的现象，父母平时要多花些心思在食物的搭配和烹调技巧上，尝试着喂给孩子多种多样的食物，将食物做得更漂亮一些，或者将味道做得更香一些，总之就是要吸引孩子的注意力，让孩子对食物感兴趣。

孩子现在可以完全断乳吗

一般来说，大部分的孩子在这个阶段都可以完全断乳了，即使不能完全断乳也做好了断乳的准备。

此时母乳已经远远不能满足孩子所需的营养成分，且母乳的分泌量一般在6个月后就开始减少，孩子在出生后8～12个月断乳是最合适的时间，最迟也尽量不要超过12个月。

能喂孩子吃汤泡饭吗

汤里一般仅有少量的维生素、矿物质、脂肪或蛋白质分解后的氨基酸，而大量的蛋白质、维生素和矿物质仍然留在食材中，汤并不会更具营养，只是增加滋味而已，所以汤是不能使孩子的各种营养得到满足的。

饭用汤泡过后体积会增加，容易有饱肚的感觉，导致摄入量相应减少，长期吃汤泡饭就等于让孩子一直处于半饥饿状态，影响生长发育。

以汤泡饭，容易使婴儿囫囵吞入食物，不利于孩子味觉的完善，且大量汤液进入胃部，会稀释胃酸，影响消化吸收，即使孩子感觉吃饱了，营养却并没有被吸收多少，时间久了还会导致孩子食欲减退。

综上所述，给孩子吃汤泡饭不是一种良好的饮食习惯，父母最好不要这样做。

环境与异常情况

9～10个月婴儿的穿衣问题

不要给孩子穿得太多

首先需要向父母们强调的是：穿得越多不见得就越保暖，关键是要看衣服的质地、舒展性等。孩子自己能走动，其活动量会比以前增大，平日衣服和大人穿得一样或多一件就足够了。冬天一般在室内，建议衣服的穿法为：上身穿内衣，外面套一件毛衣或小棉袄，如果室内温度较低，再加一件薄外套；下身的穿法也一样，内裤加毛裤或棉裤。如果外出，则可以在这个基础上再给孩子加上外套和外裤。

衣服大小要合适

衣服太大会影响孩子的活动，所以不要给孩子穿太大的衣服，尤其是袖子不宜过长。同样，裤子、鞋子都不宜太长、太大。一般来说，衣服应该在孩子身长的基础上长5～6厘米，按照这样的标准，有些外套衣服是可以穿两个季节的，这无形中也避免了浪费。

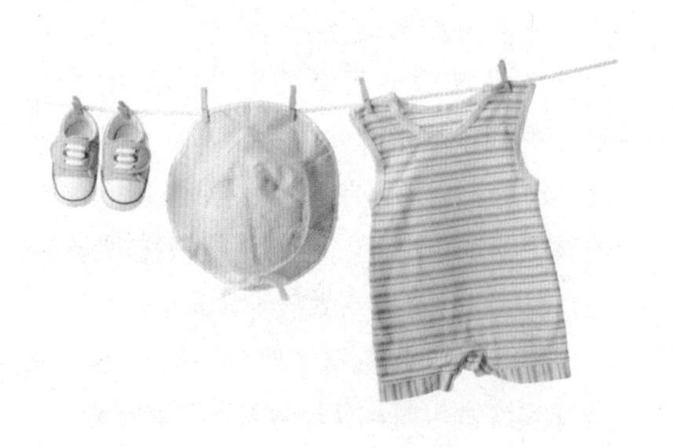

孩子穿的衣服，颜色搭配最好不要显得太突兀和花哨。

颜色不要太多，衣饰不要太杂

孩子穿的衣服，颜色搭配应该以协调为主。此外，还要注意孩子的衣服上不要有太多的饰物，如丝带、花边、纽扣等，以避免孩子将纽扣扯下来放在嘴里，或花边缠住孩子的手指，那样是很危险的。

面料最好是纯棉的

衣服面料有各种各样的材质，但最适合孩子的还是纯棉的织物，它比较柔软、透气，孩子穿上比较舒服。化纤面料常会引起孩子过敏；毛料虽然是天然品，但是比较粗糙，容易对孩子的肌肤产生刺激。因此，孩子的衣物选择以纯棉的为优先，尤其是贴身的衣物。防风、防雨的风衣可选用化纤面料，毛料衣服可用作外套，这样选择是比较理想的。

婴儿过于安静不是好现象

如何引导安静的孩子“动”起来

孩子过于安静应从两个方面考虑，并采取相应的措施进行引导：

1.如果孩子经常安静地不发出声音，并且不玩不闹，坐着发呆，没有小孩子应有的活跃，父母应及时带孩子去医院检查一下其智力发育的情况，看是否与年龄相符，以避免由于疾病的缘故导致孩子过度安静。

2.如果孩子其他方面很正常，爱动爱玩，只是不爱发音，甚至极少发音，那么父母应该请医生检查一下孩子的听力及发音系统。若孩子的听力、运动能力及其他方面的发育均正常，那么应该训练孩子多活动，多发音。多与孩子谈话，给他穿衣、喂饭、洗澡时都用简单、生动的语言描述给他听。

除此之外，父母还可轻声地模仿孩子发出的声音，引导他与自己对话。

示例 宝宝太安静，急坏年轻妈妈

顾女士的宝宝10个月大了，由于顾女士夫妇工作很忙，所以平时基本上都是孩子的爷爷奶奶在照看孩子。孩子的爷爷奶奶年龄大了，所以平时喜欢睡觉，也习惯性地带着孩子一起睡觉。爷爷奶奶害怕孩子玩耍得太久会累到，所以经常会限制孩子玩耍的时间。冬天的时候，爷爷奶奶怕孩子冷，不肯带孩子到户外活动。最近顾女士发现自己的孩子出现了许多问题，“宝宝越来越安静了，还特别爱睡觉，整个人看上去都呆呆的”。看着别人的宝宝都调皮好动，机灵活泼的，顾女士的心中十分忧虑，就怕孩子在智力发育上会输给其他小宝宝。

专家点评：

中国的家长普遍都比较喜欢安静的小孩，因为安静的孩子听话、好看护，这其实是认识上的一个误区。安静的孩子在成长中会遇到一系列的问题，例如，与大人对话少，语言发展较慢；平时不爱活动，动作能力发展不协调，平衡感较差；容易害羞，无法准确表达自己的想法，与其他孩子不容易相处，等等。如果您的孩子过于安静，可首先想想自己平时是否对孩子保护过度了，如不是这种情况，那么就应通过适当的诱导，逐步把孩子训练成为机灵活泼的小宝宝。

培养婴儿良好的饮食习惯

让孩子从小养成良好的饮食习惯

孩子0～1岁时所养成的饮食习惯，会影响到其幼儿期的饮食习惯，甚至持续影响到其成人后的饮食习惯。因此，父母千万不要忽略孩子婴儿时期饮食习惯的养成，认为孩子饮食习惯好坏并不重要，在其长大后一定可以慢慢改正，这种观点是错误的。

肥胖学龄儿童受婴儿期饮食习惯影响深

现在学龄儿童中有很多肥胖的孩子，他们大多不爱吃蔬菜，且偏好高油脂、高糖类的油炸食物或饮料。追溯其婴幼儿时期，就比同年龄者来得肥胖些，加上父母有着“白白胖胖的小孩才健康、才强壮”的错误观念，肥胖就自然而然伴其终生。

如何引导孩子培养良好饮食习惯

千万别把你的饮食习惯带给孩子

父母要切记不要以为你不喜欢吃的食物，孩子一定也不喜欢吃。要注意在喂孩子吃的时候，千万别将你厌恶此种食物的感觉以言语或以脸部表情表现出来，孩子虽然小，但他是会察觉到的，而且这种行为和情绪很容易被他模仿。举例来说，父母不喜欢吃青菜的，他们的孩子绝大部分也不喜欢吃青菜。

把握好调味品的添加

父母应注意不要使用刺激性的调味品，并且要知道，绝对不能以成人的味觉来添加盐。孩子的食物只需放少许的盐来调味即可，否则极易养成孩子爱吃咸、口味重的饮食习惯。这种习惯会对孩子的肾脏造成伤害，并且会提高孩子日后患高血压、心血管疾病的概率。

培养孩子良好的卫生习惯

在孩子六七个月大的时候，通常就开始会自己用手拿着奶瓶喝奶，偶尔也会抓起食物往嘴里送了。此时，父母应注意孩子的小手干净与否。可在孩子吃东西之前，用干净的毛巾将他的双手擦干净，再让他自己去抓食。等孩子慢慢长大之后，再教导其养成“饭前洗手，饭后漱口”的好习惯。此外，父母本身应该以身作则，注意个人卫生，给自己的孩子树立一个学习的好榜样。

让孩子乖乖吃饭

父母准备食物时应在食物调理方面多下功夫，多变一些花样，或者将食物做成可爱的图形，同时注意汤匙、碗或杯子色彩、形状的搭配，以此来吸引孩子的注意，营造舒适的进食环境，这样便能大大地提高孩子的进食欲望。也有可能即使父母如此千辛万苦地准备，连哄带骗地喂孩子，孩子仍然不领情。这种情况下，父母不妨悄悄地将食物收起来，也不必责骂孩子或将怒气全写在脸上，等下次吃饭时间到了，孩子肚子饿了，便自然而然地会乖乖地吃饭了。

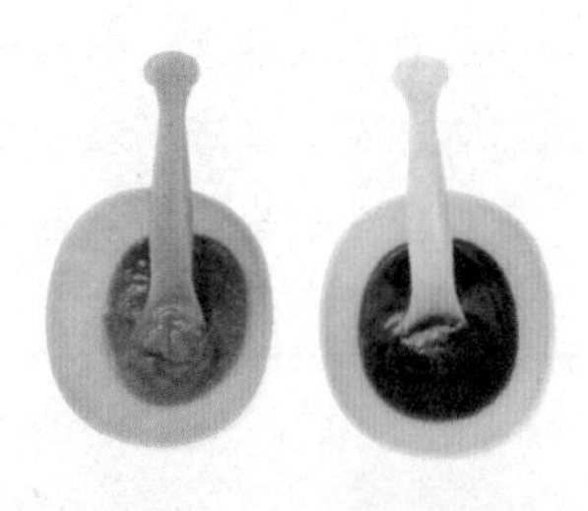

夏季如何让婴儿玩水

玩水——孩子们最喜欢的游戏之一

还在妈妈肚子里的时候，宝宝就已处在一个有水的环境中，出生后的宝宝通常仍然喜欢水。炎热的夏季，让孩子适当地玩水，可以起到防暑降温的作用。更重要的是，玩水可以让孩子在收获快乐的同时学习知识，增长智慧。因此，在保证安全的前提下，让孩子开心地玩水吧。

拧海绵游戏

游戏目的：练习孩子的抓握能力，锻炼其手部的力量。

游戏做法：洗澡时，父母准备一块海绵和盛水的塑料小碗或小桶，先给孩子看一下，再给他做示范：把海绵弄湿，再拧干。然后把海绵给孩子，握着他的小手，和他一起把海绵浸湿、拧干。之后让他自己玩。孩子玩熟练后，可以教他把水拧到塑料小碗里。

水中捞球游戏

游戏目的：让孩子感受水的浮力，锻炼其手眼协调能力。

游戏做法：准备几个塑料小球，一个塑料小桶。先把小球拿出来给孩子看，然后放进浴盆里。把小塑料桶也放进水里，教孩子用小桶把小球一个一个地捞进去。再把小球倒出来，反复玩。接着，父母可以让孩子自己从小桶中去捞球，也可以用其他可漂浮物代替小球给孩子玩。

孩子玩水时应注意什么

1.这个时期的孩子皮肤还很稚嫩，与大人相比更容易晒伤。所以在户外玩水时，要给孩子戴好帽子，避免强烈的阳光直射到孩子。为了防止肌肤晒伤，玩水之前一定要给孩子涂抹儿童防晒霜。

2.如果孩子是在水盆中玩水，水位在孩子站立的状态下以不没过膝盖为宜。当孩子坐下去的时候，刚没过大腿或不没大腿都可以。如果水太多，孩子的身体容易漂浮，这样孩子活动起来很困难。

3.孩子玩水的最佳时间是上午，上午玩水不会影响孩子中午和晚上的睡眠。时间最好不要超过30分钟。玩水是一项运动量很大的游戏项目，最好中途让孩子休息片刻。

4.父母要注意不要让水弄进孩子的嘴巴、眼睛、鼻子和耳朵里，更不要把孩子一个人留在浴盆里。

5.不要忘记给孩子补充水分。为了玩耍后给孩子及时补充水分，父母事先要准备好饮品。由于果汁味道比较甜，孩子喝了会产生饱腹感而影响进餐，所以最好给孩子准备水或米汤。

6.孩子玩水后肯定会很疲惫，为了恢复精力，要让孩子充分休息，这点很重要。

婴儿烧伤、烫伤的预防和处理

烧烫伤的主要罪魁祸首是火和热水，之所以孩子会被烧伤、烫伤，主要是由于父母的疏忽。

各种烧烫伤的原因和预防措施

热液烫伤：热液烫伤主要发生在厨房、浴室和客厅。为了避免孩子被热液烫伤，父母应该注意将热水瓶、热汤放在孩子拿不到的地方，餐桌上也尽量不要铺桌布，以免孩子不小心打翻盛热汤、热水的容器而被烫。父母在端盛有热汤或热饭的容器时，最好不要将它们装得过满，也不要端太重的容器，以免失手将容器打翻，使自己或孩子被烫伤。给孩子调洗澡水时应先放冷水再放热水，并注意把水温控制在40℃左右。洗澡中途加水时，应先将孩子抱出来，调好水温后再将孩子放进去，切忌直接向澡盆内加热水。给孩子吃任何热的食物时，父母应该先确定温度合适再喂给孩子，以免孩子的口腔被烫伤。

火焰烧伤：为避免家中发生意外火灾，父母应采取一切措施防范意外起火。家中的所有易燃物品（如杀虫剂、汽油等）都应放在远离火源的地方，最好放在室外。

接触性烫伤：接触性烫伤主要发生在冬天。当父母使用热水袋、电热毯等取暖设备为孩子保暖时，很容易因为控制不好温度或使用时间过长使孩子被烫伤。要预防这种烫伤，父母应注意控制好这些采暖设备的使用温度、使用距离和使用时间，避免孩子因接触高温太久而造成烧烫伤。尤其是使用热水袋时，父母应注意不要让孩子的皮肤直接接触热水袋，同时注意不要使用太长时间，以免在孩子不知不觉的情况下造成低温烫伤。

烧烫伤后的紧急处理

不管发生什么类型的烧烫伤，父母都应先冷静下来，采取正确方法进行处理，尽可能降低烧烫伤对孩子皮肤所造成的伤害，然后再带孩子去医院。

第一步：降温

发现孩子受伤后，父母应立即用流动的自来水冲洗孩子的伤处，或将伤处浸泡在冷水中，使孩子的皮肤快速降温。如果孩子穿着裤子和袜子被热水烫伤，无法马上脱下衣物，可直接泡到浴缸里脱掉，然后用脸盆、舀水盆或浴缸中的水浸泡烧伤的部位。降温处理一般持续20～30分钟。这里需要注意的是，不要将冰块直接放在孩子伤口上，以免使孩子的皮肤组织受伤。如果孩子伤口面积过大，为避免使孩子受到风寒，可中间稍事休息后再继续降温。

第二步：处理伤口，送往医院

进行降温处理后，父母应小心地脱去孩子的衣物（如果不方便脱可用剪刀剪开），然后用干净的床单、布单或纱布覆盖伤处，再尽快带孩子到医院治疗。为了避免创面的感染，也为了不影响医生对病情的诊断，切忌在孩子的伤处涂抹牙膏、酱油等传说中可以治烫伤的东西。

9~10个月婴儿的排便训练

一般说来，到了这个月，孩子基本上都能够每天按时排大便，形成了一定的排便规律。这时父母如果每天对孩子进行排便训练，成功的机会相对会多一些。

通过观察掌握孩子的排便规律

此时的孩子基本上还不会说话，不能表达自己的需求，还是要靠大人多观察，掌握孩子的排便规律。比如孩子在排尿前可能会轻轻打个哆嗦，或者在排大便前脸部会有表情，自己会“嗯嗯”地示意。只要大人留心，白天孩子就可能少尿湿、拉脏几次衣裤。值得高兴的是，这时不少孩子已经可以整晚不尿，或是只需把一次尿了，父母省心了许多。

不要频繁给孩子把尿

父母要注意，不能因为怕孩子尿湿衣裤就过于频繁地给孩子把小便，甚至带有强迫性质，这样不利于增加膀胱的贮尿量，延长孩子排尿间隔时间，反而会使孩子稍有尿意就会排尿，控制能力得不到锻炼，可能会造成孩子尿频。

训练孩子使用便盆

- 将便盆放在家中靠近卫生间的地方，让孩子在思维上对便盆与排便产生联系。
- 每天在固定时间让孩子坐便盆一次，不超过2分钟。不必期待他一开始坐上便盆就会排便，只是让他适应坐在便盆上的感觉就可以。
- 孩子坐便盆时，大人在旁边发出“嗯、嗯”的声音，做出使劲排便的样子。
- 便盆的形状、颜色、式样不要太花哨，以免孩子的注意力被转移，不能安心排便。

不要试图每次都将尿排在尿盆里

如果每次都试图让孩子把尿排在尿盆里，大人会很劳累，如果孩子也反感的话，就会失去很多乐趣，事倍功半，不如按照孩子的排尿规律来把尿，和尿湿几片尿布比起来的话，让孩子养成规律的排尿规律会更重要一些。

纠正婴儿扔东西的坏习惯

孩子扔东西是学习的过程

在重复扔东西这一动作的同时，孩子实际上也是在学习。比如，他会观察物体的坠落轨道、方式，并注意不同物体落地时的声音；他会逐渐发觉扔东西和发出声音之间是存在着必然联系的，从而学习了逻辑知识。扔东西对孩子而言，是必经的一个成长阶段，对于孩子的智力和心理成长都有很大好处。

不要放任孩子扔东西

虽说扔东西是孩子一个必然的成长过程，但父母在这件事情上的不同态度会导致孩子往不同的方向发展。正确的态度应

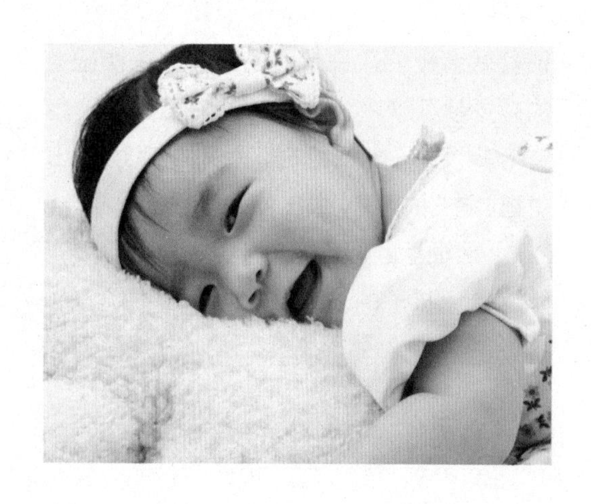

该是：在孩子开始掌握这项技能的时候，提供给孩子一些适当的玩具（比如线球、皮球等），并创造一个安全、宽敞的环境，让孩子扔个够。在孩子刚开始扔东西的时候，家长应当给予大力的表扬，这样可以增强孩子的自信心和快乐情绪，让孩子能愉快地玩耍，轻松地接受知识。当孩子慢慢长大后，应注意逐渐淡化其扔东西的行为，以免养成不良的习惯。

不要强化孩子扔东西引起注意的意识

孩子在扔东西的时候，可能会不慎损坏物品，比如落下的球砸倒了桌上的水杯，对此父母一定不要表现得过分夸张和紧张，这种反应会让孩子感觉很特别，这将无形中强化了他用扔东西的方式引起他人注意的意识，以后一旦他想引起别人注意或想表现自己，都会想到用扔东西的方式来实现，这样最终会让他形成扔东西的坏习惯。

扔东西已变成一种习惯，如何纠正

如果孩子已经形成了扔东西的坏习惯，那么父母可以采取以下措施：

1.耐心地告诉孩子什么东西可以扔，什么东西不能扔，当孩子扔了不能扔的东西或想要扔时，父母要用严厉的话语或表情告诉他“不能扔”，然后拿一个可以扔的东西给他扔。

2.如果孩子是因为生气、发泄而扔东西，那么父母应该细心观察，了解孩子生气的原因，对孩子进行安抚。

3.有时孩子扔东西只是为了引起父母的注意，所以只要稍微加强对孩子的关注程度，让孩子感觉到父母在注意他，就可以纠正孩子乱扔东西的坏习惯。

4.父母要告诉孩子扔出的东西要自己捡回来，这样可以有效地减少孩子乱扔东西的毛病。如果用直接诉说的方式孩子无法理解的话，父母可以亲自做示范。

婴儿使用学步车学走路的利弊

让孩子使用学步车的好处

1.为孩子学走路提供了方便的工具，使孩子克服胆怯心理，成功独立行走。

2.比孩子扶桌腿或其他物品学走路相对安全点，不易摔跤。

3.在某种程度上解放了父母，父母不必再夹着、扶着、拉着孩子学走路，能够抽出更多时间去忙别的事情。

让孩子使用学步车的弊端

1.把孩子束缚在狭小的学步车里，限制了其自由活动的空间。

2.在正常的学步过程中，孩子是在摔跤和爬起中学会走路的，有利于提高孩子身体的协调性，让他在挫折中走向成功，这样使孩子产生一种自豪感，对增强其自信心很有好处，而学步车则减少了孩子锻炼的机会。

3.增加了危险性。如果将孩子搁置在学步车中，父母去忙其他的事情，容易使孩子发生意外，如撞伤及接触危险物品等。

4.不利于孩子正常的生长发育。孩子的骨骼中含胶质多、钙质少，骨骼柔软，而学步车的滑动速度过快，孩子不得不两腿蹬地用力向前走，时间长了，容易使腿部骨骼变弯形成罗圈腿。

5.许多孩子不具备使用学步车的协调、反应能力，容易对身体造成损害。另外，在快速滑动的学步车中，孩子会感到非常紧张，这不利于孩子的智力发育和性格的形成。

不建议给孩子使用学步车

学步车绝不是一个可完全信任的保姆，对于成长中的孩子来说，学步车无疑是弊大于利的。我们建议各位年轻的父母，在给孩子添置玩具和生活用品时，还是不要把学步车考虑在内了。孩子的成长发育是一个科学的、有规律的、循序渐进的过程，容不得急躁和粗心。俗话说“七滚八爬周会走”，过早或不正确地使用学步车反而会得不偿失，犹如“揠苗助长”一样，影响孩子的正常发育，并且还有可能对孩子造成危害。这个时期孩子的成长是至关重要的，会影响到孩子的一生，希望父母们能够尽最大努力腾出时间来陪伴孩子，用传统的方式慢慢地教孩子学步，不要轻易给孩子使用学步车。

9~10个月婴儿的体能与动作训练

训练孩子向前迈步走

这个月的孩子可能会扶着床沿、沙发墩、木箱等横着走几步，有的孩子能推着能滑动的物体向前迈步，但不敢离开物体向前走。父母可以进行这方面的训练，让孩子靠着物体站在那里，妈妈蹲在孩子前面，离孩子近一些，把手伸向孩子，做出要抱的动作，并对孩子说：“宝宝走过来，让妈妈抱一抱”。这时，孩子可能会试着让身体离开倚靠物体，两只小手伸向妈妈，要向前迈步。如果孩子还不能向前迈出，身体已经向前倾斜，妈妈就应及时向前抱住孩子，并鼓励孩子：“宝宝真勇敢。”

训练孩子从站立到坐下

从站立到坐下的动作，需要孩子手和身体的稳定协调配合。一开始，孩子可能会坐在床上，这不要紧，注意安全就可以了，父母可以稍稍扶一下孩子的腋下，这样孩子就能顺利地从站立位到坐位了。父母可以把孩子喜欢的玩具放在其脚前来诱导孩子，这样孩子就会主动做出从站立到坐下的动作。

站起蹲下这个动作比较难，需要全身协调的动作，还要求孩子四肢有力，平衡感也要好，有的孩子要到快一岁时才能学会。这个阶段父母可以稍微尝试训练孩子下蹲的动作，如果发现孩子难以完成，则千万不要勉强孩子。

9～10个月婴儿的智力训练小游戏

信笔涂鸦

让孩子坐在桌前，桌上放一张白纸和一只彩色蜡笔，先训练孩子用整个手掌握住蜡笔，然后鼓励他在纸上乱画，可以画线条，也可以画其他图形。在画的过程中，孩子常常十分高兴，而后父母可经常鼓励孩子“作画”。

游戏点评：通过“作画”，训练孩子手的灵活性，激发孩子的兴趣。

指饼干

准备一个盘子，放在桌子上，盘子里放着大、小两种饼干。然后将孩子抱在盘子前，拿起大的饼干给孩子看，同时告诉他“这是大饼干”；接着再拿一块小的饼干给孩子看，同时说“这是小饼干”。经过几次训练后，父母可以向孩子发出“拿一块大的饼干”的要求，看孩子能否拿对。如拿对了，就把饼干给他，以示鼓励；接着再向孩子发出“拿一块小的饼干”的要求，观察他是否能拿对，如果拿的对，同样也要给以鼓励。孩子很快就学会分辨大和小，再用玩具或日常用品分别进行类似训练，以进一步巩固大和小的概念。同理，还可以进行“上和下”“前和后”的训练。

游戏点评：通过分辨大小、上下的练习，培养孩子的对比概念。

看动物画册

给孩子一本动物画册，让孩子从观察中说出各种动物的特点，如小白兔的耳朵长，大象的鼻子长，洋娃娃的眼睛大，等等。父母除了要告诉孩子图中的动物名称外，还要让孩子注意观察各种动物的特点，反复学习数次后，可以问：“兔子有什么？”孩子会指耳朵作答。

内容每次不宜过多，从一个开始练习，时间不宜太长，每次1～2分钟，而且必须是孩子感兴趣的东西。另外，父母千万不能强迫孩子指认，要有耐心，让孩子慢慢熟练。

游戏点评：通过观察、对比，提高孩子的分析和理解能力。

捡豆子

让孩子坐在桌子旁边，桌子上放三个小盒（或小盘），旁边放些混合在一起的蚕豆、黄豆和大米，父母先示范将三种粮食取出分别放在不同的盘子里，然后鼓励孩子照着用拇指、食指对捏的方法，将蚕豆、黄豆和大米粒分别放在不同的容器里。等孩子捡完之后，父母要对孩子做出表扬和鼓励，之后可反复进行。

游戏点评：锻炼孩子的手指灵活性，并增强孩子的观察、分辨能力。

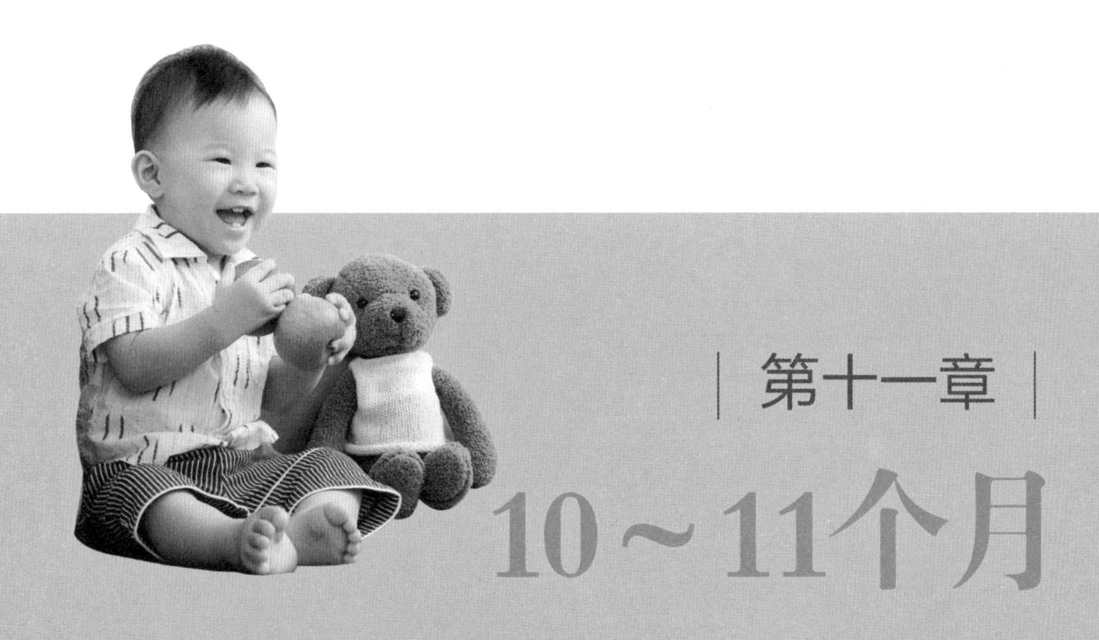

第十一章 10～11个月

长出 5～7 颗乳牙，孩子出牙时间超过 2 岁应怀疑是否有佝偻病。

孩子的听说能力逐渐增强，并有了短暂的记忆力和初步的自我意识。

保护孩子的好奇心，引导孩子认识更多的事物。

按时接种流脑疫苗，预防孩子在流脑高发季节受到感染。

持续3天的高烧可能是婴儿急疹，烧退后疹子就会出来。

母乳喂养的孩子循序渐进地自然断奶，时间宜选在春秋两季。

引导孩子配合大人穿衣服，自己进食，培养孩子的生活自理能力。

孩子恋物是缺乏安全感，要及时纠正。

成长与发育进程

10～11个月婴儿的基本发育指标

本月孩子的基本发育指标

体重：男孩9.44～9.65千克，女孩8.80～9.02千克。

身长：男孩73.08～75.20厘米，女孩72.30～73.70厘米。

前囟：多数孩子的前囟逐渐开始闭合，但前囟仍然比较大的孩子也有，这不是绝对的，要结合具体情况分析。

10～11个月孩子的生长发育规律

体重：体重的平均增长数值是0.22～0.37千克。判断孩子体重增长是否正常，主要是看以往的体重增长曲线图，而不要纠结于这一数值。父母往往存在一种偏见，觉得孩子太瘦是问题，越胖反而越好，这种观点显然是错误的。现在肥胖儿童的比例越来越高，父母一定要引起重视。

身长：这个月孩子的身长增长速度和上个月基本一致，平均增长了1.0～1.5厘米。低于或高于这一平均数，父母不能武断地认为孩子的身高不正常，也不要和别的孩子进行横向比较，而是要依据自己孩子的身长增长曲线图来判断。

头围：本月孩子的头围增长标准是0.5～0.7厘米，在外观上看起来头已经不是那么大了，和身体成比例了。孩子的头围大小和父母也有一定关系，如果爸爸或妈妈的头比较大，那么孩子的头围稍大一些也不足为奇。

乳牙萌出5～7颗

按照一般规律，11个月时，孩子大概长出了5～7颗牙，因为每个孩子的发育情况不一样，也有一些孩子刚刚开始出牙，但乳牙萌出的时间最晚不应超过2周岁。如果孩子出牙过晚，可能是佝偻病、严重感染或甲状腺功能低下的表现。

10～11个月婴儿的能力

肢体动作能力：借助外力迈步走路

大多孩子这个时候都能很好地独坐、自由地爬行，扶着东西能自己站起来，也能站稳。虽然还不能独立迈步行走，但在拉着大人的手或推着小车时能够颤颤巍巍地向前走。

精细动作能力也增强了，能自由地伸张五指，会翻质地较硬的书页，能够把东西装入容器，还会捏起笔在纸上乱涂乱画；两只手能够比较熟练地玩玩具，还会伸出手来要东西；会从坐位变成仰卧位或俯卧位，或从俯卧位变成坐位；会坐着向前后左右蹭着移动。

语言能力：会叫爸妈了

这个月的孩子不但能听懂父母说的话，还能通过表情、举止和父母交流，有些孩子还会叽里咕噜地发出声音，旁人不明白说的是什么，只有和孩子长期生活在一起的父母才能理解其中的意思。

能开口叫“妈妈”“爸爸”的孩子多了起来，甚至可能还会叫“奶奶”“姑姑”等，但这不能说明会叫人的孩子一定比还不会说话的孩子聪明。语言能力发展的快慢和孩子的智力关系不大，而是与父母和孩子说话的频率有关。保姆和老人一般对孩子说话少，孩子开口说话的年龄就比较晚。另外，女孩比男孩学会说话要早，语言表达能力也强。总之，极少有1岁以前就能开口说话的孩子，绝大多数还是只能无意识地发一些音节。

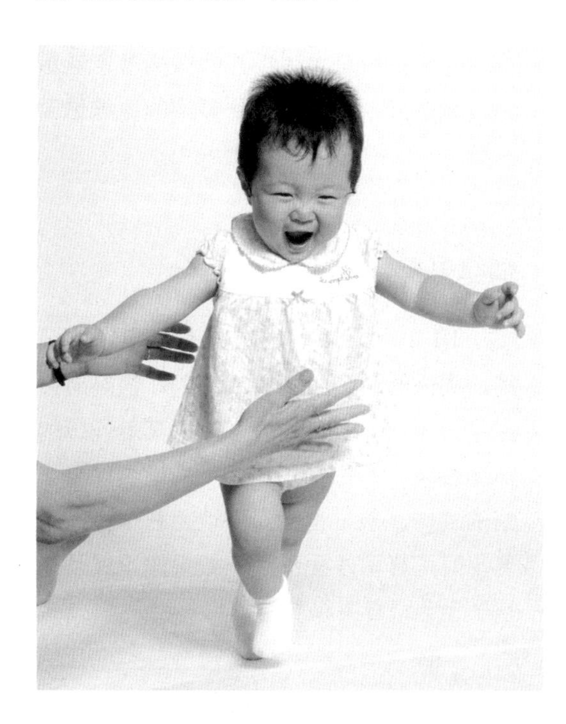

听的能力：能听懂简单的话

如果用简单的语言、尽量慢的速度和这一时期的孩子说话，他大致可以明白什么意思；如果说话很快、语法用词比较复杂，孩子可能就接受不了了。因此，父母在和这个月的孩子说话时，节奏要稍微放慢些，吐字要清晰，尽量用标准普通话，一字一句的，让孩子听懂。

不要通过电视和广播开发孩子的听力，因为孩子是听不懂电视里的语言的，更不会跟着电视学习说话。真正地学习听说还是要通过日常生活，家长多和孩子说话是孩子学习语言的最好途径。

记忆力：有了短暂的记忆

这时期孩子已经能够认识自己的玩具、衣物，指出自己身体的器官，如头、眼睛、鼻子或嘴，如果妈妈问“电视在哪儿呢”，孩子会用目光寻找或用手指，这都说明孩子已经有了记忆能力。虽然如此，但这时期孩子的记忆保持时间很短，只有几天，如果不加以强化，时间一长就会忘记，并且记忆是无意识的，只容易记住一些形象具体、鲜明，自己感兴趣的东西。因此，父母在对孩子的记忆力进行训练时，要抓住孩子的特点，并通过多次的重复来增强孩子的记忆力。

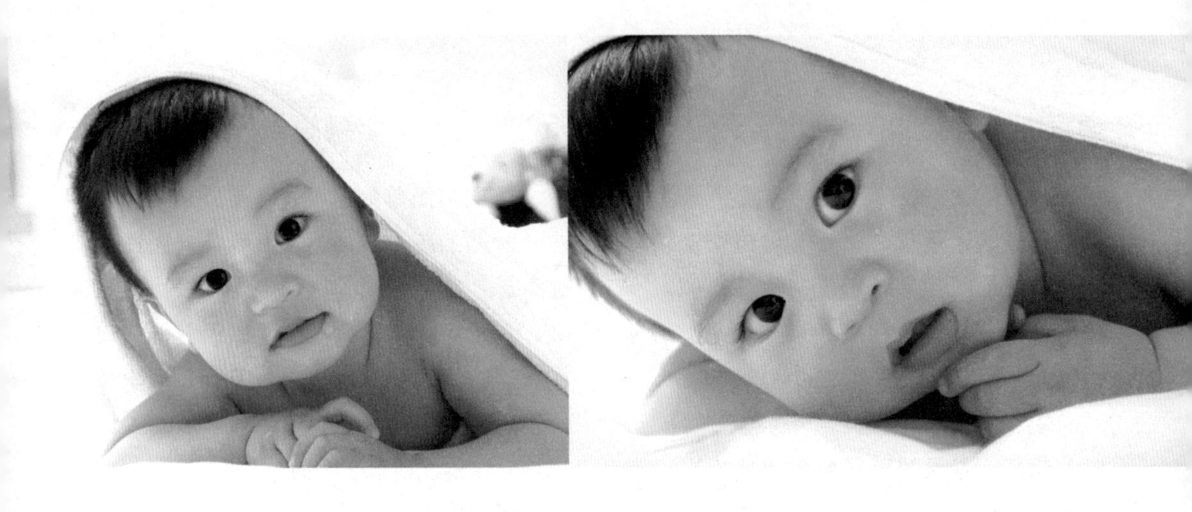

10～11个月婴儿的情感特点

11个月的婴儿随着自我意识的增强，感情更丰富了，因此与周围的人和事物的互动也多了起来。

对父母表现出依恋之情

孩子对父母的依恋之情开始逐步增强，尤其喜欢和妈妈待在一起，希望随时随地都能看到妈妈。当妈妈离开自己的视线或把自己交给别人照看时，就会感到不安、恐惧，进而会伤心地大哭。

有了初步的自我意识

这个月的孩子开始萌发自我存在的意识，能够在大人的引导下指出自己身体的一些部位。当看见妈妈抱别的孩子时，会表现出不满，双手够着要妈妈抱自己。

具有很强的好奇心

这个月孩子的好奇心进一步增强了，对新奇的事物、没有看过的东西表现出极大的兴趣；对熟悉的东西很快就失去兴趣，玩过的东西，即使再好玩，也不会玩很长时间；越是大人不让他做的事情越想做，越是大人不让他放到嘴里的他越想尝一尝。

情绪多样化

11个月的孩子已经具有了丰富的情绪，高兴时会咯咯地笑或大叫，愤怒时会尖声大哭，很容易受大人，尤其是妈妈的情绪影响。如果妈妈情绪不高或表现出悲伤的神情，孩子也会安静地待在一旁，不像平时那样活泼爱动了；如果妈妈哭了，孩子也会跟着哭起来。

孩子的常见疾病

流脑

流脑是流行性脑脊髓膜炎的简称，是一种常见的化脓性脑膜炎，主要由呼吸道飞沫传染侵犯中枢系统引起，春季的发病率较高。

患流脑时孩子的表现

因为流脑起病较急，孩子可能突发高热，并伴有恶心呕吐，甚至惊厥。较大的孩子可能会反映头痛或全身疼痛，但这么大的婴儿往往还不会说话，无法用语言表达难受的感觉，所以只能用哭声来表示。如果孩子出现这种情况，父母一定要有所警觉。

病情继续发展时，孩子面容呆钝，皮肤和黏膜上会出现大小不等的按压时也不会退色的出血性皮疹，这种情况持续时间一般不超过48小时，此后发展为脑膜炎期。孩子出现呕吐（呈喷射状）、烦躁、嗜睡、两眼发直、尖声哭叫、易惊等反应，前囟门饱满或头向后挺，这时要抓紧时间抢救，否则进入脑膜炎期后继续发展出现休克、颅内高压和脑疝时，抢救起来就比较麻烦了。

孩子患流脑后的护理

1.症状较轻时，少量多次给孩子喂食营养丰富、清淡的流食或半流食，以减少呕吐；严重时静脉输液或鼻饲（将导管经鼻腔插入胃内，灌注流质食物、水分和药物）补充营养和热量。

2.保持口腔清洁，常用淡盐水给孩子漱口，减少咽部细菌的繁殖。

3.保持皮肤清洁，防止皮肤出血点和瘀斑发生感染和坏死。如果出现破溃，可以涂敷龙胆紫或抗生素软膏，用纱布覆盖保护创面。

如何预防流脑

- 孩子的居室要经常开窗通风，保持清洁卫生，勤清洗晾晒被褥。
- 疾病流行期间（尤其是春季）尽量不要带孩子到人多拥挤、通风不佳的公共场所。
- 根据天气变化，随时给孩子增减衣物，避免感冒继发流脑。
- 按照要求定时带孩子到卫生防疫部门接种流脑疫苗。

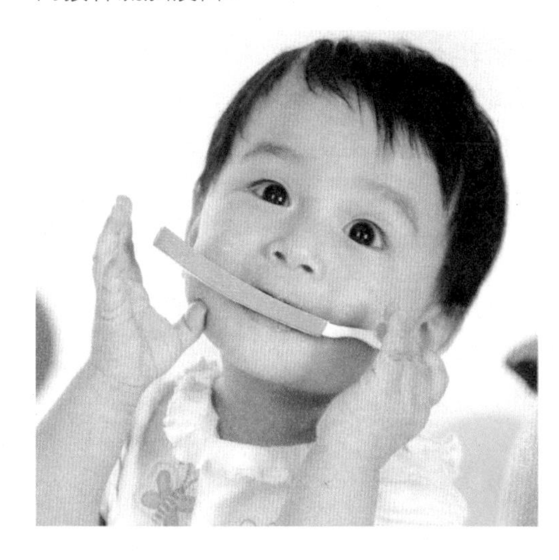

痢疾

婴儿痢疾多由感染细菌和病毒引起，具有传染性，一年四季都可发病，夏秋季节的感染率比较高。由于孩子比较好动，喜欢爬来爬去、东摸西摸，加上又有吃手和啃玩具的习惯，抵抗力比较弱的孩子就容易被细菌侵入肠道，从而感染上痢疾。

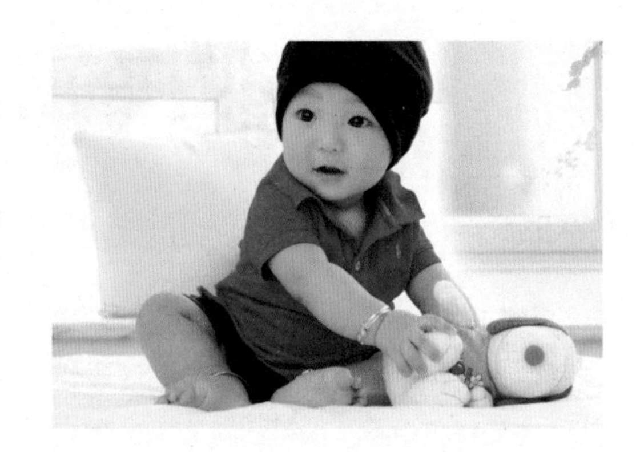

婴儿患痢疾的典型症状

细菌性痢疾一般发病都比较急，表现为突然发热、腹泻。大便每天少则几次，多则几十次，起初大便稀溏，稍后出现黏液、脓血便，常伴有恶心、呕吐、食欲减退，还有一阵阵腹痛。孩子常会哭闹辗转不安，排便时很用力，脸涨红，但排便量不多。如果孩子在出现腹泻脓血便前先有突然高热（体温40℃左右），随即出现频繁抽风、昏迷、休克，就是中毒型痢疾，必须马上抢救。

如何进行家庭护理

如果症状不严重，不需要住院治疗，父母可以在家中对孩子进行护理。

喂食易消化的食物，多喂水：要保证孩子卧床休息，给孩子吃容易消化的食物以减轻肠道负担。多给孩子喝水，尤其是天热的时候，发热再加上腹泻很容易引起脱水。

定时测体温，记录大小便状况：每天腋下测体温2次，记录大便的次数、性状和小便次数以及量。孩子肚子痛时可用温暖的手在腹部轻轻按摩或用热水袋热敷。

遵医嘱按时喂服抗菌药物：有时喂1～2天药的孩子大便会暂时好转，但实际上病还没根治，过几天病情又会反复，并且一些痢疾杆菌很容易产生抗药性，所以在疾病急性期父母应连续给孩子服药以求根治，不要因为孩子怕吃药就在病情暂时好转时停止喂药，否则容易迁延不愈或转成慢性。如果服药1～2天后体温不退，仍在38.5℃～39℃，大便次数多，说明药物效果不好，应住院继续治疗或经门诊复查后由医生调整药物。

正确处理孩子的大便：孩子的黏冻样大便中有大量的痢疾杆菌，应拉在便盆中，加入消毒液后才能倾倒入便池中。家长要用肥皂或消毒液彻底洗净双手，以免孩子反复感染或家庭中交叉感染。

患病期间如何喂养

母乳喂养的孩子，有呕吐现象时只能给予水分，等呕吐稍有改善后再试着喂食比平常量少的母乳。人工喂养的孩子，将奶粉的浓度和量减为平常的1/2～2/3，不足的部分以水分补足。

孩子患病期间短暂的营养补给不足是无法避免的。恶心、呕吐频繁时，便要立即禁食，少量持续地补充水分，要是连水分也无法接受时，可采用静脉注射。

幼儿急疹

幼儿急疹又叫玫瑰疹，是儿童早期的一种常见病，多见于周岁以内的孩子，一年四季都有发病的可能。患过一次幼儿急疹后将终身免疫，极少有一生感染两次及以上的病例。

幼儿急疹的两个阶段

第一阶段： 孩子感染上急疹病毒以后，通常会有5～15天的潜伏期，然后会突发高烧，体温可达到39℃～40℃。但孩子的总体精神状态良好，有些孩子会出现高热惊厥、咳嗽、颈部淋巴结肿胀、耳痛等症状。健康的孩子很少出现并发症，但免疫功能低下的孩子可能发生肝炎或肺炎等并发症。

第二阶段： 发热持续3～4天后，孩子体温突然降至正常。退热时或退热后数小时至一两天，身体皮肤上出现细小、清晰的玫瑰色斑点状皮疹，多分布在颈部和躯干部，持续3～4天。疹子退去后，孩子很快就恢复正常，整个病程8～10天。

患病期间的护理

幼儿急疹没有特效的治疗方法，只能在孩子患病期间加强护理。

1.让孩子多休息，室内要保持安静，空气要新鲜，被子不能盖得太多太厚。

2.体温不超过38.5℃时，主要采取物理降温方式，用温水或50%的酒精为孩子擦身；当体温超过38.5℃时，要适当给孩子吃些退烧药，以防孩子出现高热惊厥。

3.多给孩子喝白开水或果汁、菜水，以利出汗和排尿，促进毒素排出；三餐以流质或半流质饮食为主。

4.保持皮肤清洁卫生，经常给孩子擦去身上的汗渍。

幼儿急疹是传染性疾病，重在预防

幼儿急疹是由病毒引起的一种急性传染病，主要通过唾液飞沫经呼吸道传播。要想预防此病，就要尽量少带孩子去人多嘈杂、空气污浊的场所，尤其要避免孩子与患幼儿急疹的病儿接触。由于本病有1～2周的潜伏期，如果孩子与患儿接触过，那么在这段时间内父母就要密切观察，一旦出现高热，要立刻采取措施暂时隔离，以免扩大感染。

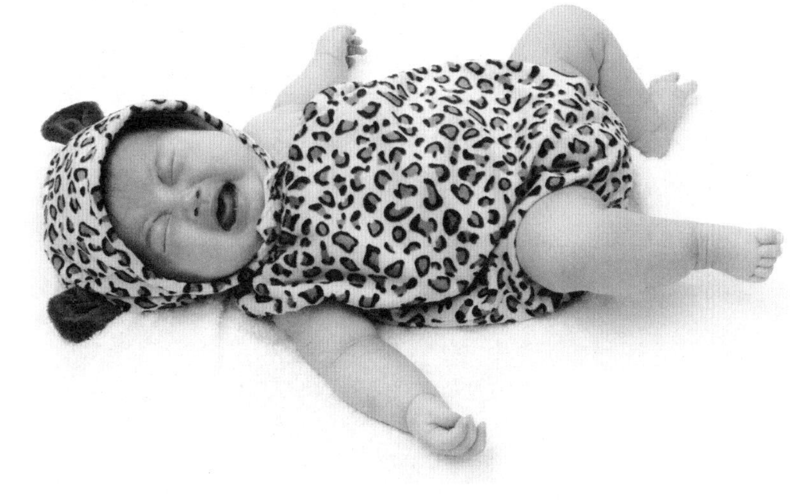

示例 妈妈精心护理，孩子安然度过出疹期

回想宝宝10个月大的时候出急疹，至今还觉得很紧张，值得庆幸的是，我当时坚持了自己的判断，把宝宝护理得很好。

那天上午我正在上班，婆婆打电话说宝宝发烧38.5℃，我连忙请了假回家。回家后看到宝宝正坐在床上玩玩具，一摸小脸烫烫的。婆婆说之前还好好的，突然就发起烧来。喂他奶吃，胃口也很好，除了发烧，没有任何异常。我当时脑子里就闪过一个词“幼儿急疹”，因为之前看过一篇相关的帖子，所以我决定再等等看。下午我不停地用冷毛巾给宝宝敷额头，体温终于没有再上升，一夜相安无事。第二天宝宝的精神状态也还不错，只是有点轻微的咳嗽。午饭过后宝宝体温开始上升，一量，体温39.8℃，我吓了一跳。婆婆劝我把宝宝送到医院，但我确信是幼儿急疹，因为症状和我之前看过的都一样。况且到医院之后就由不得自己了，又是抽血又是输液的，孩子经不起折腾。我咬着牙坚持，给宝宝吃了点退烧药，然后用温水和酒精溶液不停地给宝宝擦身，一直到晚上，体温降到了38.7℃，努力总算没白费。第三天，孩子的体温又回升到39.5℃，精神也差了许多，趴在我怀里一动不动。老公和婆婆都劝我送医院，我也开始怀疑自己的判断了。正当我快坚持不住的时候，宝宝的脖子上开始出现小红点，迅速地后背、腰部、屁股上也都出现了，高烧立马就退了。我高兴极了，我的判断没有错，疹子一出来，宝宝马上就要好了。

专家点评：

很佩服这位妈妈的镇静，临危不乱。幼儿急疹确实没有很好的治疗方法，只能加强护理，等着疹子出来。发烧不是特别严重的时候别给孩子吃退烧药，更不能吃抗生素，没有多大作用，对孩子也不好。案例中，这位妈妈的做法虽然值得鼓励，但家长不要一味借鉴，因为这个孩子除了高烧外基本没有其他不适表现。如果孩子出现高热不退、惊厥、频繁呕吐、脱水等症状时，还是应该把孩子送到医院进行治疗。

喂养的常识与方法

10～11个月婴儿的喂养重点

不再以乳类食品为主食

这个月的孩子活动量增大，肠胃消化能力大大提高，乳牙也萌出几颗，咀嚼能力增强，已经可以咀嚼成形的固体食物，可以开始吃断乳后的饮食了。父母需要注意的是，不以乳类食品为主并不意味着完全停掉母乳或配方奶，因为孩子在生长发育过程中无论如何都是离不开蛋白质的。虽然这一时期孩子的饮食安排中包含动物性食品，能提供一些蛋白质，但量不足，因此必须要靠母乳或配方奶来补足。

让孩子养成吃早餐的习惯

早晨起床后，除奶外，可逐渐添加一些面包或其他谷类食物，让孩子慢慢养成吃早餐的习惯。这对调整孩子肠胃的适应能力，逐渐形成规律的一日三餐，乃至成功断奶有非常积极的意义。

防止孩子肥胖

由于孩子能吃的东西多了起来，有些食量大的孩子不但能吃奶，还能大口大口地吃很多辅食。孩子能吃是好事，但父母不能一味这样喂下去，一旦胃口被撑大，再想变小就比较困难了，很容易导致孩子出现肥胖。对于特别能吃的孩子，父母要随时监测他的体重增长情况，如果每天增长超过30克，就要想办法控制食量了。主要从饮食结构上调整，少给孩子吃主食，多吃蔬菜水果，多喝水。蛋白质是孩子生长发育必不可缺的，所以要保证肉、蛋、奶的摄入，在保证营养均衡的前提下控制总热量的摄入。对于那些吃饭很费劲，体重增长缓慢（平均每天增加5克以下）的孩子，父母最好带他看医生，看看孩子是不是消化系统方面出了问题，或者是缺乏某类营养素。

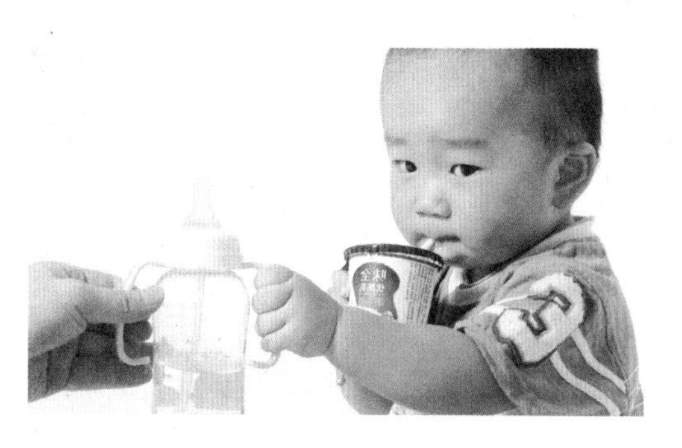

不同饮食喜好孩子的喂养方法

爱喝牛奶的孩子

如果孩子爱喝牛奶，可以每天喂三顿，每顿200毫升左右。在两顿牛奶之间适量喂些辅食，如面包、饼干、鸡蛋、米饭、粥、面条、肉、蔬菜、水果等。

不爱喝牛奶的孩子

孩子不爱喝牛奶的话，父母也不要强求，每天喂一两顿牛奶，孩子能吃多少算多少。牛奶喝得少了，辅食量就要相应增加，质也要高一些，米、面、蔬菜、水果都要有，还要注意加大肉、蛋、鱼虾的比例，保证孩子摄入足够的蛋白质。

10~11个月的婴儿进入最佳断奶月龄

我们所说的断奶意思是不再给孩子喂母乳，因为孩子生长发育迅速，营养需求量明显增大，而10个月之后的母乳量变少，所含的各种营养成分也下降了，无论从量还是质上，都已经无法满足孩子生长发育的需要。如果不及时断掉母乳，孩子会因营养不足而变得消瘦、多病，甚至出现营养不良性贫血。

其实，我们从4个月开始提倡给孩子添加辅食，已经是在为断奶做准备了。经过几个月的训练，孩子的咀嚼能力大大提高，对各种食物的味道也熟悉了，已经具备了完全断掉母乳的条件。

春末和秋天是最佳断奶季节

在断奶的时间上，最好选择春末或秋天，这两个时间段气候比较适宜，春末比较温暖，秋天比较凉爽，生活方式和习惯的改变对孩子的健康不会产生太大冲击。如果是在夏天，天气比较热，孩子本来就比较烦躁，胃口也不好，消化功能差，容易引发消化道疾病。冬天天气寒冷，断奶会让孩子睡眠不安，加上饮食受到影响，抵抗力会变差，容易引起上呼吸道感染。

从未添加过辅食或孩子生病时不宜断奶

如果在此之前父母从未给宝宝添加过辅食，那么孩子对乳汁以外的食品是没有消化能力的，如果突然断奶会引起孩子消化系统功能紊乱、营养不良，影响孩子生长发育。这种情况下要及时添加辅食，等孩子适应一段时间之后再断奶。

孩子生病期间，身体状况和情绪都不稳定，这时候给孩子断奶可能会使病情加重或造成营养不良，应适当将断奶时间推迟。

断奶方法要科学

对孩子来说，母乳不仅仅是食物，更是一种精神依赖。因此，妈妈不要生硬、仓促地给孩子断奶，如让孩子突然和妈妈分开；而往乳头上抹辣椒水、红药水的方法更不可取，不但效果不好，还有可能对孩子幼小的心灵造成伤害。

延长哺乳间隔时间：如果以前孩子是2个小时吃一次奶，现在妈妈可以隔3～4个小时喂他一次，同时加大辅食量。

把辅食做得好看、好吃：丰富辅食的种类，从形态、味道上将辅食做得多样化，这也能在一定程度上降低孩子对母乳的兴趣。

转移注意力：到了孩子平时吃奶时间时，父母可以找一些有趣的小游戏跟孩子玩，或者由爸爸或其他亲人带孩子出去玩，让孩子的注意力被其他事物吸引，暂时忘掉母乳。

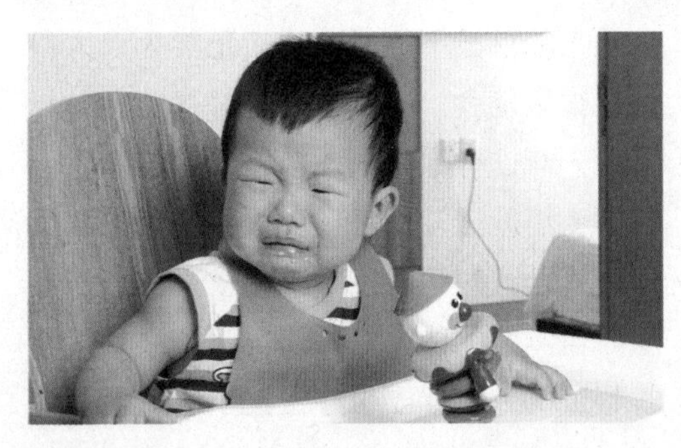

10~11个月婴儿的饮食要点

这个月，孩子的咀嚼、吞咽能力都增强了，且随着断奶工作提上日程，吃辅食的量要比以前多了，种类也要更丰富，除了柔软的食物，也能适当吃一些固体食物了。

在已有食物的基础上添加新品种

虽然此时孩子的消化系统功能较以往已经增强了，但始终不能和大人相比，所以还不宜吃太多固体食物，最好的办法就是在现有的辅食基础上增添新品种。

● 将粥升级为软饭：先保留有少许米粒形状的全粥，然后慢慢减少煮粥的水分含量，最后做成煮得软软的白饭。

● 适量给予颗粒状或切成块状的食物：一小勺煮熟柔软的豆类（如蚕豆、扁豆），味道清淡的肉片（鱼肉、禽肉或猪肉均可）等。

● 饮食有主有副：主食可给予稠粥、烂饭、面条、馄饨、包子等，副食可包括鱼、瘦肉、肝、蛋、虾皮、豆制品及各种蔬菜。蛋类除鸡蛋外，还可增加其他蛋类的使用频率，如鸭蛋、鹌鹑蛋等，但是量不要太多，一天最多1个。

● 三餐之外增加点心：在早午饭中间增加饼干、烤馒头片等固体食物，或一些酥软的手指状食物，让婴儿磨牙，以锻炼咀嚼和抓握感。

● 补充水果：每天适量给孩子吃点水果，如西瓜、苹果、葡萄、梨、桃、香蕉都可以。吃之前一定要将水果和孩子的手洗干净，生吃要削皮，有核的去核，有籽的去籽。如果孩子能够将整个水果自己拿在手里吃，那就尽管让他拿着吃；如果不能，就要切成小块或小片。

注意烹调技术和方法

烹调技术和方法也会影响孩子的饮食习惯及食欲。如果食物色、香、味俱全，孩子的食欲也会变好，食物摄入量也更大，可以促进孩子的消化及吸收功能。给孩子吃的食物不宜太咸，要清淡而有味。烹调时可将食物切碎、烧烂，用煮、炖、烧、蒸等方法，不要油炸及使用刺激性配料。

掌握好每餐喂食量

孩子早晨醒后食欲最好，能吃下较多的食物，午饭量与大人一样应是全日最多的，因此每天早中餐的食量要多些，晚餐则应清淡些，以利于睡眠。不过要注意必须先喂辅食，后喂母乳，以利于断奶顺利进行。

补足有利牙齿生长的营养

现阶段孩子还正处在出牙期，牙齿活动的重点是构成牙釉质、钙化、增强骨质密度。这些活动的顺利进行不可缺少维生素A、维生素D、维生素C等重要营养素。此外，蛋白质、钙、磷是牙齿的基础材料，因此，乳类、排骨汤、菜汤、果汁仍然是不可缺少的辅助食物，在主食之间可以适当给孩子喂几次。

10～11个月婴儿一日饮食安排

这个月的孩子已经或即将断掉母乳了，一天的饮食结构基本是三餐加两顿点心，可以逐渐代替母乳成为孩子的主要食物。这个月孩子能吃的食物种类已经很多，选择面很广，除主食外，还可以吃各种瘦肉、蛋、鱼、豆制品、蔬菜和水果。虽然要断掉母乳，但乳制品还是要补充，可以选择配方奶粉，每天保证500毫升左右。

本月孩子一日饮食对照表

<table>
<tr><td>主要食物</td><td colspan="2">母乳或配方奶、稠粥、菜肉粥、菜泥、鸡蛋、软饭、豆腐脑、面包、面条、鸡蛋面片</td></tr>
<tr><td>辅助食物</td><td colspan="2">温开水、骨头汤、肉汤、新鲜水果、鱼肝油（维生素A、维生素D比例为3：1）、钙片</td></tr>
<tr><td>餐次</td><td colspan="2">母乳喂养的每日喂奶2次，每次喂10分钟左右；人工喂养的每天喂2次，每次200～300毫升；辅食每天喂3次</td></tr>
<tr><td rowspan="3">哺喂时间</td><td>上午</td><td>6:00喂奶
10:00喂稠粥或菜肉粥1小碗，菜泥3汤匙，鸡蛋半个
12:00喂软饭和做得较烂的菜、肉</td></tr>
<tr><td>下午</td><td>14:00交替喂豆腐脑、面包
18:00交替喂面条、鸡蛋面片</td></tr>
<tr><td>夜间</td><td>20:00喂奶</td></tr>
<tr><td>备注</td><td colspan="2">1.上午8时、下午4时可喂食新鲜小块水果，饮料可用温开水、骨头汤、肉汤等在两餐之间交替供给
2.鱼肝油每天1～3次，每次1～2滴，全天保持在6滴左右
3.钙片每天3次，每次1～2片，或遵医嘱</td></tr>
</table>

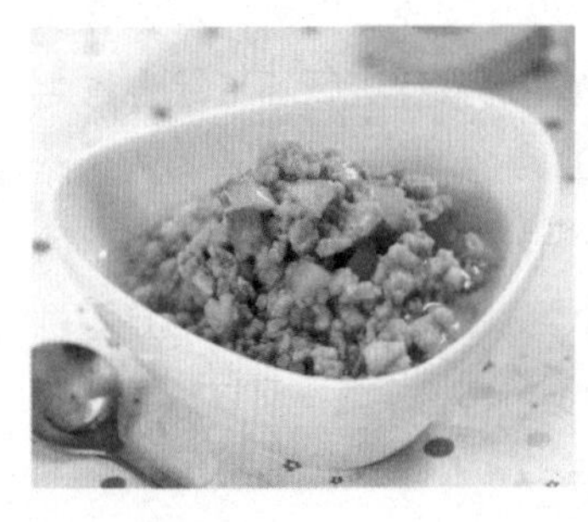

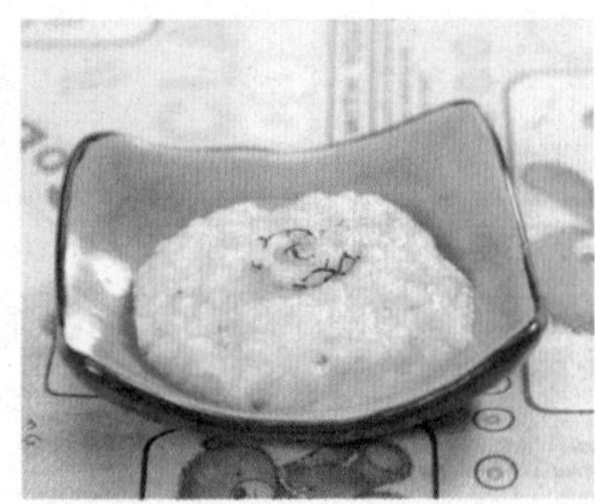

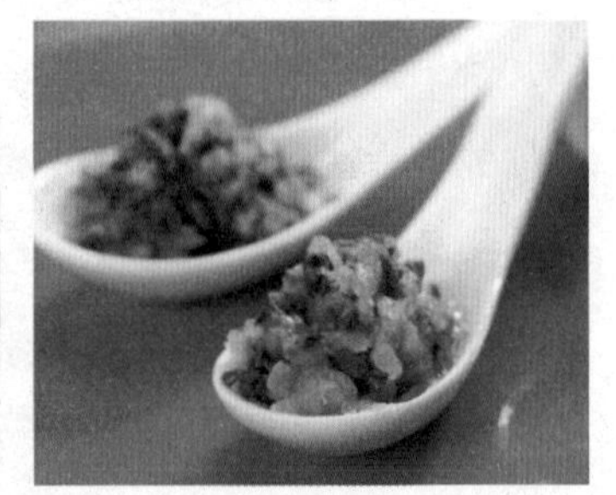

10~11个月婴儿的常见喂养难题

吃惯了母乳不接受奶瓶

纯母乳喂养的孩子比较不容易接受奶瓶，可能是因为孩子不会用奶瓶吃奶，也可能是孩子不喜欢橡胶奶头和配方奶粉的味道。想要断掉母乳，换用奶瓶吃奶是一定要做的事情。

如果孩子不喜欢橡胶奶头的味道，可以换用其他材质的奶头；如果是不喜欢用奶瓶，妈妈可以先把母乳挤到奶瓶里让孩子吃，孩子觉得奶瓶里的奶和妈妈的奶是一样的，可能就会接受用奶瓶吃奶，然后再慢慢换成配方奶。孩子不会使用奶瓶的话可以选择开口大一点的奶头，让孩子吮吸起来不费力，慢慢就会用了。如果实在不会用，那就只能用小勺一勺一勺喂了，不过大人就要辛苦一些了。

边吃边玩，不好好吃饭

想让这样的孩子一口气吃完饭是比较困难的，但一味纵容，顿顿都追着喂更不应该，这样会助长孩子边吃边玩的坏习惯。对待这样的孩子，大人要适当给予制止，可以绷着脸用严肃的表情告诉孩子这样不好，但不要恐吓或责备孩子，更不要一个人喂一个人在旁边用玩具逗着，这样更难纠正孩子边吃边玩的习惯。

半夜仍要吃奶的孩子

有些孩子在三四个月的时候就停掉了夜奶，但也有的孩子一直将夜间醒来吃奶的习惯保留到现在。能帮助孩子断掉夜奶当然是好的，但如果孩子半夜不起来吃奶就睡不着觉，那大人也就不要拧着劲非不让孩子吃。要知道，晚上让孩子睡好才是最重要的。如果孩子夜间吃奶后能够很快再次入睡，那妈妈就辛苦一点，让孩子再多吃一段时间夜奶也未尝不可。

孩子不爱喝水

如果孩子拒绝喝水，一定不要强迫他，对水产生反感的话，以后就更难喂了。可以采用一些技巧和方法：

游戏法：给孩子喝水时自己也拿一杯水，和孩子“干杯”，多数孩子都喜欢这样玩。

榜样法：榜样的力量是无穷的，在家庭中，父母就是孩子的榜样。爸爸妈妈可以在喝水的时候故意到孩子面前，并做出夸张的动作，告诉孩子水有多好喝，孩子可能就会效仿大人的做法。

投其所好：用孩子喜欢的颜色图案的杯子或瓶子装水，对喜欢的东西，孩子一般是不会拒绝的。

孩子喜欢用手抓饭吃

抓饭是许多孩子在学习自己进食的过程中都会经历的，自己抓着吃就吃得很香，大人喂就不愿意吃，这是正常的，孩子都喜欢这样玩。当孩子大一些，手指肌肉发育到一定程度，能够很好地用筷子和勺子的时候，自然就不会再用手抓饭吃了。如果父母觉得不卫生，吃饭前把孩子的手好好洗干净就可以了，不能为此就禁止孩子上餐桌。

环境与异常情况

如何缓解婴儿长牙期的不适

孩子长牙期的不适症状

● 牙龈红肿，有硬块凸起，牙齿萌出时对牙龈神经的刺激引起发痒，孩子口水多，喜欢吃手、咬东西。

● 因为牙龈不舒服，孩子会出现啼哭、烦躁不安等症状。

● 轻微发烧，这是牙齿穿出口腔黏膜过程中所引起的正常发炎反应，只要体温不超过38℃，且精神好、食欲旺盛，就无须特殊处理。

缓解孩子长牙期不适的方法

1.按摩：将手洗干净，用手指轻轻按摩孩子的牙龈。

2.冷敷：用干净的纱布蘸点凉水擦拭孩子的牙龈，如果是夏天，可以用棉纱布包一小块冰块给宝宝冷敷一下，能够暂时缓解长牙带来的不适。

3.使用磨牙棒：买一些牙胶或磨牙棒之类的产品让孩子咬，一来可以缓解不适，二来还能锻炼孩子的咀嚼能力。

预防孩子牙齿排列不齐

牙齿排列不整齐除了一部分先天遗传因素外，颌骨发育不良也是一个重要原因。现在人们的饮食普遍过分精细，使得颌骨缺乏应有的刺激和锻炼，容易导致颌骨发育不良，进而形成牙齿排列不齐。预防牙齿排列不整齐，很重要的一点是要促进孩子的颌骨发育。除了给孩子及时、科学地添加辅食外，在孩子乳磨牙萌出后，适当给他吃一些粗硬的食物，如面包干，到了换牙期给孩子吃些甘蔗、五香豆等。吃的时候父母要注意指导孩子用两侧磨牙一起咀嚼，否则会因偏侧咀嚼导致面部发育不对称。

如何引导婴儿配合大人穿衣服

这么大的孩子还没有主动穿衣服的意识，肢体的协调性也比较差，有的孩子觉得穿衣服的过程很不舒服，产生抗拒情绪，又是哭闹又是打挺，父母给他穿脱衣服就比较费劲了。这时父母重点要教孩子学会配合。

用衣服本身吸引孩子

在给孩子穿衣服时动作一定要轻柔，同时要多跟孩子说话，告诉孩子衣服的颜色、各部位的名称，有什么样的作用，应该穿在哪里，怎么穿，等等，以此来引起孩子的兴趣，同时还能加强孩子对语言的理解能力。

把穿衣服当成游戏

把穿衣服变成一项游戏，比如在给孩子穿裤子时，可以自己编一些儿歌，一边抓住孩子的小脚丫往裤腿里塞，一边说："小鸭小鸭钻山洞，钻到一半不见了，妈妈到处找小鸭"，然后问孩子："宝宝的脚丫哪里去了呢？怎么不见了？你自己找找看。"这时候孩子的注意力就会集中在裤腿上，然后趁机将孩子的脚丫从裤腿里拽出来，惊喜地跟孩子说："原来小鸭在这儿呢！"孩子意识到穿衣服是这么有意思的一件事，以后也就乐意配合了。

让袖子不往衣服里跑的方法

冬天孩子衣服穿得多，穿衣服时里层衣服的袖子总是往上跑，每次都要费半天劲把袖子拉出来，既麻烦又浪费时间。要解决这个问题，用一个塑料袋就可以。将塑料袋套在孩子手上（塑料袋要套到孩子小臂以上），让孩子攥紧，然后再给孩子穿上外层的衣服。穿好后把塑料袋拉出来就可以了。

训练"脱"的动作

对这么大的孩子来说，"脱"是一个很重要的动作。可以在孩子头上戴一顶帽子，并抱着他照镜子，指着帽子说："宝宝戴帽子，"然后示范把帽子摘下来，说："宝宝摘帽子。"重新给孩子戴上帽子，引导他自行拉下帽子。当孩子能主动拉下帽子时，就说明他有了主动参与的意愿，这对引导他配合穿衣服很有好处。

10~11个月婴儿的站立与行走训练

这么大的孩子不会爬的不多了，不但会爬，还能爬得非常灵活自如。会爬之后孩子就要学站和走了。

引导孩子学站

其实，运动能力发育比较早的宝宝，在8个月的时候就能够被扶着慢慢学习站立了，9个月的时候可以自己扶着家具站起来。如果这个月孩子还不会站的话，父母可以用一些方法对孩子进行引导。

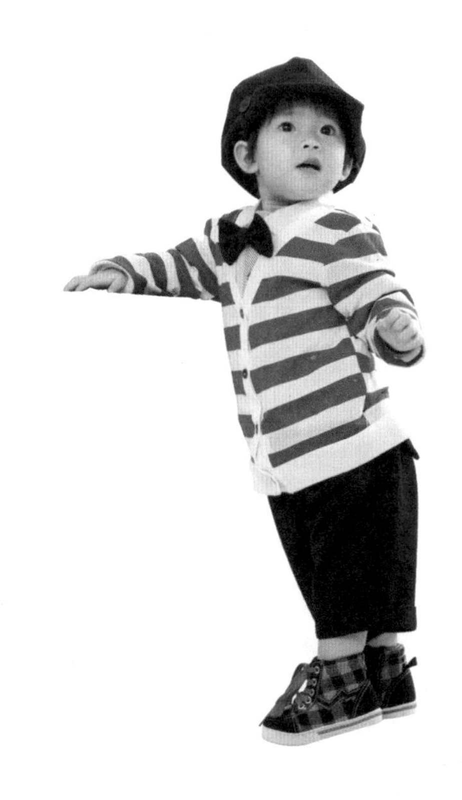

将玩具放在高处

将孩子喜欢的玩具放在有一定高度，孩子需要站起来才能够得到的地方；这样孩子在伸手去够玩具的时候会不自觉地往起站立；还可以尝试用绳子把玩具吊起来，引诱孩子站起来去拿，在这种姿势不稳定的游戏过程中，孩子的平衡感会越来越好。

借助墙壁站立

让孩子靠墙站立，站稳后轻轻地松开手，不要忘记夸奖他："宝宝真棒！"

仰卧起坐和蹬腿训练

让孩子仰卧，拉着他的双手让他坐起一站立一坐下一躺下，这样的练习能够增强孩子的肌肉力量，对站立和行走很有好处。

做蹬腿运动时，爸爸或妈妈用双手从孩子的腋下将其扶住，让孩子在自己腿上弹跳，可以促进孩子腿部伸展。

开始学走

孩子从开始迈步学走到能够独立行走得很好，大概需要3～5个月的时间。这个月龄是孩子学习行走的第一阶段，当孩子能够自己站得很稳的时候，就可以让他尝试走路了。孩子学走的过程中，父母应注意以下几点：

1.尽量不要拉着孩子走，因为这个月龄的孩子还不适合长时间走路，并且大人领着走，会使孩子失去自己锻炼的机会，自己走路是孩子的一次探险，要把第一次机会和尝试留给孩子。

2.引导比亲自动手更有效。父母要蹲在孩子前面几米的地方，朝孩子拍手、说话，或用玩具逗引，鼓励孩子朝自己迈步，即使是"扑"过来，也说明孩子有了很大的进步。

3.不要怕孩子摔倒，即使摔倒了，只要不严重，父母不要马上把孩子扶起来，而是要锻炼孩子自己克服困难的能力。如果孩子一摔倒父母就非常紧张，赶紧把孩子扶起来，可能会给孩子一种暗示：走路是一件危险的事情，导致孩子变得不敢再进行尝试。

学站学走过程中的问题

孩子在家里会站，一到户外就不会了

在公园等比较宽阔的地方，孩子身边没有可扶的东西，站立可能会让他觉得有点害怕。孩子学站时期正是"认生期"的开始，让他来到不熟悉的地方，离开妈妈自己站立，是他不喜欢的事情。

孩子走路八字脚

八字脚也就是常说的X形腿和O形腿，许多孩子学站学走期间都会有这样的问题，这一般都属于生理性情况，不是疾病的表现。通常在孩子2岁左右就能慢慢修正，但如果过了3岁还是这样，就有可能是缺钙和维生素导致的，需要治疗。

防止意外受伤

孩子手臂被牵拉脱臼

孩子的关节活动范围比较大，但韧带松弛，关节囊柔韧且富有弹性，牵拉或负重后很容易引起脱位。如果大人拉着孩子的手教孩子学走，孩子突然跌倒时大人会下意识地牵着孩子的一只手向上提起来，

这时就有可能造成孩子关节脱臼。大人在领着孩子走路时要避免用力过猛，不能像提东西那样提拉孩子的手臂，更不能拉着孩子的手臂把他提起来玩。

别给孩子穿洞洞鞋

近年来，洞洞鞋很流行，花花绿绿地走在街上很夺人眼球，无论大人孩子都爱穿。但我们建议5岁以下的孩子别穿洞洞鞋，尤其是学步期的孩子。因为洞洞鞋太软了，容易变形，孩子穿着很容易从脚上脱落，造成摔倒或扭伤。洞洞鞋的透气性主要靠走动产生，孩子活动少，鞋子根本达不到排气的效果，还容易出汗，产生湿热，引发脚部疾病，设计、用料差的仿制洞洞鞋更不能给孩子穿，以免捂脚和磨脚。

训练10～11个月的婴儿自己进食

训练孩子自己进食是为了锻炼孩子的生活自理能力，也是为以后顺利地和大人一起在餐桌上吃饭打好基础。

让孩子自己拿住奶瓶

孩子的手已经具备了不错的抓握能力，能够自己拿着奶瓶喝奶或水了。开始时父母可以先帮忙扶着奶瓶，然后顺势拉着宝宝的手扶住奶瓶，再慢慢地将自己的手移至奶瓶底部直至拿开。如果孩子的手臂控制力不佳，可以改用比较轻的奶瓶或带有握把的奶瓶。

需要注意的是，即使宝宝已经具备自己拿奶瓶的能力，甚至能主动调整奶瓶的倾斜度，父母最好在宝宝喝奶时仍然能够陪在旁边，以免发生呛奶意外。可以在孩子头后或上背部放一个枕头或软垫，使孩子头部直立，食管保持通畅。

自己手拿食物吃

随着孩子手眼协调能力的日益成熟，已经能够自己拿着固体食物送到口中，这时可以多给孩子提供一些半固体的食物，如小面包、煮得较软的胡萝卜条、切成条状的香蕉等让孩子自己拿着吃。不要怕孩子吃得一团糟，给他足够的时间去咬、去吞。不要给孩子提供花生、糖果、爆米花等坚硬、小碎块的食物，以免呛入气管。另外，孩子躺着、哭闹和移动时，不要让他单独进食。

学习用勺子

让孩子学会自己拿着勺子吃饭可不是一件容易的事情，需要几个星期甚至更长的时间，父母要有耐心。开始时可以给孩子一把勺子让他玩，他可能拿着勺子来回挥动，敲打东西，把勺子丢在地上或放到嘴里，不必在意，随他去。等他对勺子有了一定的认识，就可以开始教了。

通过游戏教

准备一只碗，碗要重一些且不易碎，以免孩子动不动就把碗弄翻而产生挫折感。碗里放些大枣（蚕豆也可以），父母先给孩子示范用勺子舀起碗里的大枣，然后把勺子给孩子，让他自己试验。在孩子成功舀起大枣时，别忘了大声表扬。

实践中教

大人吃饭时也给孩子盛一碗饭，给他一把勺子，让他在旁边看着。大人用勺子盛起碗里的饭送到口中，动作要慢，让孩子看清楚。孩子是喜欢模仿的，他也会学着大人的样子用勺子吃饭。

10～11个月婴儿的玩具

这个月的孩子正是蹒跚学步的时候，非常好动。手的动作更灵活，运动能力和模仿能力也增强了。多数情况下，这么大的孩子都是自己玩自己的，还没有学会和别的孩子分享玩的快乐。

可促进视觉、听觉和触觉全面发展的玩具

- 可以拖拉的玩具车；
- 不倒翁、毛绒动物玩具或大洋娃娃；
- 用柔软的材料（如橡胶、塑料）制成的容易抓握的小球；
- 能发出响声的玩具，如玩具电话、小木琴、小鼓、挤压时可以“吱吱”叫的橡皮玩具；
- 颜色鲜艳、造型可爱的不易撕坏的布书；
- 造型简单、体积大、容易搭拼的积木。

虽然有这么多玩具可供选择，但父母一定要认识到，对孩子来说，不一定非得是玩具才能给孩子玩。相反，孩子可能更喜欢玩那些不是玩具的物品。因为这个世界上的一切在孩子眼中都是新鲜有趣的，那些大人们司空见惯的日用品，孩子也会玩得不亦乐乎。

孩子玩玩具喜新厌旧

对新奇的事物感兴趣是人的天性，对孩子来说更是如此。再加上孩子集中注意的时间本来就比较短，一个新玩具到他手里，玩不了多久就会失去兴趣。还有一点，现在的父母都娇惯孩子，总觉得孩子的玩具不够玩，于是给孩子买好多玩具，这也是造成孩子喜新厌旧的重要诱因。

如果看到孩子玩腻了现有的玩具就立马再买新的，这只能助长孩子喜新厌旧的心理，使孩子的注意力越来越无法集中，看似爱孩子，实际上是害了孩子。孩子的玩具不应太多，一段时间固定几种就可以了。如果孩子不喜欢玩某件玩具了，可以先收起来，等过段时间再拿出来，对孩子来说又是一个新玩具。

别把孩子完全交给玩具

有的父母因为没时间和孩子玩，就给孩子一大堆玩具让孩子自己玩，这样只能让孩子对玩具产生依赖感，尤其是这个月的孩子，随着各项能力的发展，已经不满足房间里有限的空间，更不愿被困在大人的怀里，他们更喜欢接触外面的世界，看到更多的人和新鲜有趣的事物。父母再忙也要抽出时间陪孩子，多带孩子到户外玩耍。

10～11个月婴儿的体能训练操

在父母的帮助下做一些婴儿操，一来锻炼孩子身体各部位肌肉的力量，二来还可以增强孩子的体质和抵抗力，让孩子少生病。这些婴儿操都非常简单，每天抽出几分钟的时间就可以完成。

压掌蹬腿

目的：锻炼孩子双腿肌肉力量。

做法：让孩子仰卧，双脚抬起，妈妈将手掌（手心）分别压在孩子的脚掌（脚心）上，让孩子来回蹬妈妈的双手。重复数次。如果孩子没有蹬腿的意识，妈妈可以用手掌轮流推孩子的脚掌，引导孩子自己蹬腿。

上下举臂

目的：锻炼孩子肩关节的灵活性及上臂肌肉力量。

做法：妈妈坐着，让孩子站在妈妈的膝盖上，分别握住孩子的两手腕，慢慢将其双臂向上举起，接着再放下置于身体两侧。重复做1～2次。

下蹲站立

目的：锻炼孩子下肢肌肉力量。

做法：妈妈蹲下，让孩子站在妈妈面前，双手握住孩子的手腕。妈妈边发出“蹲下”的指令，边将孩子双手轻轻下压，让孩子蹲下来。数秒后再将孩子缓缓向上拉起，使孩子站立。

坐立运动

目的：加强孩子手臂和肩部肌肉的力量。

做法：让孩子仰卧，妈妈抓住他的手腕轻轻地向上拉起，使其由仰卧位变成坐位。接着将孩子的双手向上拉起，使孩子乘力站起来。重复4～5次。

10～11个月婴儿动作、智力训练小游戏

捡玩具

在地上放一个箱子或盆子，在里面放一些玩具。让孩子站在箱子旁边，妈妈蹲在孩子面前，对孩子说：“妈妈喜欢小猴子，宝宝把小猴子拿给妈妈好吗？”如果孩子没有听懂，妈妈可以多重复几遍，还可以加一些手势帮助孩子理解。孩子听到妈妈的请求就会看箱子里的玩具，找到小猴子后就会慢慢从站位变成蹲位或坐位，拿出小猴子递给妈妈。这时妈妈要大声夸奖孩子，并抱起孩子亲一亲。孩子看到妈妈兴奋的神情就会有一种胜利感，即使妈妈不发出请求，孩子也会再把小猴子递给妈妈。孩子每做到一次，妈妈就要高兴地夸奖孩子，千万不要没反应。

游戏点评：这个游戏不但能训练孩子的体能，还能提高孩子的手部精细动作能力、手眼协调能力、思维能力、对物品名称的认识以及和父母的交流能力。

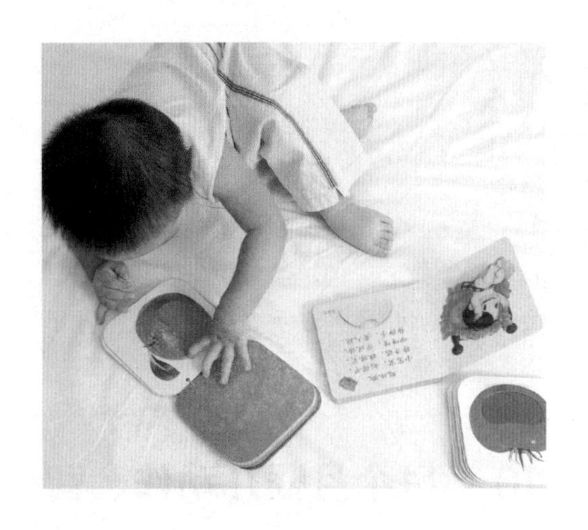

翻书

父母拿图画书给孩子讲故事，边讲边帮助他自己翻页，直到最后能独立翻书。最好使用专供婴幼儿阅读的大开本彩图书，书页要厚一些，画面大一些，字大而少，故事有趣。如果孩子从未听过用书讲故事，那他可能就不会翻开书页，这时父母要给予耐心指导。孩子开始时可能不分倒顺和次序，要通过认识简单的图形逐渐纠正。当孩子的空间知觉发育越来越好时，自然就会调整过来。

游戏点评：**翻书的过程可以锻炼孩子手指的灵活性，培养孩子专注的性格，发展孩子的认知能力。**

伸手指

孩子刚出生时两手是紧握着的拳头，还不会将手伸开，手的活动能力比较差。慢慢地，会伸开大拇指了，吃手时也是吮吸大拇指。让这么大的孩子伸手，他往往是把五指同时伸开，只伸一根手指还是比较困难的。这时父母可以对孩子进行手指训练。帮助孩子伸出食指，并告诉孩子这是“1”，“宝宝有1个小鼻子”。然后依次再将中指、无名指、小指伸开。

游戏点评：**这个游戏不但对孩子手的灵活性进行了锻炼，还教孩子形成数字的概念，并认识身体器官或其他物品，促进孩子的思维能力发展，将孩子看、说、做、思维等能力有机地结合了起来。**

画画

给孩子一张白纸，一把彩色铅笔或蜡笔。父母握着孩子的手教孩子握笔，然后在纸上画画，如太阳、大树、小鱼等。画好线条后给太阳涂上颜色，给大树添上果实，给小鱼画上眼睛……然后鼓励孩子在纸上随意涂画。

游戏点评：**画画可以发展孩子的手眼协调能力，并教孩子认识更多的颜色，对培养孩子的想象力和创造力大有裨益。**

怎样帮婴儿克服害羞心理

帮孩子克服害羞心理，父母可以尝试以下办法：

1.多带孩子到外面去，让孩子多接触陌生的人和事物。看到邻居时和邻居打招呼，告诉孩子这是谁，并鼓励孩子和邻居亲近。如果孩子一开始无法适应，并表现出抗拒时，不要强迫他，让他在一旁安静看着父母与邻居谈话。当孩子看得多了，慢慢就会习惯了。

2.放开手脚让孩子自由探索世界。任由他在屋里爬来爬去，把玩各种安全的物品，把东西扔得到处都是；任由他自己进食，即使掉的比吃的多；任由他从地上捏蚂蚁、抓土……只有让孩子对世界有更多的认识，才能建立起对外部环境的信任，产生自信。孩子有了自信，就容易克服婴儿期的害羞心理了。

3.培养孩子独立解决问题的能力，如摔倒了让他自己爬起来，想喝水时让他自己去拿水杯，等等。不管孩子有没有做好，父母都要予以鼓励和支持。一旦有了独立解决问题的能力，孩子就不会轻易焦虑，害羞也就自然化解了。

纠正婴儿过分恋物的行为

“恋物”是幼儿成长过程中的一种正常现象，是孩子从“完全依赖”转变为“完全独立”的过渡期所产生的行为。通常情况下，孩子从6个月开始就有了依恋的情感需求，希望得到父母的抚摸和疼爱。如果此时父母经常与孩子分离，孩子得不到足够的爱，就会缺乏安全感，恋物也就会随之产生，变得对某样物品特别依恋，实际上这是孩子将对父母亲人的依恋转移到物品上的表现。

恋物≠恋物癖

说起恋物，许多人可能会不自觉地联想到“恋物癖”，实际上，这是两个完全不同的概念。恋物癖多发生于成年男性，通常从青春期开始，表现为把无生命的物品作为性活动的对象引起性兴奋。所恋物品大都是女性的贴身衣物，如胸罩、内裤等，这是一种心理疾病，和孩子对某一物品的依恋完全不是一回事。

最容易让孩子产生依恋的物品

● 奶瓶或妈妈的乳房：这也是为什么给孩子断奶那么困难的原因。

● 自己的手指或拳头：孩子喜欢吃手除了是对事物的探索外，还有一定的缺乏安全感，想寻求依赖的原因。

● 柔软、温暖的物品，如被子、毛毯或毛绒玩具：有些孩子会整日抱着毛绒玩具或小毯子，脏了也不让洗，如果谁跟他要，就会哭闹不止。

● 照顾者的身体：有的孩子睡觉时总得抱着照顾者的胳膊或腿，不然就不能入睡。

如何干预孩子的过分恋物行为

一般情况下，孩子恋物并不是什么严重的事情，父母也不需要过分干预。因为随着孩子逐渐长大，当他们有了足够的精神力量来适应和面对社会的时候，就会自然放弃所恋之物。但是，如果孩子过分依恋某样东西，比如小毛巾一刻也不离身，谁也不能碰不能洗，而且这种恋物行为持续很长时间，一直到上学甚至更久，那就说明孩子严重缺乏安全感。这样下去有可能会对孩子将来的社会交往带来障碍，有必要进行心理干预。

父母在帮孩子戒除依恋行为时，要注意方式方法，千万不能采取强硬的手段。

● 尽量多和孩子在一起，减少孩子独处的时间。

● 平时多拥抱孩子，多拍抚孩子的后背和头顶。

● 不要硬性要求孩子独睡，睡觉前父母陪伴孩子并给他讲故事。

● 多准备几个“迁移物”，如几个相似的毛绒玩具或一两个小枕头，让孩子无法对某一个“情有独钟”。

● 多和孩子做游戏，带孩子到户外玩耍，拓展视野，丰富玩耍对象，引导孩子把注意力和兴趣朝更广泛的方向发展。

示例 在家人面前活泼，一见陌生人就特别害羞

10个月大的豆豆是个非常活泼可爱的孩子，爸爸妈妈一逗就“咯咯”地笑个不停，和爷爷奶奶也照样能玩得乐不可支。可这样一个开朗的孩子偏偏就怕见陌生人，每当家里来了陌生人或被大人带出去玩见到陌生人时，豆豆就立刻安静下来，惊恐不安地瞪着眼睛，更是拒绝让陌生人抱。有一次一个邻居阿姨想要抱抱她，结果豆豆的身体焦急地扭动，不一会儿就号啕大哭起来。

专家点评：

从心理学角度来讲，害羞是人类一种情绪表达和自卫方式，即使小婴儿也不例外。据统计，大约有1/5的孩子天生就害羞。一般的孩子6~7个月后见到陌生人后会变得不怎么爱笑，7~9个月的孩子见到陌生人时开始显得紧张，再大一点的孩子习惯了只跟自己熟悉的家人玩耍，排斥与陌生人接触、说话。

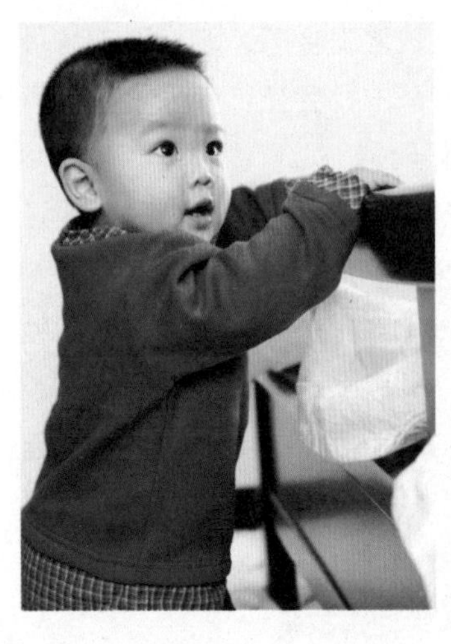

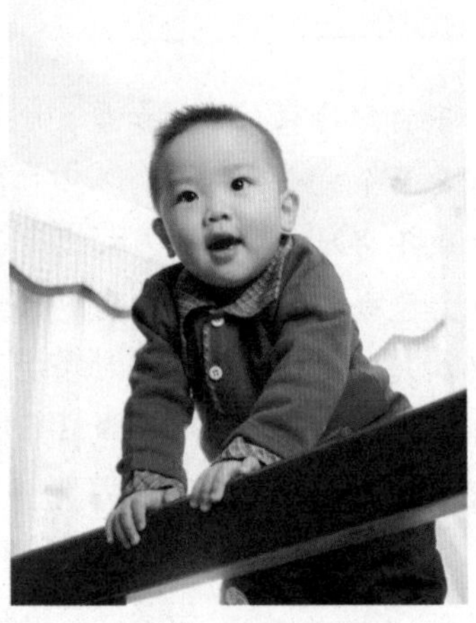

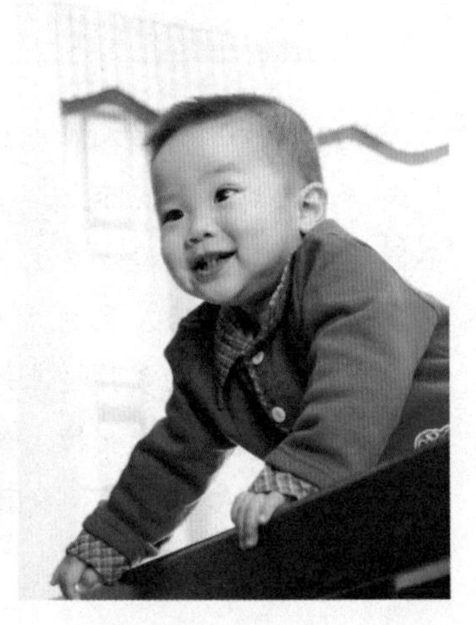

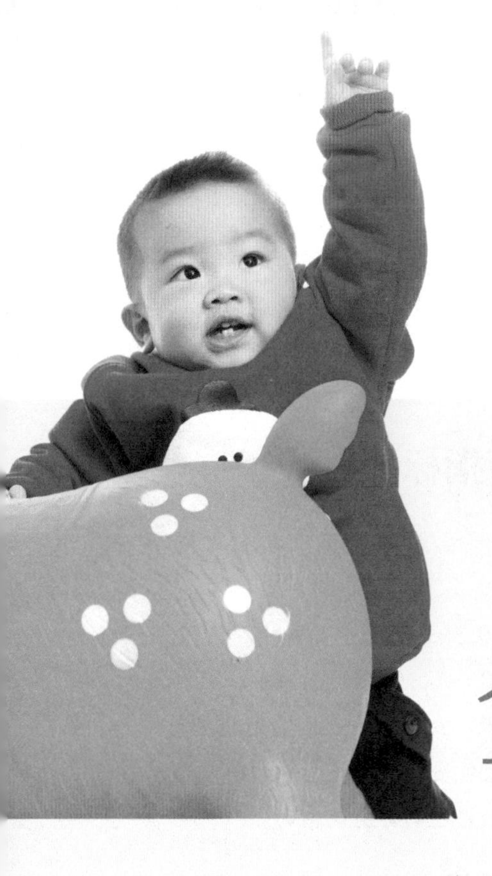

第十二章 11～12个月

这个月，有些孩子的前囟已经闭合，但也有的要到1岁半才闭合。

孩子有了自己的意愿，父母已经无法随意“摆布”了，看护也变得困难起来。

不要孩子一咳嗽就给孩子吃止咳药，要找出原因，对症治疗。

可以吃硬度比大人的稍软的饭菜，每天两顿奶加三顿正餐加两顿点心。

孩子的活动能力增强，活动范围增大，要时刻看护好，避免意外的发生。

教孩子说话时不要跟孩子说“宝宝语”和重复孩子的错误发音。

孩子有选择自己人生道路的权利，父母不要将自己的梦想强加在孩子身上。

成长与发育进程

11～12个月婴儿的基本发育指标

本月孩子的基本发育指标

体重：男孩9.87～10.9千克，女孩9.02～9.24千克。

身长：男孩75.20～76.50厘米，女孩73.70～75.10厘米。

头围：男孩头围平均值为46.3厘米，女孩头围平均值为45.2厘米。

前囟：从6个月开始就会不断地缩小，到这个月，有些孩子的前囟已经闭合，但有些要到18个月左右才会闭合。

本月孩子的生长发育规律

这个阶段孩子体重的增长速度较刚出生的几个月变得缓慢，但身长仍然可以保持每月1.5厘米左右的增长速度。本月孩子的体重约为出生时的3倍，身长约为出生时的1.5倍。头围和胸围已基本接近，头大身小的情形将会逐渐得到改善。

牙齿的萌出规律

孩子牙齿的萌出是有一定规律的，牙齿成对长出，左右两侧同名的牙齿同时长出，下颌的牙齿早于上颌牙齿长出。一般12个月左右的孩子6颗门牙已经出齐：上面4颗，下面2颗。

11~12个月婴儿的能力

看的能力：能有意识地注意某件事物

虽然这个时候孩子的视力只有0.2左右，但他已经能够用眼睛去追踪、寻找、辨识物体了，同时注意力也更集中，能够有意识地注意某件事物。注意力是孩子感知、记忆、思维等能力发展的重要前提条件，也就是说，只有有意识地集中注意，才能使孩子的学习能力得到提高。虽然在婴儿阶段主要是非意识注意，但要想促使孩子尽早形成有意识的注意力，父母的培养和教育也是很有必要的。

提高孩子注意力的原则和方法

让孩子身心都处在最佳状态：通常情况下，孩子只有在吃饱喝足、睡好、身体舒适的情况下才能情绪饱满，才有利于更好地集中注意力。

选择适合孩子年龄的刺激物：这个年龄的孩子通常比较喜欢看颜色鲜艳、对称的图形，人脸和小动物图画，以及活动着的物体。父母要抓住孩子的这一特点，通过相应的玩具和游戏来提高孩子的注意力。如果给孩子看密密麻麻写满字的书，那是无论如何也提不起孩子的兴趣的，训练有意注意更无从谈起。

听说能力：能听懂更多的话，喜欢“自言自语”

这个月的孩子已经能听懂许多话的意思了，这和平时父母及周围的人和他说话以及他自己的观察是分不开的。婴儿对语言的学习就如同火山一样，积累到一定程度就会突然爆发。父母平时一定要和孩子多说话，并加上丰富的表情和动作，这对促进孩子语言能力的发展有很大帮助。孩子还喜欢听旋律优美、节奏感强、音量适中的音乐，有时候听到自己喜欢的乐曲会高兴得手舞足蹈起来。

有的孩子已经能够清晰地说一些简单的词语了，如“拜拜”“抱抱”“汪汪”；有的孩子虽然说不清楚，但表现出非常强烈的说话愿望，总是“嘀嘀咕咕”地发出一些声音。如果父母仔细观察，就会发现孩子有时在自己玩玩具时会出现这种自言自语的情况，虽然谁也听不懂，但却说明了孩子语言能力的进步，离真正会说话已经不远了。

模仿能力增强

模仿是学习的基础，也是孩子身心发育的必经阶段。其实，孩子从出生开始就会模仿，随着年龄的增长，这种能力也越来越强。这个月的孩子已经能对大人的行为动作进行简单而机械地模仿。看见妈妈在梳头，他也会拿一把小梳子在头上来回划拉；看见奶奶在扫地，他可能会拖着比自己还要高的扫把满屋子比划。

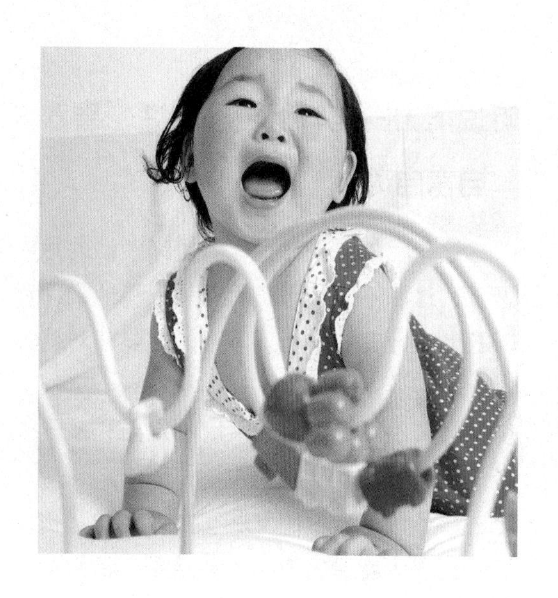

父母要懂得利用这种本能的模仿能力，对孩子进行正面的引导。如果父母平时不注意自己的言行，也就等于给孩子树立了一个坏榜样。有些家长对于孩子骂人的坏习惯忧心不已，其实他们应该从自己身上找找原因。孩子不可能天生就会骂人，之所以这样，一定是从父母或周围的人那里模仿来的。在孩子出现强烈模仿愿望时，父母要积极引导，否则，孩子学会说话的时候，也就是学会骂人的时候。

11～12个月婴儿的情感特点

自主能力增强

孩子已经不愿意受大人摆布了，而是喜欢按照自己的意愿做事。想吃什么不想吃什么，想玩什么不想玩什么已经能够自己来决定，父母如果喂给他不想吃的东西，他会拒绝张嘴，甚至用手打掉。会走路的孩子喜欢在家里四处“游历”，这里看看那里摸摸，一刻也不停歇，家里的所有日常生活用品都有可能成为他的玩具，父母拽都拽不住，这就是孩子自主能力增强的表现，以后他会变得越来越淘气，不再像小时候那么好看管了。

渴望和其他孩子交流

这个月孩子开始有了社交活动的意识，不过当然是自发的，不带有任何目的。前几个月，如果看到其他小孩子，只是看看、笑笑，一会儿就没了兴趣，更不知道和他们一起玩。但现在却不同了，他会对和自己差不多大的孩子表现出极大的兴趣，看到小伙伴会很高兴地过去和人家握握手、亲一亲，玩得很火热。也有的孩子虽然也喜欢和同龄小伙伴待在一起，但并不会和他们有太多交流，这是性格使然。父母要多创造机会让孩子和其他小朋友接触，鼓励他和别人交往，这对孩子将来融入社会很有帮助。

对熟人更亲近

孩子已经能够很熟练地分辨熟人和陌生人。对于经常串门的邻居，孩子一眼就能认出来；见到自己的亲人更是很兴奋，看到经常见到的爷爷奶奶、姑姑小姨会非常高兴，会拍手欢迎，还会伸着胳膊让他们抱。如果是从没见过的陌生人，孩子则表现得无动于衷，或只是瞪大眼睛看着，更是拒绝让他们抱。这就是人类天生的情感，如果经常在一起，孩子就会和他们很亲，如果经常见不到面，即使是亲生父母，孩子也会和他们有距离感。

孩子的常见疾病

皮炎

婴儿的皮肤及皮下组织较薄，基底层细胞组织发育不完全，抵抗外界刺激的能力差，所以皮肤很容易受到感染，引起皮炎。

异位性皮炎

孩子皮肤呈现大片干燥红斑、丘疹，并伴有继发性小水泡性、渗出性及结痂性病灶。季节变换、环境变化和外界刺激时皮肤就会瘙痒，孩子抓挠后会起疹子，起疹子又会导致瘙痒，反复发作，不易痊愈。还有比较麻烦的一点是，异位性皮炎和哮喘、过敏性鼻炎通常会伴随发生，孩子只要有其中一种症状，另外两种往往也会随之出现。

异位性皮炎的预防和护理

减少环境过敏原：家中不要铺地毯，经常打扫卫生，减少导致皮炎恶化的因子——灰尘和尘螨；尽量不要让孩子接触毛绒玩具、宠物和二手烟；清洁剂、消毒水、洗衣粉、洗洁精等化学用品不要直接接触孩子的皮肤。

使用正确的洗护方法：治疗异位性皮炎最根本的就是要为皮肤保湿，每天为孩子涂抹保湿性护肤品2~3次；洗澡时水不要太热，33℃~40℃为宜，洗得越快越好，不要用清洁力强的沐浴产品，不要用毛巾、搓澡巾搓洗皮肤；洗完澡后立刻涂抹保湿力强的乳液或乳霜。

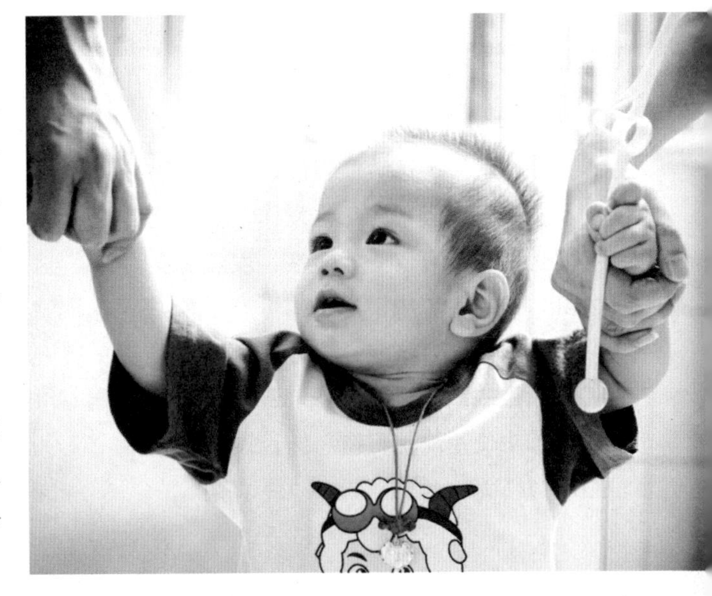

穿着全棉材质衣物：给孩子穿宽松、柔软的棉质衣物，皮肤不要直接接触羊毛、尼龙、涤纶、牛仔布等人造或粗糙纤维。

脂溢性皮炎

孩子出生后3周就有可能患脂溢性皮炎，病程可持续到1岁，表现为头皮上、眉毛、耳朵后、鼻梁两边、身体褶皱及关节等处出现黄色油状分泌物，干燥后会有块状的落屑。此病一般不痒或痒感很轻微，不影响孩子吃、睡和玩耍。

脂溢性皮炎的护理

洗澡次数不宜太多，水温不要太高，使用温和的沐浴产品或直接用清水冲洗，不要用碱性大的肥皂、香皂。

洗完澡后涂抹性质温和的类固醇软膏，为避免继发感染，选择添加抗念珠菌、抗细菌成分的软膏。

睡前在患部涂抹滋润性的药物或婴儿护肤品，如凡士林、婴儿油，第二天再用婴儿清洁剂清洁患部结晶物。

最好不要给孩子使用含有水杨酸的外用药，避免对皮肤产生强烈的刺激作用。

接触性皮炎和过敏性皮炎

这两种皮炎都是孩子接触某种物质后，皮肤或黏膜因过敏或强烈刺激而发生的一种炎症，多表现为急性发作，如果反复接触过敏原，可演变成慢性。发病时皮肤发红、瘙痒、脱屑，严重的可产生糜烂或溃疡。其护理方法和异位性皮炎基本类似，阻断过敏原、正确洗护，避免皮肤刺激，再加上使用外用药物涂抹，慢慢就会痊愈。

咳嗽

咳嗽本身不是一种疾病，而是某种疾病或不适的症状表现。咳嗽是一种突然的爆发性呼气运动，是一种保护性反射。但如果长期剧烈咳嗽，就会影响孩子的睡眠及生活质量。

孩子咳嗽的常见原因

● 孩子的抵抗力差，容易受到外界环境的影响。一旦冷空气或灰尘进入呼吸道，就会刺激气管，引起咳嗽。

● 当孩子患感冒、咽炎、气管炎、肺炎等疾病时，气管黏膜就会水肿、充血，发生炎症，这时即使没有痰，孩子也会咳嗽。

● 当气管内吸入异物，如奶液、米粒，或受到油烟、辣椒味刺激时，也会引起咳嗽。

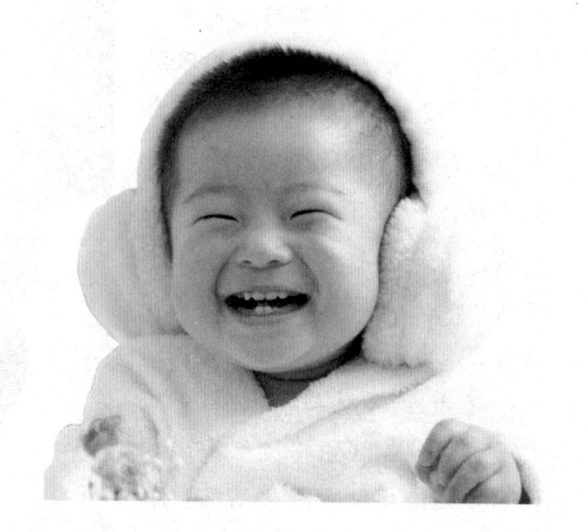

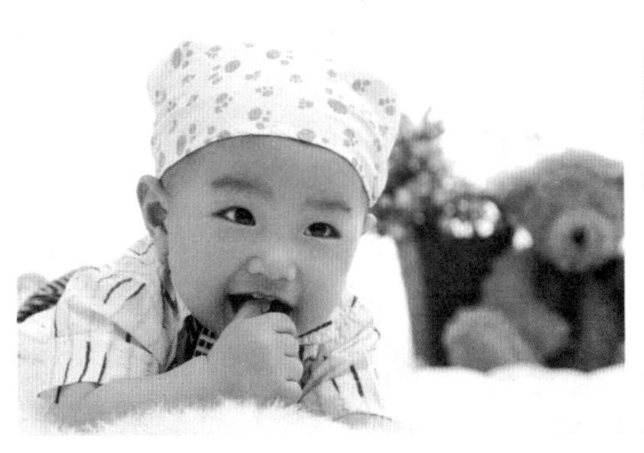

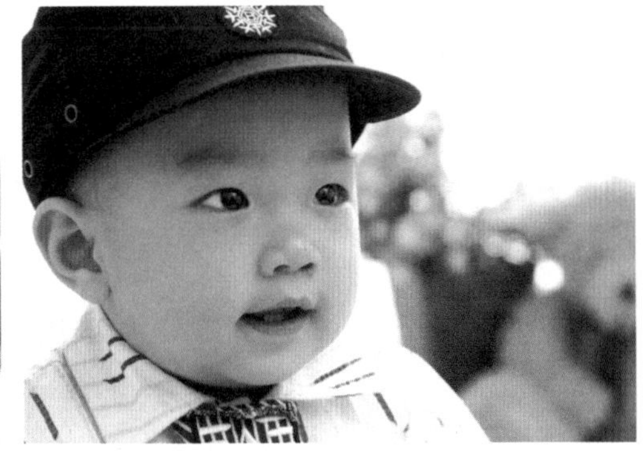

咳嗽需要对症治疗

当孩子出现咳嗽时，许多父母的第一反应就是给孩子止咳，打针、吃药、食疗、理疗……用了很多方法，但效果往往并不好。因为引起咳嗽的原因不尽相同，只有找到“病根”，对症下药，才能彻底治疗咳嗽，单纯止咳只能是治标不治本。

● 吸入异物引起的咳嗽：当奶液、食物渣子等异物进入气管时，孩子会立即出现剧烈的咳嗽。这时应该鼓励孩子咳嗽，帮孩子变换体位，轻拍其背部，以助于异物咳出。当异物咳出来后慢慢就不咳嗽了，不需要特别的治疗。如果出现呼吸困难等严重异物卡喉的情况，则要立即将孩子送往医院抢救。

● 过敏性咳嗽：有些孩子对花粉、冷空气、香水或动物毛过敏引起咳嗽，这时最好的办法就是让孩子远离过敏原，同时可以征得医生同意后适当使用抗过敏的药物。

● 呼吸道炎症引起的咳嗽：咽炎、气管炎、肺炎等疾病发生时，除了持续的严重咳嗽，常常还伴有发热、流涕、呼吸急促、吐黏稠痰液等症状，这时候要立即就医治疗原发病，使用止咳药不是根本办法。

持续咳嗽有痰的孩子

人的呼吸道里时刻都有分泌物，但小孩子不会吐痰，所以痰液就会堆积在呼吸道里，嗓子里总是呼噜呼噜的，尤其到了秋末冬初，这种现象更明显，但只要孩子吃得好睡得香，精神状态不错，体温也正常，就没有什么问题，平时只要加强护理就行。如果是秋冬季节，室内温度要保持在18℃左右，湿度在45%左右，不要给孩子穿得太多，不能因为天气寒冷就停止给孩子洗澡或户外活动。

帮孩子排痰的方法

拍背法：让孩子侧卧或抱起侧卧，家长一手五指微屈呈空拳状，从上而下、由外向内轻轻拍打孩子前胸及侧胸背部。每侧拍3～5分钟，每日2～3次。

饮水法：水对咽喉有良好的滋润及物理治疗作用，能将黏稠的分泌物稀释，使其容易被咳出。让孩子多喝凉白开，少量多次，水温以23℃左右为宜。

小儿哮喘

小儿哮喘是儿童常见的慢性呼吸道疾病，表现为反复发作性的喘息、气促、胸闷、咳嗽等症状，常在清晨和夜间加剧。

小儿哮喘的先兆、发作时及缓解期表现

发病前常常有1～2天的上呼吸道过敏症状，如眼痒、鼻痒、打喷嚏、流清涕等，进一步表现为上腭痒、咽痒、干咳和呛咳。发作时，孩子会出现烦躁不安、呼吸困难、呼吸频率加快并伴有喘鸣音，进一步加重可出现心力衰竭。在缓解期，孩子没有任何症状表现，或仅表现为过敏性鼻炎和咽炎的症状。

常见的疾病诱因

1.过敏原：尘埃、花粉、动物的毛、霉菌、蟑螂等。

2.刺激物：香烟的烟雾、厨房的煤烟或油烟、香水、强烈的化学制剂或气味。

3.剧烈活动：活动量大的运动、大笑大叫、大哭大闹。

4.疾病感染：伤风、感冒、流感、鼻窦感染等。

哮喘儿的护理

衣：因为哮喘孩子容易对动物羽毛、蚕丝中的变应原过敏，使哮喘症状加剧，所以不要给孩子穿羽绒服或用蚕丝棉做的衣服。

食：尽量避免让孩子食用容易引起过敏的食物，如鱼、虾、蟹、鸡蛋、牛奶、桃子、芒果等；某些食品添加剂，如亚硝酸盐也可诱发哮喘；慎用或忌用某些可能诱发哮喘的药物，如阿司匹林、消炎痛、布洛芬、芬必得、氨酰心安等。

住：保持居室干燥，将空气湿度控制在50%以下；不要在室内养花，春夏季节每天定时关窗，以减少花粉吸入；不用地毯和挂毯，避免吸附尘螨；经常清洗孩子的床单、被罩、枕巾，每周用50℃以上的热水烫洗一次；不养猫、狗、鸟等宠物；不要给孩子使用羽绒或蚕丝被子、枕头；定期打扫浴室、厨房，清除易发霉或已发霉的物品，消灭蟑螂，减少霉菌吸入；烹调时尽量减少油烟，不要在家中吸烟；让孩子减少接触各种刺激性气体或气味，如油漆、杀虫剂、香水等。

行：寒冷或气温多变的季节里，注意给孩子保暖，保护好气管，避免受寒；在户外玩耍时不要让孩子做剧烈的运动；不到花草多的地方，以免吸入花粉；随身携带药物，以备哮喘发作之需。

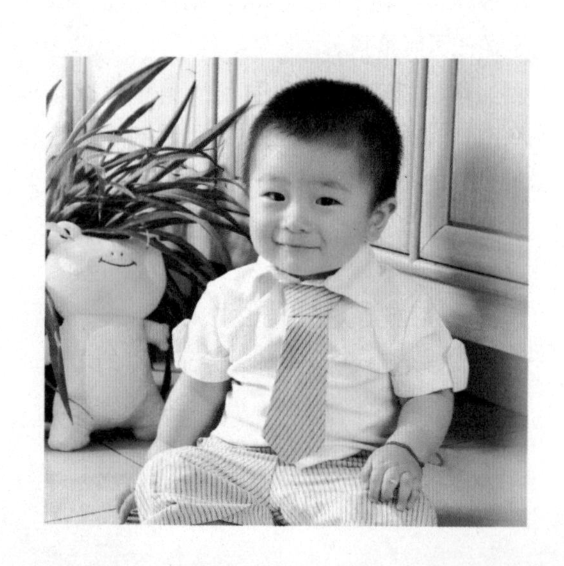

中耳炎

小儿中耳炎的常见类型

卡他性中耳炎：又称渗出性中耳炎或非化脓性中耳炎，表现为耳闷、听力下降。急性期可有轻度的耳痛。卡他性中耳炎是小儿致聋的常见原因。

急性化脓性中耳炎：表现为发热和耳痛、耳流脓。

慢性化脓性中耳炎：多为单纯型中耳炎，由急性中耳炎反复发作或耳内进水引起。

中耳炎的发作过程

1.发作初起时，鼓膜内陷，出现低调耳鸣、轻度传音性耳聋；锤骨柄充血、突出，早期鼓室内有渗液。

2.进入化脓前期，鼓膜呈辐射状向心性充血，锤骨柄变成红色棒状，松弛部红肿外凸，很快整个鼓膜变红凸起。这时候孩子会出现高热、惊厥，摇头抓耳，哭闹不安，常伴有腹泻、呕吐等症状，容易被误诊为胃肠疾病。

3.进入化脓期，鼓室大量蓄脓，鼓膜极度外凸膨隆，锤骨形消失。有跳动性耳鸣，严重耳聋，剧烈耳痛，可放射到上颌牙齿和颞顶部。孩子出现高热、拒食、躁动、面色灰白等中毒现象。

4.持续感染4～5天后进入消散期，鼓膜中心黄变坏死，最后穿孔，脓液流出。初为浆液，后为黏脓和纯脓。鼓膜一旦穿破流脓，除耳鸣、耳聋外，一切症状顿然消失，孩子体温、饮食随即恢复正常。

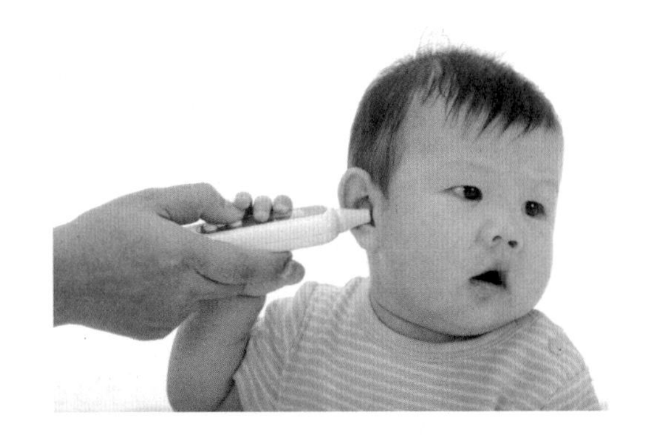

如何判断孩子患了中耳炎

由于孩子不会说话，无法表达自己不适的感觉，所以很难判断孩子到底是哪里不舒服。不过，孩子如果患了中耳炎，也会有一些比较典型的表现，能够给父母一些提示：

1.发生炎症一侧的耳朵附近头部剧痛，由于耳内疼痛，孩子会用手抓挠耳朵，不肯吃东西、哭闹，不愿意入睡。

2.中耳炎往往伴随着突然发烧，体温可升至37.8℃～40℃。

3.看有无化脓。如果孩子耳朵中流出黄色、白色或含有血迹的液体，那很有可能是患上了中耳炎。

预防措施

1.给孩子洗澡、洗头时要注意护好耳朵，防止污水流入耳内发生感染。

2.给孩子喂奶时不要让孩子平躺，奶嘴孔也不要太大，以防孩子呛奶，奶液进入中耳。

3.不要轻易给孩子掏耳朵，以免不小心刺伤耳内皮肤黏膜，引起感染。

4.孩子感冒时要及时治疗，因为许多小儿中耳炎都是由感冒引发的。

喂养的常识与方法

11~12个月婴儿的喂养重点

合理补充蛋白质

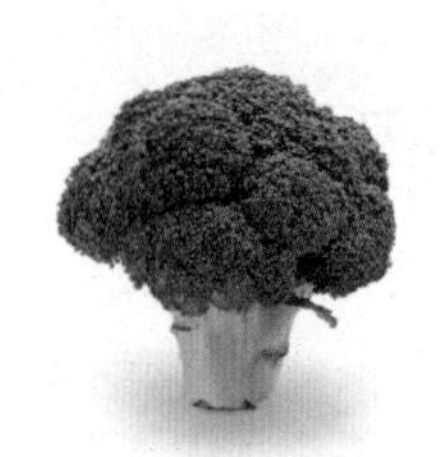

蛋白质仍是这一时期的孩子需要重点补充的营养，其主要来源还是奶、蛋类、肉类。这些动物蛋白质是优质蛋白质，吸收率和利用率要比植物蛋白高。豆制品属于植物性蛋白质，虽然其中的蛋白质含量也很丰富，但主要是粗蛋白，婴儿的消化吸收能力差，吃多了粗蛋白会加重肾脏的负担。所以，豆制品不是不能给孩子吃，而是不要多吃，每天最好不要超过50克。

额外补充维生素

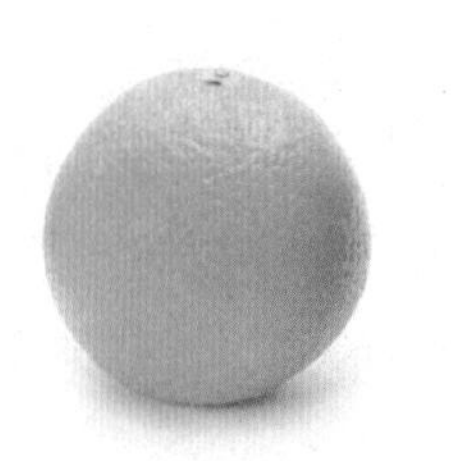

不爱吃蔬菜和水果的孩子可能会缺乏维生素。另外，食物在烹调加工过程中，维生素会大量流失，即使孩子不挑食，什么食物都吃，也有可能出现维生素不足。所以，额外补充维生素还是很有必要的。

这一时期，孩子每日需要补充维生素A约800国际单位。因为户外活动相对增加，阳光照射能够帮助孩子合成一些维生素D，所以维生素D制剂的补充量可以适当减少一些，每日200国际单位就可以了。

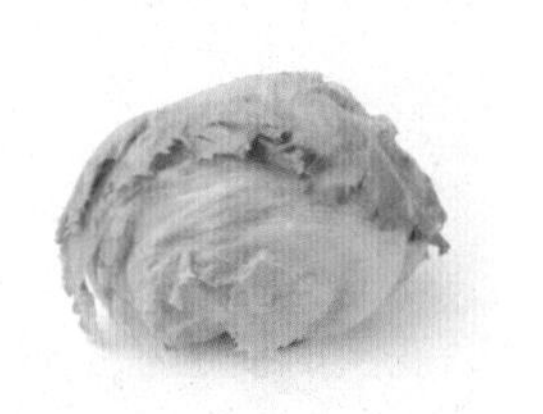

挑食孩子的营养补充

- 不爱吃奶的孩子，可以用蛋肉来补充蛋白质。相反，如果孩子不爱吃蛋肉，那就适当多给他吃些奶。
- 不爱吃蔬菜的孩子，应该多给他吃水果，来补充维生素的不足，或者在医生的指导下添加一些维生素制剂。
- 不爱吃粮食的孩子，除了多吃蔬菜、水果外，还是要以奶为主，因为相比蛋类和肉类，奶能够提供更多的热量。

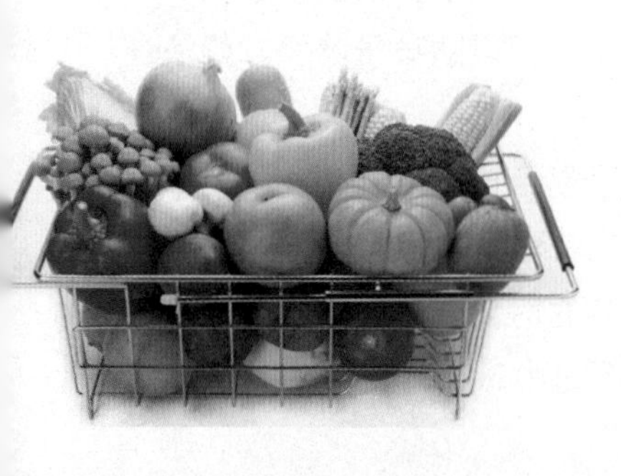

11～12个月婴儿的饮食要点

饭菜由辅食变为主食

随着孩子一天一天长大，奶已经满足不了他的生长发育需求，而是需要由食物来提供营养。这个月孩子的饮食结构要逐步向幼儿期过渡，一日三餐以饭菜为主，中间再加两顿点心。奶还是要喝，但不要放在正餐前后，以免影响进食。所选的食物应该包含更全面的营养，碳水化合物、脂肪和蛋白质是必不可少的，可以通过粮食、肉类、蛋类、鱼类、蔬菜和水果提供。

食物硬度比大人的饭菜稍软

这个月大多数婴儿都已经长出了上下中切牙，可以咬得动较硬的食物，但臼齿还没有长出来，不能把食物咀嚼得很细，因此饭菜要做得比大人的相对细软一些，如软饭、细面、饺子、烂菜、碎肉，等等。不需要像以前一样把食物制成泥或糊，蔬菜只要切成细丝或薄片再煮烂即可，以便帮助孩子逐渐适应幼儿期的食物形态。

每餐食物量稍有增加

以前吃4～5餐的可以适当减少餐数，但每餐的进食量要略为增加，为大人食量的1/3～1/2，半碗左右。如果以往一直以粥为主食，现在可尝试换成米饭，可在喂粥前先喂2～3匙软米饭，适应后即可完全换成米饭。奶每天喂2次，每次200毫升即可。

让孩子上桌同大人一起吃饭

正在断奶期或已经断掉母乳的这段时间，是建立孩子良好进餐规律的好机会，父母要给孩子在饭桌上留一个固定的位置，有规律地进食正餐也会对顺利断奶有帮助。经过几个月的辅食添加训练，孩子可以接受的食物品种已经很多了，对于大人吃的食物会有强烈的好奇心。虽然孩子这时候多半会将饭桌搞得比较狼狈，但这是让孩子体验和形成良好进食规律和习惯的一个重要途径。

适当加调味品，调动孩子食欲

我们提倡婴儿期的饮食以清淡为主，在此之前给孩子做的食物也都是不加任何调味品的。不过适当的味觉刺激能够调动食欲，如果孩子不爱吃饭、食欲差（除疾病方面的原因），父母在给孩子做饭时可以稍微加点盐等调味品，让孩子尝试不一样的味道。

盐：每天不要超过2克，不必每顿都加盐，1～2顿加就可以。

糖：每天最多1/3小勺，只在需要添加一点味道时才使用，糖吃多了也容易影响孩子正餐的食欲，还容易患龋齿。

酱油：酱油里含盐量很高，要注意控制用量，每天1～2滴即可。如果饭菜的味道已经够了，加酱油只是为了让颜色更好看一些，那就不要加。

食用油：最好使用植物油，每天2～3滴。比如给孩子吃面条或馄饨时，在汤里滴一滴芝麻油。

11～12个月婴儿可添加的食物

主食类

主食不但能为孩子提供热量，还可以锻炼咀嚼和吞咽能力，包括各种谷物食品以及面食，如粥、米饭、面条、馄饨、小包子、馒头等。

婴儿能不能吃粗粮

对于成人来说，多吃粗粮有很多好处，可以缓解便秘、降血脂血糖、预防肥胖等等，但婴幼儿的消化系统发育不完善，消化能力比较差，而粗粮不容易消化，所以最好不要给婴儿多吃粗粮。如果要吃，也要粗粮细做，熬成烂粥或和白面混合做成发糕，让婴儿容易接受。

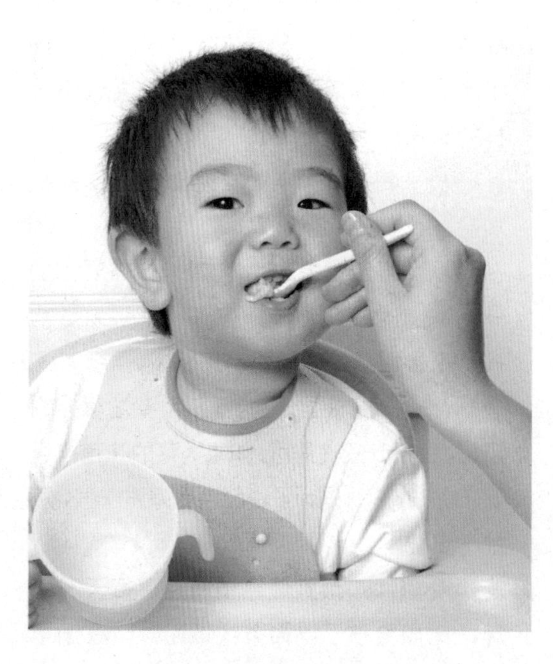

蔬菜水果类

各种当季的新鲜水果、蔬菜都可以给孩子吃，但葱、蒜、姜、香菜、洋葱等味浓、刺激性比较大的蔬菜除外，一些容易引起过敏的水果，如芒果、菠萝也不要轻易给孩子尝试。蔬果可以不必弄得很碎了，很多水果都可以直接让孩子拿着吃。

肉蛋类

家禽和家畜肉：鸡肉、猪肉、牛肉均可，注意去掉皮和肥肉，牛肉纤维比较粗，要切得细碎一些。

水产品：鱼、虾等海产品都可以吃，但是要注意食用后的反应，过敏性体质的孩子在吃海鲜的时候尤其要谨慎。

动物血和肝脏：补铁防贫血的重要食材，可以将猪肝或猪血蒸熟压成泥给孩子吃，但如果孩子接受不了那种味道，也不要强迫。

蛋类：鸡蛋、鸭蛋、鹌鹑蛋，可用蒸、煮、炒、炖等各种方式做。

零食和点心

烤馒头片、面包干、婴儿饼干、鸡蛋饼等，不但有营养，而且还有一定硬度，可以锻炼孩子的咀嚼能力；软面包、自制的蛋糕等均可以在两餐之间作为点心给孩子吃。

11~12个月婴儿一日饮食安排

这个月孩子可以吃的食物种类已经很多了，能吃的孩子不挑不拣，父母喂什么就吃什么，很让人省心。有些孩子却表现出对特定食物的好恶，出现偏食、挑食的倾向。即使孩子特别喜欢某种食物，也不可让他一连几顿地吃。父母要做的是尽量丰富食品的种类，就算孩子不喜欢吃某种食物，也可以由其他含类似营养成分的食物代替。每次餐前的半小时给孩子喝20毫升的温白开水，有助于增加食欲。

本月孩子一日饮食对照表

主要食物	母乳或配方奶、米粉、面包、粥、碎菜、面条、肉汤、肉末、蛋黄泥、鱼肉、豆腐、软饭	
辅助食物	温开水、果汁、水果、鱼肝油（维生素A、维生素D比例为3：1）、钙片	
餐次	正餐每天3顿，三餐间可加喂点心	
哺喂时间	上午	6:00喂奶、米粉等
		10:00喂软饭、面包、粥、碎菜
	下午	14:00喂面条、肉汤、肉末
		18:00喂稠粥加菜泥、蛋黄泥、鱼肉、豆腐
	夜间	22:00喂奶
备注	1.白天可加喂温开水、果汁、水果、馒头片、饼干等营养小点心 2.鱼肝油每天1～3次，每次1～2滴，全天5～6滴 3.钙片每天3次，每次1～2片，或遵医嘱	

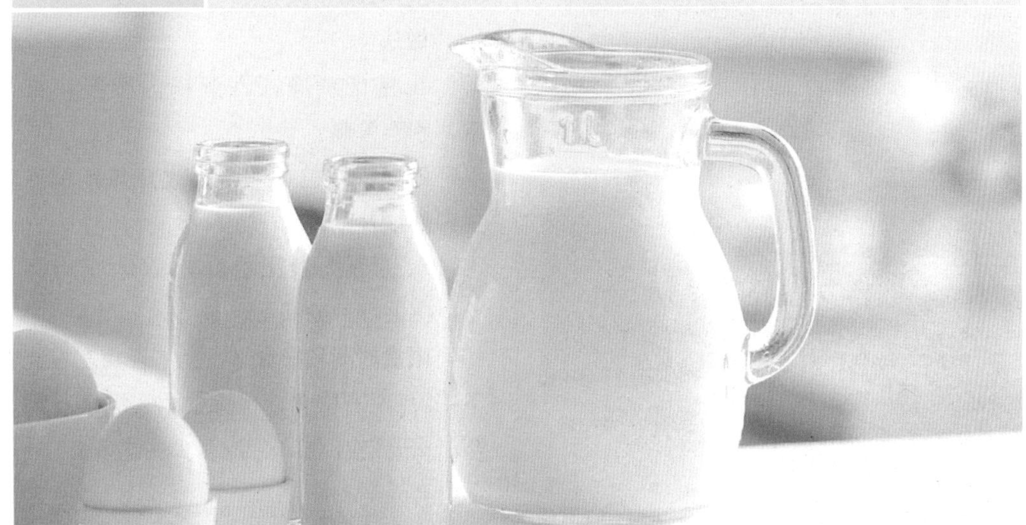

11～12个月婴儿的营养食谱

碎菜牛肉羹

原材料：嫩牛肉30克，番茄20克，嫩菠菜叶20克，胡萝卜15克，高汤适量。

做法：

1.嫩牛肉洗净，切碎，入沸水中煮熟，捞出备用。

2.番茄用热水烫一下，去皮籽，切碎；菠菜叶洗净，入开水锅里焯2～3分钟，捞出沥干水，切碎；胡萝卜洗净去皮，切成 1 厘米见方的丁，煮软备用。

3.锅内放入少许植物油，烧热后依次下入胡萝卜、番茄、嫩牛肉、嫩菠菜，翻炒均匀，倒入高汤，煮至肉烂即可。

注意：煮蔬菜和牛肉的时候要用小火，并不停地搅拌，否则容易糊锅。

喂食时间和喂食量：可在上午10点左右（也可在下午2点、6点左右或根据实际情况调整）喂食，一次半碗（约100毫升），每周1～2次即可。

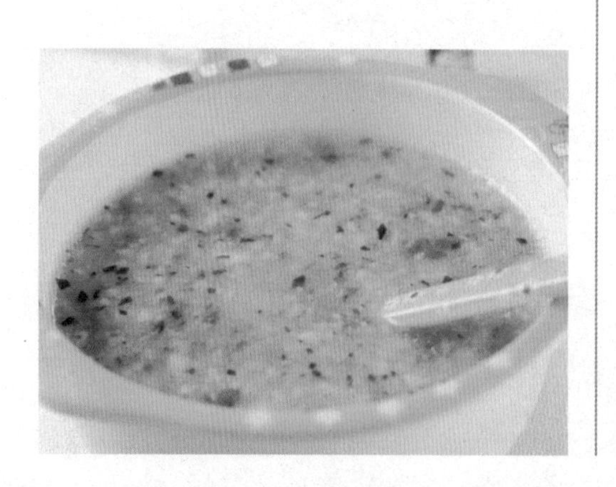

甜糯红豆泥

原材料：红豆50克。

调味料：白糖少许。

做法：

1.红豆洗净，放入锅内，加适量清水，大火烧开，换小火煮烂成豆沙，盛出备用。

2.炒锅内放入植物油，烧热后加入白糖炒化，倒入豆沙，小火翻炒片刻即可。

注意：翻炒豆沙时火一定要调小，擦着锅底炒，不然很容易炒煳。

喂食时间和喂食量：在任意两餐之间作为点心给孩子吃，一周1次。红豆不太容易消化，每次不要让孩子吃太多，一小勺即可。

香酥鱼肉松

原材料：净鱼肉（以刺少肉多的鱼类为佳）100克。

做法：

1.鱼肉洗净，入蒸锅内蒸熟，去皮，剔除骨刺。

2.炒锅放植物油，小火烧热，倒入鱼肉翻炒片刻。

3.待鱼肉炒出香味，质地变得酥松，再翻炒片刻即可。

喂食时间和喂食量：上午10点左右或下午2点左右喂食，也可根据实际情况调整。一天1次，孩子能吃多少便吃多少。

11～12个月婴儿的常见喂养难题

孩子偏食严重

这个阶段的孩子容易对食物表现出明显的好恶，自己喜欢的食物，喂多少吃多少，而对不喜欢的食物，一口也不吃，甚至连看都不看。

对于孩子偏食的毛病，父母要及时纠正，不然孩子越大，纠正起来就会越困难。孩子喜欢的食物，不能见他爱吃就一顿接一顿地做给他吃，而是要隔几顿或几天给他吃一次，期间用其他营养成分相似的食物代替。对于孩子不喜欢吃的，可以通过改变形状、颜色、烹调方式等来引起孩子的兴趣。

孩子吃得不少却不长肉

孩子光吃不长肉可能有以下几方面原因：

- 饮食安排不合理或肠道有寄生虫，影响了孩子身体对营养的吸收。
- 活动量过大，使身体消耗大量的能量，入不敷出也不容易长肉。
- 经常睡眠不足，影响生长激素的分泌，导致生长速度下降。
- 患有某些内分泌疾病，导致孩子身体瘦弱。

父母仔细观察分析一下自己的孩子属于哪种情况，然后再根据原因进行调理。不过因为个体的差异性，有些孩子每个阶段的生长速度是不一样的，可能这个月没怎么长肉，但是下个月又突然长了好多，只要总体平均水平正常就没问题。这种情况下，父母要耐心观察一段时间，说不定过一段时间孩子的体重又上来了，但如果孩子持续是瘦弱的状态，无论如何都无法改善的话，就要去医院看看是不是内分泌或肠胃方面出了问题。

给多少吃多少，吃起来没饱

孩子吃饭没饥没饱可能有两方面原因：一是情绪受某种因素影响而受到压抑造成的，如心里没有安全感或紧张等，于是便开始热衷于食物，把压抑感宣泄在食物上，试图缓解自己的不安；二是孩子体内可能存在着某种疾病，导致无论怎样吃都没有饱腹感，这个时候大人一定要注意。

如果孩子是心理因素引起的过量进食，父母要设法纠正，但不可以生硬对待，而是要消除孩子精神上的饥饿感，多和孩子在一起玩耍、互动，给予孩子更多的关爱，这样孩子自然会慢慢不再过量进食。如果这样还不奏效，那就要带孩子去医院检查，看看是否由疾病所致，以保证及时治疗。

孩子只喜欢吃肉，不喜欢吃菜

到了1岁左右，不爱吃蔬菜、偏好肉食的孩子渐渐多了起来，特别是从开始添加辅食时就很少吃蔬菜的孩子更是如此。蔬菜味道寡淡，而肉食味道鲜香，我们大人尚且偏好吃肉，何况孩子。

有的孩子不爱吃菜是因为曾经被成团的菜叶或粗纤维（如芹菜）卡到过，所以变得不愿意再吃了。如果是这种情况，那就把菜煮软一点、切碎一点，让孩子容易吞咽。如果是因为不喜欢菜的味道，那就不要单独给孩子吃菜，可以把菜和肉混合做馅，包成包子或饺子，或者把碎菜叶加入粥里，这样孩子就能在不知不觉中吃下菜了。

还可以使用心理诱导法，平时给孩子各种各样的菜当玩具玩，或编一些关于蔬菜的有趣故事讲给孩子听，在潜移默化中培养孩子对蔬菜的好感，也许孩子就会变得爱吃蔬菜了。

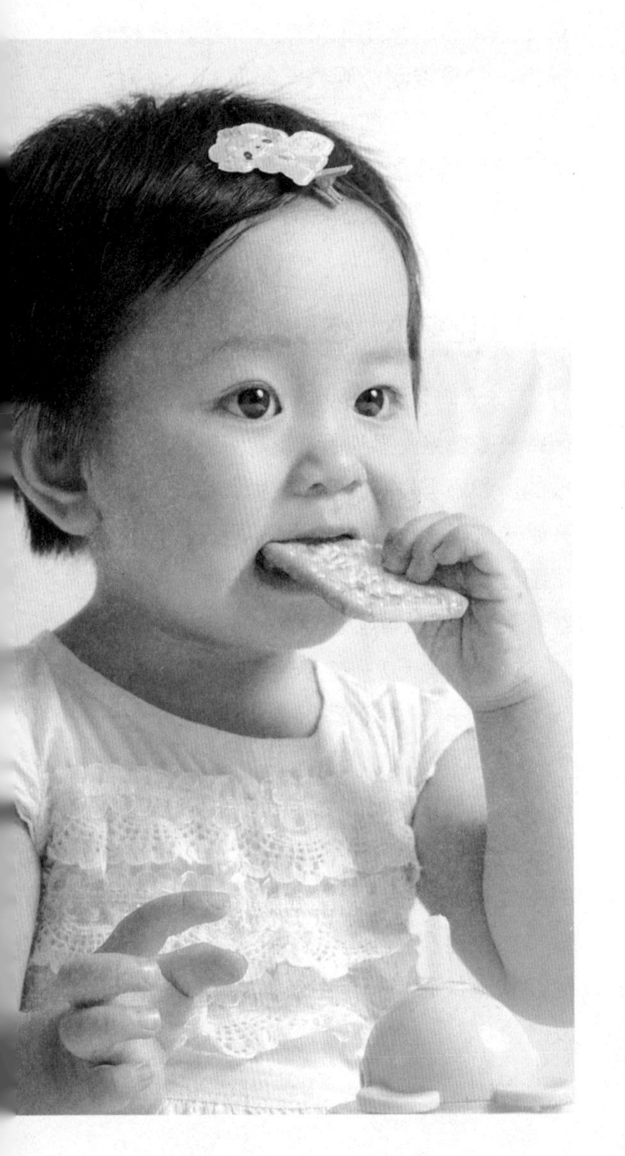

妈妈自己做一些可以替代零食的营养食品，宝宝就不会吵着要出去买零食吃了。

孩子爱吃零食，不给就哭闹

孩子爱吃零食多数是被大人给惯坏的，如果一开始就不给孩子买零食吃，孩子也不会吵着要。如果已经养成了吃零食的习惯，就要想办法改正，毕竟市售的零食营养和安全都无法保证。不过强行制止是没有用的，只会让孩子闹得更凶。

要想满足孩子吃零食的愿望，又不至于使孩子的健康受到损害，最好的办法就是自己做一些可以替代零食的营养食品。如用新鲜蔬果榨汁代替市售的果汁，用西米加水果做成布丁，自己用微波炉烤饼干和薯片……如果自己做的比外面卖的还好看、好吃，孩子还怎么会吵着要出去买零食吃呢？

环境与异常情况

11～12个月婴儿的睡眠问题

由于个体间的差异，每个孩子都有自己的生物钟，睡眠规律也就不尽相同。孩子有充足的睡眠时间当然最好，但如果孩子生长发育正常，白天精神好，吃饭、玩耍都没有问题，即使睡不够建议的时间也是没有多大问题的。

晚上很晚都不睡觉

对待很晚都不睡觉的孩子，强迫或呵斥哄睡是不起作用的，甚至还有可能导致孩子产生睡眠障碍。父母应该采取一些方法来帮助孩子尽早入睡。

睡前不要让宝宝太兴奋，尽量不要和宝宝玩得太疯。

- 调整睡眠时间：白天不要让孩子睡太多，如果午觉睡得很久，或者傍晚又睡一觉，那势必造成孩子到了晚上该睡觉的时间仍然精力旺盛，这种情况下就要对孩子白天的睡眠时间进行适当的调整。午觉早睡一些早起一些，傍晚尽量不要再睡。
- 睡前不要让孩子太兴奋：睡前孩子的大脑活动很兴奋就不容易入睡，所以晚上不要过分逗乐孩子，尤其是爸爸，尽量不要和孩子玩得太疯。
- 哼摇篮曲、讲故事：父母可以将孩子搂在怀里，轻声地给孩子哼摇篮曲或讲故事，在轻柔的声音中孩子比较容易入睡。
- 营造良好的睡眠环境：把卧室的灯关闭或调暗，将一切能够吸引孩子注意力的东西收起来，如玩具、食物等，从而让孩子认识到夜幕降临、万籁俱寂就是该睡觉的时候了。
- 父母以身作则：孩子的很多行为都是模仿自父母的，看到父母不睡觉，自己也就不想睡觉了。因此，父母应该给孩子树立一个好榜样，每天晚上到了睡觉的时间就关闭电视，停止一切活动，和孩子一同入睡。

如何护理总是流鼻涕的婴儿

感冒时会流涕是我们都熟知的，但父母不要一看到孩子流鼻涕就认为孩子感冒了。引发流涕的原因是多种的，处理方法也应该有所不同。

有些流涕是正常生理现象

正常人每天会分泌数百毫升的鼻涕，只不过这些鼻涕都顺着鼻黏膜纤毛运动的方向流向鼻后孔了，一部分通过咽喉被吞下，一部分被咳出变成痰，还有一部分蒸发干结，这样一般也就没有鼻涕从鼻腔流出了。婴幼儿的鼻腔黏膜血管比成人的要丰富，分泌物也较多，加上神经系统对鼻黏膜分泌及纤毛运动的调节功能尚未健全，而且小孩子又不会自己擤鼻涕，所以经常会流清鼻涕。这是一种正常的生理现象，不必担心。

不要随便给孩子吃药

如果没有确认是感冒病毒引起的流涕，父母不要随意给孩子吃感冒药。是药三分毒，能不吃就不吃。

异常的流涕情况

脓样黄绿色鼻涕 伤风感冒时起初是清水样鼻涕，后期会流黄色的鼻涕，这种情况下常提示有病毒感染，只要用药杀灭病毒，感冒好时也就不再流涕了。如果孩子的鼻孔下长期挂着两行鼻涕，或流出黄绿色的脓鼻涕，那就是病态的表现了，可能患有副鼻窦炎。

白鼻涕 如果孩子经常流白鼻涕，可能是由于缺乏维生素A和维生素B导致的，及时补充这两种维生素可以使流鼻涕的情况得到改善。

鼻塞、鼻涕中有血丝 如果孩子流鼻涕的同时出现鼻塞、呼吸不畅、烦躁不安，甚至流出的鼻涕中带有血丝，则可能是有异物（如玩具小零件）附在鼻腔中。这时要立刻带孩子去医院检查，千万不要当作感冒、气管炎、肺炎等疾病来治疗，以免耽误最佳抢救时间，造成不可挽回的损失。

孩子流涕的护理

1.父母要经常用柔软的手绢或纸巾帮孩子擦拭流出的鼻涕。婴儿的皮肤比较娇嫩，反复擦拭可能会造成鼻头红肿或破损，为防止这种情况发生，每次擦完鼻涕后用湿毛巾捂一捂，然后再抹上护肤油，防止鼻部皮肤皴裂疼痛。

2.不方便擤鼻涕时，可以用吸鼻器帮孩子把鼻涕吸出来。

3.不要轻易使用滴鼻剂，因为使鼻子通气的药物中一般都含有麻黄素，由于鼻腔和咽部是相通的，滴药时药剂很有可能流入咽喉，被孩子咽下。麻黄素被孩子身体吸收后，会产生一定的毒副作用。

为婴儿按摩的方法

按摩可以促进身体血液循环，使全身的肌肉得到锻炼，对孩子来说，是提高免疫力的一种很好的方法。另外，父母更是可以通过按摩向孩子表达爱意，是一种很好的亲子互动方式。如果从新生儿起父母就有给孩子按摩的习惯，那当然要一直坚持，如果没有，从现在开始也不晚。

按摩的时机与时间

吃完饭并休息好后或洗完澡后孩子的身心都比较平稳，没有什么不适，这时候进行按摩，孩子会很乐于接受。不要在孩子刚吃完饭（吃完饭30分钟之内）、发烧时或接种疫苗48小时内进行按摩。

每次按摩的时间不是越久就好，大约20分钟就可以了。孩子的皮肤和骨骼还比较柔嫩，所以要注意按摩力度不能太大。如果孩子不愿意接受，那就不要勉强。

把按摩当成一种游戏

这个月龄的孩子正是好动的时候，如果不是睡觉的时间，让他乖乖地躺几十分钟是非常困难的事情。父母如果能把按摩变成一种游戏来和孩子玩，或者将按摩的过程和有趣的故事结合起来，相信孩子会非常乐意配合，并且这时候孩子已经能听懂许多话，交流起来也比较容易。

开始按摩前要准备些什么

- 将室温调到22℃以上，准备按摩油或乳液及铺在孩子身下的柔软毛巾。
- 摘掉戒指等首饰，剪去指甲，用温水洗净双手，涂上润肤油。
- 边给孩子脱衣服边说：“按摩游戏就要开始了，各就各位准备好了吗？”

身体各部位的按摩方法

脸部 用双手的食指和中指由中心向两侧轻轻抚摸孩子的前额，然后顺着鼻梁向鼻尖滑行，最后滑至鼻子的两侧。

手和胳膊 握住孩子的小手，用大拇指按摩掌心，其他指头按摩手背，然后再用双手在肩膀和指尖之间轻柔地按摩。

胸部和腹部 从肩膀开始由上至下用手掌以画圆圈的方式按摩孩子的胸部和腹部。肚脐周围可重点按摩，对缓解孩子便秘或肚子疼非常有效。

腿和脚 先握住孩子的小脚，大拇指在脚底来回揉搓，然后顺着小脚丫向腿部按摩，并握住小腿和大腿，让膝盖来回伸展几次，再用手掌在大腿和脚之间抚摸。

背部和臀部 轻轻地将孩子托起翻转至俯卧位（脸部朝向一侧或抬起头），用双手顺着孩子的后脑勺一直向下按摩到臀部。

11～12个月婴儿的户外活动

孩子每天进行户外活动的时间最好不少于2小时，或根据实际情况而定。身体较弱的孩子户外活动时间较身体健康的孩子要相对缩短，天气状况不好时要减少外出活动。每天户外活动可以分几次进行，每次时间不必太长，以免孩子玩得太疯太累。

慎选户外活动场所

不要认为抱着孩子在马路上转了两圈或者逛了一趟超市就是户外活动了，马路、商场、超市、农贸市场这些地方环境嘈杂、空气污浊，对孩子的身心健康极为不利，最好少带孩子去。适合作为孩子户外活动地点的地方应该空气清新、宽阔平坦，如公园、广场、居民活动区等。

户外活动项目

边走边看 对孩子来说，外界的一切事物都是新鲜有趣的，即使什么游戏也不做，只是在户外走走，孩子也能得到莫大的满足。来到户外后，父母要少抱孩子，在没有危险的情况下，尽量让孩子自己走，一是激发孩子亲近大自然的本能，二是锻炼孩子独立行走的能力。父母要随时向孩子讲解看到及听到的一切，告诉孩子那是什么、有什么用，培养孩子的观察力和思维能力。

在草地上玩 平坦柔软的草地是孩子玩耍和学走的最佳场地。可以给孩子一些玩具，如小皮球，让孩子踢来踢去，开阔的环境更利于孩子释放天性。或者仅仅是让孩子在草地上翻滚、乱爬、踉踉跄跄地走，孩子也会很兴奋，让孩子尽情地享受大自然吧！

玩沙土 相信几乎所有的人小时候都会对沙子、泥土感兴趣，那么也不要剥夺孩子的这种权利，给孩子一只小桶、一把小铲子，让孩子自由发挥。不过要注意沙土里是否有树枝、铁丝等硬物，避免划伤孩子；不要让孩子在玩沙土的过程中吃手，回家后立刻将孩子的双手洗干净，以免土壤中的虫卵进入孩子体内， 感染蛔虫病。

和其他小朋友玩 父母可以带孩子与其他小朋友多接触，通过眼神交流、握手、分享玩具等形式培养孩子的初步人际交往能力。

冬季如何进行户外活动

寒冷的冬季父母怕孩子冻着，一般会选择让孩子待在屋里玩，其实，冬天更应该带孩子进行户外活动，以此提高孩子的抵抗力。

- 选好时间：上午10点到下午4点之间，这段时间阳光充足，气温相对较高，不太容易因为室内外温差过大而着凉。如果是风比较大或者是雾天，就暂时别带孩子进行户外活动了。
- 妥善装束：以方便身体活动为原则，不要给孩子穿得太紧太多。外套最好是便于穿脱的蓬松棉服或羽绒服，里面再套一件能挡风的薄衣。戴上帽子、围巾、手套，以免热量从头部、颈部、手部散发出去。袜子的吸汗性要强，以免因潮湿冻伤脚。

11~12个月婴儿的意外事故预防

这个月的孩子正在学习或刚刚学会走路，正是活泼好动的时候，加上好奇心强，并且基本上没有任何危险意识，看护时稍有不慎，就有可能发生意外。

摔伤、磕碰伤

由于孩子刚刚能走路，还走不稳，跌一下撞一下都是常事。这时，家里的桌椅、玻璃茶几对孩子来说都会变得很危险。父母一定要注意在这些物品上设置安全设施，如将桌子尖尖的方角用布包起来，将玻璃茶几换成木制的。

孩子如果在床上等高处玩耍时，大人一定要在旁边好好看护，以防孩子坠床；上下楼梯时也要扶好孩子或将孩子抱起来，以免孩子走不好从楼梯上滚落下去。

烧烫伤

烧烫伤是最容易发生的，如果救治不及时或烧烫严重，会使孩子身体上留下一生都抹不去的疤痕。父母能做的只有事前防范，将开水瓶、烧开的锅、刚盛出的热粥等都放到孩子够不到的地方；在厨房做饭时不要让孩子独自在身边玩耍，防止手忙脚乱中烫到孩子。

吞入或吸入异物

孩子可能吞入或吸入的异物有两类：第一类是食物，如豆粒、米粒、果仁、爆米花、果核、果冻、鱼刺等；第二类是非食物，如玩具的细小零部件、衣服上的纽扣、小球或小珠子、螺丝钉、硬币、曲别针等。凡是能被孩子抓到手里放入口中的东西，都有可能成为致命的危险品。

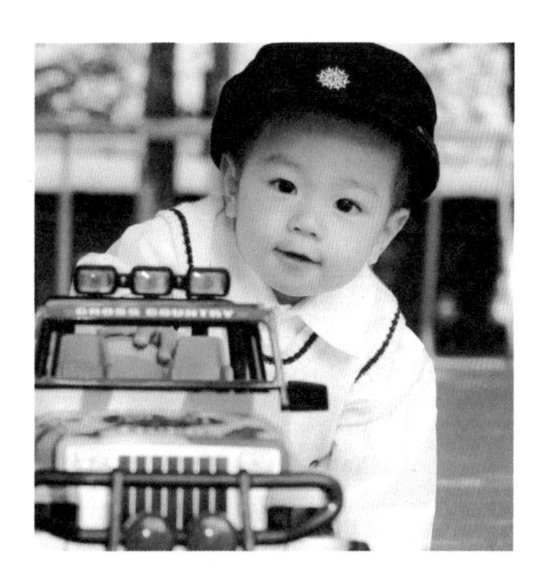

示例 果冻卡喉，1岁男婴窒息身亡

妈妈带着刚刚1岁的孩子在小区的健身场玩，孩子看到邻居3岁的小姐姐在吃果冻，就伸手去要。妈妈就去旁边的小超市买了一袋回来，拿出一颗果冻，把上边的塑料皮撕掉后对着孩子的嘴往里挤，结果果冻太滑了，妈妈的手没控制好，整个果冻滑到孩子嘴里，卡住了喉咙。孩子当时就出现了口唇紫绀、呼吸困难。妈妈一下子蒙了，抱起孩子就往医院跑，结果还是晚了，孩子窒息时间太长，已经抢救不过来了。

如何给11~12个月的婴儿讲故事

这个月孩子对语言有了一定的理解能力，能听懂一些话，父母可以讲故事给他听了。通过讲故事，一是刺激孩子语言能力的发展，二是培养孩子的阅读兴趣，并丰富想象力。

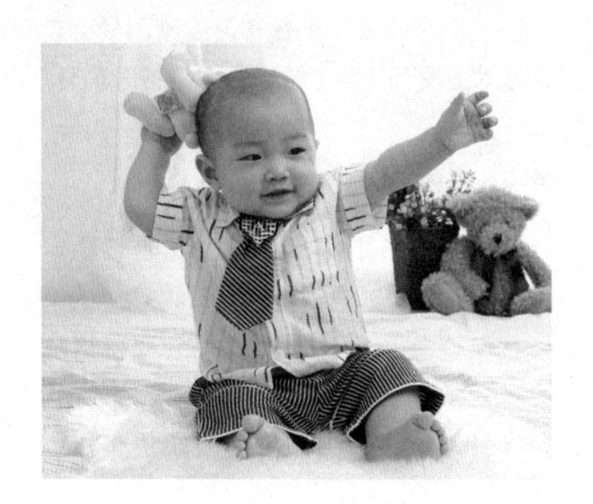

固定讲故事时间和场所，形成习惯

做任何事情，一旦养成了习惯，长期执行就变得容易了，给孩子讲故事也是如此。首先父母要有长期坚持给孩子讲故事的意识，不能像应付差事一样，今天想起来了讲一会儿，明天没时间了就不讲了，这样孩子也不会对听故事产生兴趣。不管多忙，父母都要每天抽出固定的时间来给孩子讲故事，如晚上睡觉前，这个时候四周比较安静，比较有利于孩子集中注意力。

家庭环境影响孩子的习惯形成

家庭环境对孩子有着很大的影响，如果家里各处都摆放一些图书，父母自己也有良好的阅读习惯，每天都有固定的读书时间，那么会对孩子有潜移默化的影响，孩子也会逐渐养成爱读书的好习惯。

故事要短，情节简单

这一时期孩子的注意力还无法长时间地集中在某件事上，所以所选的故事要短，这样孩子就比较容易坚持。如果故事很长，孩子听一会儿就失去了耐心，就会使讲故事的效果大打折扣。

这么大的孩子还不适合听情节太复杂的故事，因为孩子听不懂。因此，父母在选择故事书时要选那种字少图大的，颜色要鲜艳，这样才能引起孩子的兴趣。

让故事变得生动有趣

讲故事时，不要一开始就很着急地直接进入正文，而是先做一些铺垫，比如先指着故事书的各种物体、颜色，让孩子寻找和辨认，当孩子的兴趣被激发起来时，就可以自然而然地开始讲述了。讲的时候吐字要清晰，感情要饱满，不同的角色要用不同的语气语调来模仿，力求逼真，以体现出不同角色的不同个性特点，使故事更加生动。

另外，有些故事书上的文字太书面化，这时父母完全可以不照着一字一句地读，而是可以把它变成生活化的、孩子能听懂的语言。如果遇到比较深奥或不适合孩子听的情节，完全可以将它略去。

让孩子参与进来

每次讲故事时，父母不要决定讲哪个，也不要按着书本的顺序来讲，而是让孩子自己选择，他喜欢哪个就讲哪个。还可以在讲述的过程中设计各种问题向孩子提问，比如问孩子："小白兔躲在哪里了呢？""哪个是小金鱼啊？指给妈妈看吧！"用这样的方式来引发孩子积极地思考，并丰富孩子的想象力和创造力。

经典故事范例

喇叭花电话

在一棵很高很高的树上，住着三只小鸟，树下住着三只小田鼠。

小鸟想找小田鼠玩，可是他们还没有长好羽毛，不会飞；小田鼠想找小鸟玩，可是他们不会爬树。

一只小田鼠在树下种了棵喇叭花。

喇叭花爬呀爬，爬到了小鸟的家，喇叭花开了，又大又圆，变成了小电话。

小田鼠在树下问："喂！是小鸟吗？"小鸟在树上问："喂，是小田鼠吗？"

小鸟为小田鼠唱歌："嘀嗒，嘀嗒，嘀嘀嗒……"小田鼠为小鸟念儿歌："大尾巴长，大尾巴大……"

一朵喇叭花，连着两个家，小鸟和小田鼠，天天说着悄悄话。

小蝌蚪找妈妈

春天来了，冰雪融化。冬眠过后的青蛙妈妈产下了许多黑色的卵，不久，它们长成了一群小蝌蚪。

小蝌蚪们问鸭妈妈："请问您，我们的妈妈是谁呀？"鸭妈妈说："你们的妈妈有两只大眼睛，嘴巴又阔又大。"

小蝌蚪们看见一条大鱼，围上去叫妈妈。大鱼说："我不是你们的妈妈，你们的妈妈有四条腿。"

小蝌蚪们看见一只乌龟，追上去叫妈妈。乌龟说："我不是你们的妈妈，你们的妈妈是白肚皮。"

小蝌蚪们游啊游，看见荷叶上蹲着一只青蛙，大眼睛、阔嘴巴、四条腿、白肚皮。小蝌蚪们问："您是我们的妈妈吗？为什么我们和您长得不一样呀？"青蛙说："我就是你们的妈妈，你们还小啊，长大了就和妈妈一样啦！"

教婴儿说话应避免的误区

这个月的孩子虽然已经能说一些简单的字或词，但不要指望孩子一夜之间就能学会说话，父母还是要经常跟孩子说话，起到示范的作用，让孩子慢慢理解并模仿。

不要跟着孩子说"宝宝语"

有些父母在跟孩子说话时不自觉地就会使用一些"宝宝语"，如"饭饭""水水"，觉得这样说孩子容易理解，其实这种想法是错误的。对于孩子来说，一个字（词）就代表一个意思，所以"饭饭"并不会比"饭"好懂。相反，如果经常这样跟孩子说话，孩子就会以为这种表达方式是正确的。这样只会延长孩子学习语言的过渡期，使孩子迟迟不能发展到说完整话的阶段。

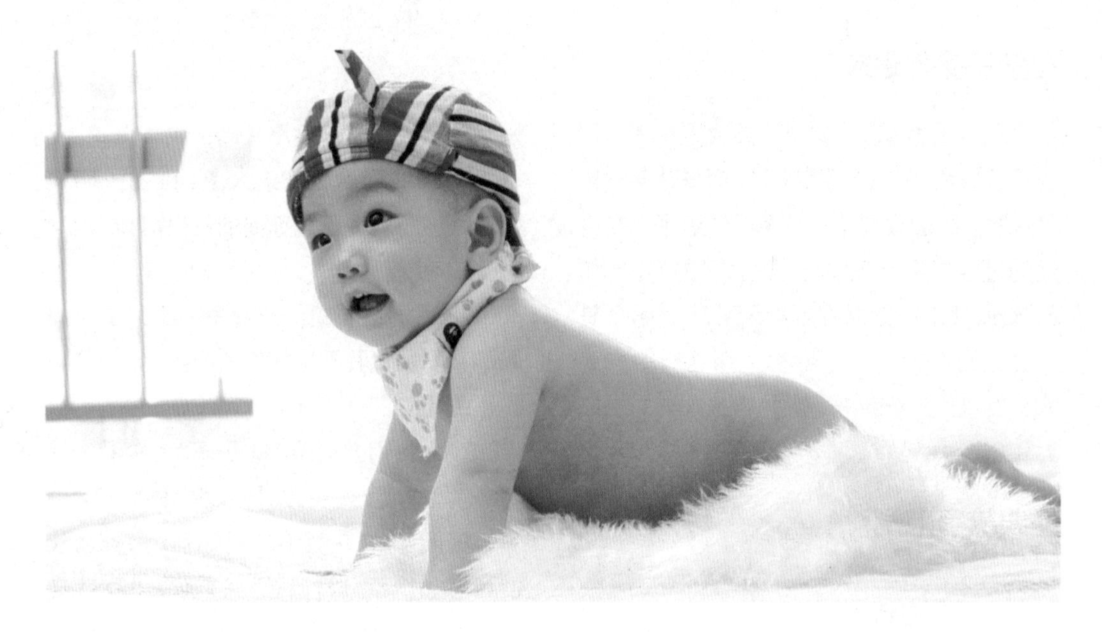

不要重复孩子的错误发音

牙牙学语的孩子经常存在发音不准的现象，比如把“吃”发成“七”，把“姑姑”发成“嘟嘟”，这是大多数孩子在学说话初期都会出现的情况。父母不要跟着孩子重复他的错误发音，否则孩子会认为错误的发音是正确的，这对他学会正确的发音显然是不利的。父母要坚持用标准正确的发音跟孩子说话，孩子听得久了看得多了，自然而然就会纠正过来。

孩子迟迟不会说话可能是疾病信号

如果孩子到了2岁还不会说话，或没有任何交流性的语言，父母就要引起重视了。

听力障碍：听力受损时，孩子接收不到任何语言刺激，必然导致语言发育障碍。父母如果发现孩子听到巨大声响时没有反应或不会害怕、哭闹，在看不见的地方叫他的名字或让他做一些简单动作，如点头、摇头、跺脚、招手等时他没有反应，就要引起注意了。

自闭症：不开口说话，和外界几乎没有交流是患自闭症孩子的典型特点。这样的孩子在行为方面往往存在异常，如喜欢一人独自玩耍，极少与他人目光对视，不怕陌生人，对父母缺乏依恋，等等。自闭症孩子的听力一般是正常的，但就是不开口说话，别人和他说话往往是“听而不闻”。有一些自闭症孩子虽然可以讲话，但往往是自言自语、重复语言，或说一些根本没有人能听懂的话，极少具有交流性质的主动语言。

有些孩子说话晚是正常的

有些孩子在智力、听力、行为等方面都是正常的，可以听懂大人的话，也会用点头或摇头等身体语言做出反应，但就是不会说话。这种情况叫“特发性语言发育延迟”，不属于病态。对于这样的孩子，父母不能太着急，平时多跟孩子讲话、讲故事，一般等到两三岁，自然就会说话了。

11～12个月婴儿的动作、智力训练小游戏

倒出来，放进去

准备积木、广口瓶、布娃娃、篮子、盒子、小汽车、衣服夹子等玩具或生活用品。父母当着孩子的面，把积木从积木盒里倒出来，然后再一块一块摆进去，让孩子模仿自己做一遍。这个过程中还可以教孩子认识颜色、形状、大小。还可以把衣服夹子放进瓶子里，把布娃娃放进篮子里，把玩具汽车装进盒子里，把布娃娃的衣服放进衣袋里，让孩子学着父母的样子一一进行。

游戏点评：这个游戏可以锻炼孩子双手的灵活性及手眼协调能力，培养孩子的注意力，以及观察模仿的能力。

拍拍手

妈妈和孩子面对面坐着，妈妈说："宝宝仔细看，宝宝仔细听，拍拍手，做个好朋友。"妈妈有规律、有节奏地拍手，节奏为"啪，啪啪，啪啪啪"。反复进行几次，让孩子听仔细、看明白，然后鼓励孩子和自己一起拍手。游戏进行一段时间，变得熟练后，妈妈可以将拍手的节奏设计得更复杂一些。

游戏点评：培养孩子的模仿能力和动手能力，训练孩子长时间的集中注意力。

转魔方，找物品

准备一个正方形的空纸盒，在盒子的六个面上分别贴上印有不同物品的彩色图片，如水果、小动物、交通工具、人物等。把盒子拿给孩子，让孩子随意地转动、欣赏。每当转到一个画面时，妈妈就告诉孩子上面物品的名称。当孩子熟悉画面后，妈妈就下指令让孩子找物品。例如，妈妈说："苹果在哪里？"要求孩子把印有苹果图案的那一个面转过来让妈妈看。如果孩子能很快地把画面按照妈妈的要求翻转出来，妈妈应对孩子予以鼓励，并逐渐提高速度。

游戏点评：锻炼孩子双手协调活动的能力，发展孩子的观察力、记忆力和形象思维能力。

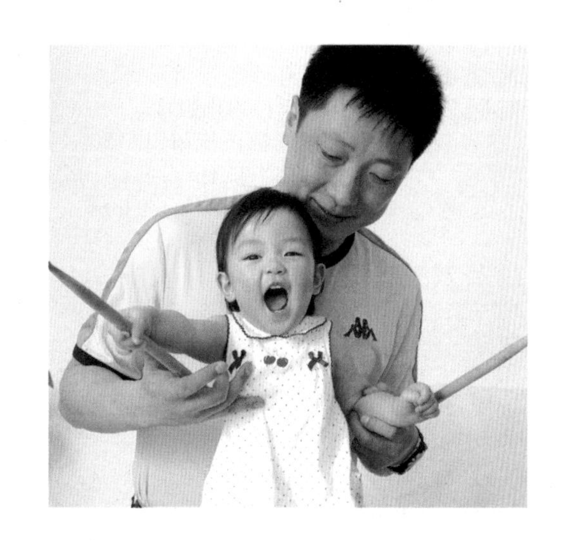

图书在版编目（CIP）数据

新生儿婴儿护理百科全书 / 陈宝英孕产育儿研究中心编著. --成都 : 四川科学技术出版社, 2018.4（2021.12重印）
ISBN 978-7-5364-9005-5

Ⅰ. ①新… Ⅱ. ①陈… Ⅲ. ①新生儿—护理 ②婴儿-护理 Ⅳ. ①R174

中国版本图书馆CIP数据核字（2018）第060468号

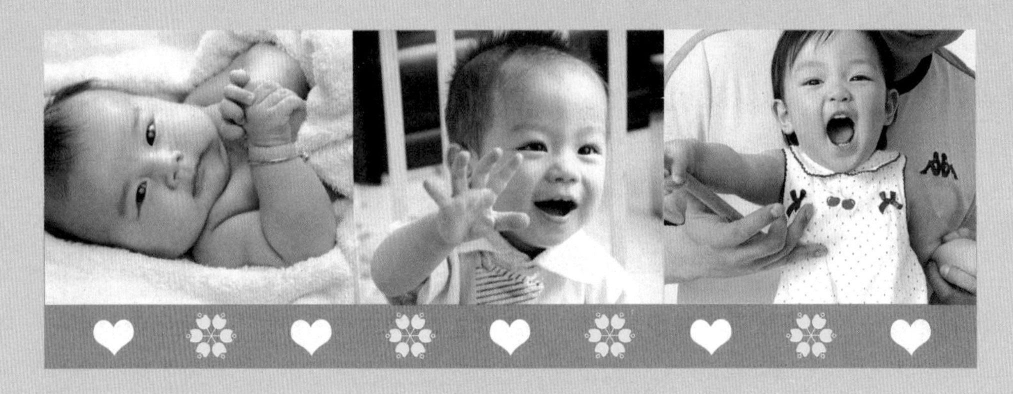

新生儿婴儿护理百科全书
XINSHENGER YINGER HULI BAIKEQUANSHU

出 品 人　程佳月
编 著 者　陈宝英孕产育儿研究中心
责任编辑　夏菲菲
责任校对　陈　欢
封面设计　邵　淳
责任出版　欧晓春
出版发行　四川科学技术出版社
　　　　　地址　成都市槐树街2号　　邮政编码　610031
　　　　　官方微博　http://e.weibo.com/sckjcbs
　　　　　官方微信公众号　sckjcbs
　　　　　传真　028-87734035
成品尺寸　170mm×240mm
印　　张　18
字　　数　380千
印　　刷　天津市光明印务有限公司
版次/印次　2018年10月第1版　2021年12月第14次印刷
定　　价　36.80元

ISBN 978-7-5364-9005-5

本社发行部邮购组地址　成都市槐树街2号
电话　028-87734035　邮政编码　610031